U0189706

Parents as Partners in Child Therapy:
A Clinician's Guide

儿童心理治疗中的父母参与

临床工作者指南

［美］帕丽斯·古德伊尔-布朗（Paris Goodyear-Brown）／著

李园元／译

中国轻工业出版社

图书在版编目（CIP）数据

儿童心理治疗中的父母参与：临床工作者指南／
（美）帕丽斯·古德伊尔-布朗（Paris Goodyear-Brown）
著；李园元译. —北京：中国轻工业出版社，2023.10
（2024.6重印）

书名原文：Parents as Partners in Child Therapy:
A Clinician's Guide

ISBN 978-7-5184-4220-1

Ⅰ. ①儿… Ⅱ. ①帕… ②李… Ⅲ. ①儿童－精神
疗法－指南 Ⅳ. ①R749.940.5-62

中国版本图书馆CIP数据核字（2022）第256547号

责任编辑：林思语 责任终审：张乃柬
文字编辑：李若寒 责任校对：刘志颖 封面设计：侯采薇
策划编辑：林思语 责任监印：吴维斌

出版发行：中国轻工业出版社（北京鲁谷东街5号，邮编：100040）
印　　刷：三河市鑫金马印装有限公司
经　　销：各地新华书店
版　　次：2024年6月第1版第2次印刷
开　　本：710×1000　1/16　印张：22.75
字　　数：210千字
书　　号：ISBN 978-7-5184-4220-1　　定价：88.00元
读者热线：010-65181109
发行电话：010-85119832　　010-85119912
网　　址：http://www.chlip.com.cn　http://www.wqedu.com
电子信箱：1012305542@qq.com
版权所有　侵权必究
如发现图书残缺请拨打读者热线联系调换
240720Y2C102ZYW

致我的三个孩子，萨姆、麦迪逊和尼古拉斯

因为他们用所有的破裂和修复，悲伤和感激

教会了我如何为人父母

致我的丈夫

因为他与我共渡难关

也感谢所有与我合作的父母

允许我与他们的家庭一同踏上

治愈的旅途

你们都是我的老师

译者序

　　书店里关于养育的书籍琳琅满目。我认识一位母亲，几乎把从胎教到青少年教育的书全都搬回了家，但面对青春期叛逆的孩子，这些书本依然无法阻止她陷入养育挫败、羞耻感和过往创伤的泥沼。即使身体有病痛，我们的第一反应也是去看医生，而不是自己看书治疗。何况是孩子自己都无法言说的心理创伤；再何况，孩子的创伤与其家庭系统血肉相连，相当复杂；更何况，在中国，这样的羁绊要牵扯好几代人，甚至与时代背景有着千丝万缕的联系。这时，儿童和青少年治疗师（或咨询师）的工作就显得至关重要。本书作者帕丽斯在第一章中关于"绳结"的隐喻非常生动，与儿童的工作就好像要解开这千千结，需要儿童和青少年治疗师怀着巨大的爱心、耐心和同理心，去看见、梳理和厘清。

　　儿童治疗师一般会定期安排父母访谈。然而，如果这个设置仅仅是用来反馈孩子近期的变化或对父母好言相劝，往往收效甚微，尤其是当治疗师还没有和父母建立良好关系的时候。这似乎是在对父母说，孩子上个星期的"故障"修好了，或孩子老毛病又犯了，你作为父母应该……整个过程就好像在处理一台年久失修的机器，拍一下，动一下，然后又卡住。儿童工作者都知道，孩子的改变离不开父母的变化，也无法与家庭系统割裂。所以当父母处在游离于儿童工作之外的状态时，儿童治疗师似乎也陷入了与父母类似的困境——"这孩子（的父母）怎么说也不听！"。儿童工作者与养育者之间的无法调谐，成为了阻挡儿童心理治疗之路的沉重巨石。面对这样的困境，儿童工作者也需要一本如灯塔般的指南作为参考，告诉我们该往哪个方向前进，有什么具体的方法可以突破工作困境。我想，这样一本书不应该由晦涩的理论堆砌而成，因为我们缺少的不是理论，而是如何结合实际帮助父母理解这些理论；这样一本书也不会像操作机器的说明书那样，仅仅列出几个要点，因为人比机器复杂得多，我们缺少的不是操作的行动力，而是看见和听见之后的洞悉。这样一本书需要具备实用性、画面感和启发性。

帕丽斯在书中提及的"关怀瀑布"就是个非常有画面感的概念。饱含爱、滋养和关怀的水流，如丝绸般一倾而下，灵动、温柔而有力量。这一概念生动描绘了破除阻塞的基本理念：给予父母你希望他们给予孩子的理解、支持与关怀，并且，你也要确保自己有足够的力量。这样，爱的瀑布才能生生不息。这个过程相当复杂，并非一味地给予，你既要敏锐觉察他们的需求和关系中的"绳结"，又要耐心疏解，然后建立新的关系，创造新的经验。和无法言说创伤的孩子相似，父母也有着自己的难言之隐。他们困在自己认知和感受的壁障之中，也渴望有那样一双眼睛，看见他们的悲伤、发现他们的力量，来帮助他们突破困境，从而更好地养育孩子。

本书结合真实案例，生动阐述了父母参与儿童治疗工作的基础理念和方法，比如，如何引导父母看见自己并理解自己，从而更好地理解孩子；如何用父母能看懂的神经科学理论，来帮助他们理解孩子的情绪和行为；如何通过游戏、故事和隐喻加强父母与孩子之间的联结；如何激发父母的力量，等等。此外，帕丽斯还分享了可应用于治疗的各个阶段、各种情境的讲义和工具。在翻译的过程中，我时而为她所叙述的案例热泪盈眶，时而感叹书中那些像星星一般闪耀的理念和创造性的方法，照亮的不仅仅是孩子，还有孩子背后的家庭。神奇的是，阅读过程本身似乎就具有某种疗愈力量。我想，无论是与儿童工作的新手还是老手，都能从这本书中收获实用的信息和技术。

　　最后，我想感谢刘冠宇老师将本书引介到中国；感谢中国轻工业出版社"万千心理"的两位编辑林思语、李若寒耐心地为我不成熟的译稿做了诸多修改；感谢我的母亲一直以来的鼓励和支持。希望本书能给大家带来切实的帮助和力量！

李园元

2023 年 2 月 28 日

丛书编者按

帕丽斯·古德伊尔－布朗的这本书满足了大家的迫切需求。作为"创造性艺术与游戏治疗（Creative Arts and Play Therapy）"丛书[①]的联合编辑，我们很高兴能将本书作为该丛书的"最后一棒"。数据驱动的研究表明，当父母理解、参与并投入时间和精力到儿童治疗中时，治疗的结果会得到改善。尽管研究清楚地说明了父母参与儿童的治疗过程有助于提高疗效，但让父母持续地参与和投入儿童治疗的方法却并不明确。本书则填补了这处文献上的空白。

这套丛书的作者和编辑向大家展示了诸多学科的内容，从心理学到艺术治疗、游戏治疗、音乐治疗、戏剧治疗、眼动脱敏与再加工疗法以及舞动治疗等。而在本书中，帕丽斯将依恋理论研究、神经生物学研究、游戏治疗、父母培训、眼动脱敏与再加工疗法、创伤研究和创伤知情治疗的"线"，编织成了一幅实用的、丰富多彩的"织锦"。帕丽斯并不局限于用单一的理论来概念化一切。已故的萨尔瓦多·米努钦（Salvador Minuchin）在培训家庭治疗师时，常要求治疗师去探索复杂性，并鼓励他们在界定问题时去挑战家庭的狭隘的观点。在这一点上，帕丽斯为临床治疗师提供了帮助，然后，这些治疗师又将为父母提供建议、指导和咨询。

基于我们的判断，治疗师对自我的运用始终是治疗过程中的一个关键

---

① 此为本书英文版所属丛书。——译者注

变量。帕丽斯是位一贯到底的鼓励者，她以身作则，为一蹶不振、想要逃避的家庭提供新的希望。易冲突的脾气、一个或多个孩子强烈的个性、对立的态度和好争辩的性情，都可能让父母精疲力竭，更不用说当父母竭力促进有孤独症谱系障碍、严重精神疾病或有其他特殊需要的孩子的成长和发展时，他们要付出怎样的代价。本书展示了治疗师如何帮助父母应对这些负面的情绪和行为，以防止他们被击垮，并让父母看见一条新的、更有收获的道路。

本书不仅提供了一套鼓励父母参与治疗过程的创造性策略，还全面阐明了与父母的治疗工作的关键成分，包括当心理教育作为首要需求时对其的介绍。第三章末尾有一个美丽的故事：帕丽斯让一个家庭一起制作一个沙盘，这个沙盘揭示了治疗过程中的混乱、挣扎和疗愈的各个阶段——从战败的、疲惫的士兵举起白旗（因为父母的资源被他们儿子的暴力问题所吞噬），到最后庆祝父母和儿子合力战胜了挑战。

本书通过各种创造性的表达方式，向我们展示了如何与父母及家庭合作，帮助父母克服无助感和无力感。全书贯穿多个案例，以讲解如何技术性地转换父母的视角和关注点，来帮助他们"挣脱"。在我们50多年与儿童及家庭工作的经验中，我们知道大多数父母都怀揣着美好的意图。但是，当他们身陷功能失调的家庭模式，被消极情绪"占领"时，便会陷入巨大的痛苦中。本书采用一种尊重和同情的方式来帮助父母。父母不再需要那么多评判了，他们真正需要的是更多的鼓励。

本书的另一个贡献是采用了充满希望和非局限性的语言，例如，让父母在决定采取某种养育方式之前，先思考自己的孩子是否处于"选择心智"状态。如果孩子因受反应过度的杏仁核的影响而处于崩溃状态，无论父母怎样对孩子讲逻辑、讲道理或劝说，都是无效的。让父母了解一些简单的神经科学概念和发育中的大脑"自下而上"的功能，可以为他们缓解那些难以计量的悲伤和烦恼。在世界各地的家庭中，每天都发生着徒劳的权力斗争，这些斗争带来了悲伤，而且这其中有许多斗争不断地重复着。此外，我们很欣赏帕丽斯基于已故的卡琳·珀维斯（Karyn Purvis）的工作，将有创伤和大量丧失的历史的儿童称为"来自艰难处境的孩子"。语言是多么有力量啊！使用这种表述，而不是"受创伤的年轻人"，这从根本上强调了儿童成长背景对创伤的影响，而非把重点放在个人因素上。

　　本书还涵盖了反思性依恋的工作，这可以处理那些能真正帮助父母的工作和技能的复杂性。如果父母自己的未解决的创伤都常常被唤醒，并且他们会不可预测地被其触发，开发一套高度精练的技术很可能收效甚微。我们很认可作者抵制了当今世界上流行的那些快餐式的解决方法。

　　在第四章中，作者加入了"耐受窗"的概念，并阐明了如何以安全的方式将其纳入与父母的工作中。在一个相关练习中，作者解释了如何鼓励父母解释他们的需求，来保持在最佳耐受窗内。对于治疗师来说，这也是一个有效的练习，帮助他 / 她确定自己需要什么，从而达到并保持在最佳耐受水平。与儿童和家庭的工作会带来情感上的压力和痛苦，也会带来无可比拟的回报。因此，对我们自己的压力水平和自我关怀的方法进行自我监测至关重要。

　　在最后几章中，帕丽斯教授了她称之为"SOOTHE①"的技能和基于游戏的实践策略，从而加强父母作为安抚伙伴的能力，以及通过这些策略帮助他们的孩子管理强烈情绪和过高唤醒状态。这些策略不仅对临床上的大多数儿童都适用，对于因为创伤而高度失调的儿童来说，它们更为重要。本书后面几章涉及的其他关键主题包括：如何"因孩子感到喜悦"，这是依恋、联

---

① 　一套共同调节策略的缩写，详见本书第五章。——译者注

系和养育的一个重要特征，以及如何识别和理解感觉处理困难。在本书中，帕丽斯还指导临床治疗师去帮助父母与孩子建立界限。在丹尼尔·西格尔（Daniel Siegel）的《由内而外的教养》（*Parenting from the Inside Out*）的指导下，她鼓励临床治疗师与父母一起探讨他们的"钩子"，或探讨孩子的哪些行为能引发他们强烈的情绪反应。在本书中，作者为临床治疗师提供了许多练习、讲义和活动，通过创造性和游戏的方法来探索这些"钩子"。

我们相信，无论是新手还是成熟的儿童心理治疗从业者，都会在《儿童心理治疗中的父母参与——临床工作者指南》一书中找到许多有价值的方法和策略。作为一位成熟的治疗师，作者通过这些创新、有效的方法，清晰地展示了她多年的临床经验，并提供了一幅路线图，指导临床治疗师和父母开发治疗中的伙伴关系，从而改善孩子的生活。

戴维·A. 克伦肖（David A. Crenshaw）博士

凯茜·A. 玛考尔蒂（Cathy A. Malchiodi）博士

序 言

同我受训的治疗师常常思考：在哪些情况下，我们可以用什么方式，让父母参与到孩子的治疗过程中？问题的答案将在本书见分晓。

25年的实践经验告诉我：我们希望在任何具有临床意义的情况下，父母都能成为儿童治疗的合作伙伴。父母的参与可以最大限度地增强治疗效果，这是有科学依据的。但重点是我们怎样以及何时请父母参与治疗的过程？富有好奇心和同情心的临床治疗师对此的回答十分微妙："这就得你发挥治疗的艺术了。"这些治疗师们常带着"系统能容纳什么？"的思考，在系统不同部分的工作间灵活切换。

我是创伤游戏治疗（TraumaPlay）模型的创始人。创伤游戏治疗是一种序列灵活的游戏治疗模型，用于治疗创伤和依恋障碍。与家庭工作时，创伤游戏治疗师会发挥三种角色的功能：安全老板（Safe Boss）、故事守护者（Storykeeper）和滋养者（Nurturer）（后文会对这些术语做出解释）。在治疗的过程中，我们常常努力帮助父母成长为这些角色。在大多数情况下，帮助父母转换他们对孩子重大行为的思维模式①、提高他们抱持艰难故事的能力、培养他们更调谐（attunement）地对儿童进行共同调节（co-regulating）的技术，并且更频繁地为他们的孩子感到快乐，这些都能收获最好的治疗效果。而在某些情况下，在养育者进入儿童治疗的这些角色之前，他们更需要的是

---

① 此指父母对于孩子行为的一套固定的看法和态度。——译者注

针对他们自己的支持性工作。最糟糕的时候，养育者就是没有能力或意愿以有帮助的方式参与孩子的治疗。创伤游戏治疗的一条核心原则就是跟随孩子的需求。如果把这条原则应用到家庭工作中，就是要跟随家庭系统的需求。因此，这就要求治疗师能够对应系统的需求，在"单独与儿童的工作""单独与父母的工作""与父亲或母亲和一个孩子的工作"，甚至"和整个家庭的工作"间灵活切换。有诸多文献都支持将父母纳入有广泛心理问题儿童的治疗过程，而针对那些具有复杂创伤和依恋障碍的儿童，更是有数不胜数的文献证明父母的参与能够提高治疗效果。

我们在美国田纳西州的富兰克林有一个名叫"养育之家（Nurture House）"的治疗中心。这是一幢独户住宅，它被翻新后为许多家庭和儿童提供了大量有助于治疗的安全空间。创伤游戏治疗协会隶属于养育之家，我们为临床治疗师提供现场培训，养育之家的治疗室则为他们提供了实习的场地。另外，我们也有线上继续教育，在世界各地都有开展培训。创伤游戏治疗模型就像一把"由循证治疗成分组成的伞"，每一个成分都包含一系列指导性和非指导性的干预措施。当不好的事情发生时，这些具有发展敏感性的成分会帮助家庭走向治愈。创伤游戏治疗流程图如图1所示。

临床治疗师在治疗过程中会跟随孩子的需要做出微妙的策略调整，这就是为什么创伤游戏治疗模型具有灵活性，所以，除了图1的线性流程图外，我们还为学员提供了一张"弹球机目标图"（见图2）。考虑到创伤游戏治疗模型的相关内容已经在其他书里做了深入介绍（Goodyear-Brown, 2010, 2019），所以本书将着重讲述如何帮助父母成为儿童治疗的合作伙伴。注意，在创伤游戏治疗模型中，关于安抚生理的成分有两个分支：一个是提高孩子的自我调节能力，另一个是加强父母作为安抚伙伴的作用。本书第五章将着重介绍我们为父母提供的一套SOOTHE策略，帮助他们提高共同调节孩子

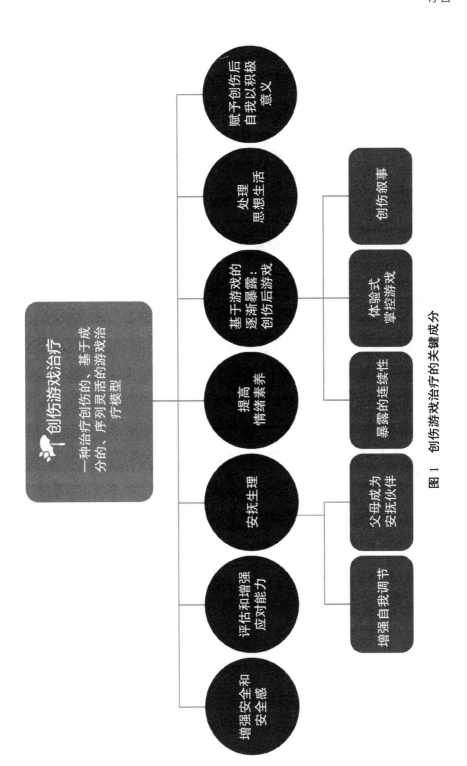

图 1 创伤游戏治疗的关键成分

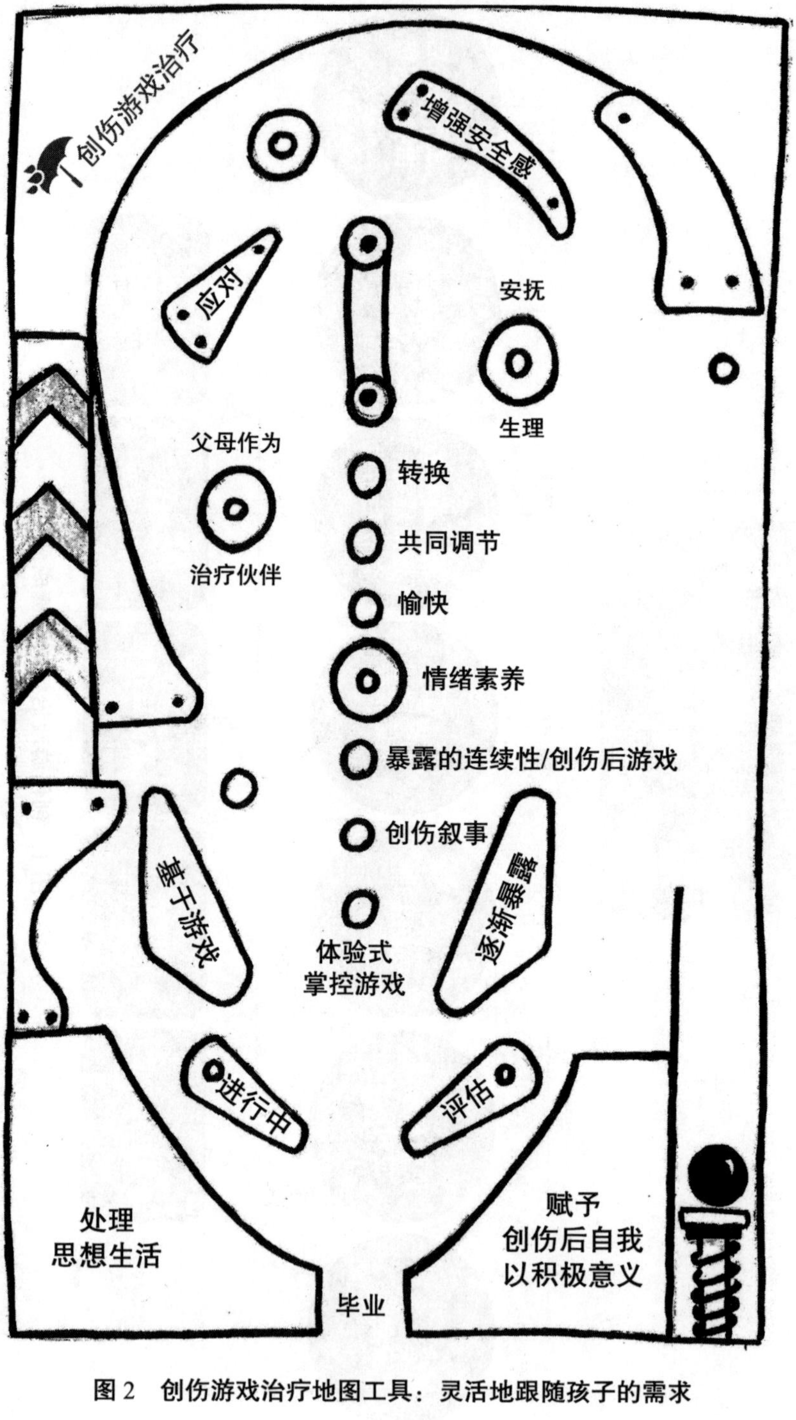

图 2 创伤游戏治疗地图工具：灵活地跟随孩子的需求

的能力。父母在治疗中担任的另一个关键角色是孩子的故事守护者。临床治疗师明白，在儿童的生命河流中，治疗师只能陪伴短短一程，但我们希望家庭系统内的成员能对艰难故事做出连贯的叙事。因此，我们欢迎父母参与到所有关键的治疗部分中。另外，在与家庭工作时，临床治疗师要时刻对"父母何时以及是否准备好参与儿童的治疗"进行评估。父母有足够的涵容能力来抱持孩子的艰难故事吗？父母会自我调节吗？在任何一次会谈中，父母是否会增加对孩子的矫正性情绪体验^①呢？要让家庭系统恢复快乐，什么情况下该采用辅助治疗（collateral sessions），什么情况下又该采用联合治疗（conjoint sessions）？我们会开展混合的治疗工作，包含与父母和孩子同时工作的现实情景（in vivo）治疗、针对父母的父母教练和反思训练，以及与儿童、青少年单独的工作。

以上所有问题都会在督导中进行处理，并且，在养育之家，父母加入或退出孩子的治疗过程是常有的事。我们还会针对父母开展大量的父母教练（parent coaching）和反思性依恋工作（Reflective Attachment Work, RAW）。我们的团队见过经历着各种痛苦的家庭。我们看见在许多领养家庭中，父母抚养着有复杂创伤经历的孩子；我们看见一些父母，努力探索如何抚养焦虑的孩子、离异家庭的孩子，或与冲动和注意力问题做斗争的孩子。虽然在不同的案例中，对父母育儿技术的培养方向要视情况而定，但是我们想要帮助父母发生模式转换的本质是相同的，即当父母与孩子团结一致时，就能将困难的事情做好。为人父母是这个世界上最艰难的工作……也是最有价值的工作。给我带来最大快乐的工作之一就是帮助父母认识到，对于他们所照顾的小人儿来说，他们是多么的重要。父母通常需要有人给予他们信任和力量，

---

① 英文为 corrective emotional experiences，指让个体以不同的方式来理解事物或关系的一种体验，从而使个体产生情绪上的适应。——译者注

来帮助他们的孩子治愈和成长。能与他们一路同行，是我们莫大的荣幸。

本书的使用方法

在整本书中，我将始终结合案例，重点介绍我们如何帮助父母做出重要的模式转换，并提供可以直接应用于治疗工作的讲义。本书会尽量使用无性别偏见用语，以避免引发对特定的性别或社会性别的偏见。此外，我在讲义中也使用了无性别偏见用语，这么做的目的是希望大家知道，在养育来自艰难处境的孩子的过程中，谁发挥母亲功能，谁发挥父亲功能，谁提供日常照顾，并非一成不变。

我们大多数的父母培训工作，都包含了在会谈内进行的基于道具的练习，这些练习可以激活他们的左右脑，并且练习用的讲义可以随身携带。这些练习发挥着"过渡性客体"的作用，从治疗空间（在治疗空间中父母开始体验到一些成功，即与孩子分享快乐和有趣的时光）过渡到更加艰难的家庭环境。

使用例如讲义这样具体的工具，来协助父母完成治疗性家庭作业，可以实现诸多目标。在本书中，使用工具的好处体现在：

1. 为父母设计的练习有助于传达出"在家庭系统中，父母是创造改变的重要部分"；
2. 讲义提供的练习全程支持着临床治疗师与父母的工作；
3. 一些讲义旨在提供心理教育和重要的模式转换；
4. 一些讲义以支持性的方式帮助父母练习新的适应性技能，鼓励父母把少量的积极实践举一反三地应用到其他情境中；

5. 当父母向一位富有好奇心和同情心的临床治疗师反思自己的依恋史的时候，一些讲义可以支持父母的矫正性情绪体验；

6. 讲义可以在会谈之外的情境中，在一定程度上激发父母的责任感，来维持他们在会谈中练习的"回应模式"；

7. 讲义为治疗师赞扬父母的努力提供了媒介。

在孩子的一生中，父母的影响最为重要。如果父母把握好了这种影响，他们可以在孩子的成长过程中发挥出重大的价值。重要的是，作为治疗师的我们要怀有同情心来与父母开展合作，承认他们不可能做得到百分百调节、百分百仁慈、百分百_____（可以在横线中填入任何关于理想父母的特质），这有助于我们在治疗过程中赋予父母积极的意向。我自始至终都深切地希望，我们能凝聚自己的绵薄之力，帮助父母提高抱持能力，成为更细致的共同调节者，并带着同情心抱持孩子的艰难故事，从而建立一种友善的文化，将其传递给一个个家庭、一个个社区，乃至全球社会。

目　录

第一章

帮助父母成长

循序渐进地转换模式

世上最艰难的工作莫过于为人父母。孩子是父母的骨肉，但又是独立的个体。我是 3 个孩子的母亲。在写此书之时，我的孩子萨姆 18 岁，麦迪逊 14 岁，尼古拉斯 10 岁。我太想保护我的孩子了，不愿他们受到任何伤害……而有些时候，伤害他们的往往就是我。这样艰难的事实总会令父母痛苦不堪，而有同情心且有趣的治疗师会与家庭团结一心，共同度过困难时期，给予父母最好的支持和缓冲。本书旨在帮助治疗师提高与父母工作的胜任力，从而协助父母转换模式，最大限度地减少使父母和孩子两极化的养育行为，同时最大限度地激发出父母成为孩子的安全老板、故事守护者和共同调节者的超级力量。父母在幼儿的生活中有着最强大的影响力，但他们往往对此并不知晓，有的甚至不相信自己具备这种力量。我的工作对象中有体重两百多斤的重量级爸爸，他是职业橄榄球运动员，却向我诉说他 3 岁的孩子大发脾气时，他作为父亲的深深的无力感；还有女强人妈妈，她在事业上取得了非凡的成就，但在 10 岁的女儿对她不理不睬时，她承认自己感到无比迷惘。在与失调孩子的父母工作时，治疗师要平衡好两个角色。我们为父母赋能，让他们能够更充分地去倾听孩子、理解孩子，以最好的那个自己来和孩子沟通互动。父母都是超级英雄，各有所长。绝大部分父母都想参与孩子的生活，用他们的力量支持孩子，但有些父母只是不知道该怎么做。他们往往会以他们自己被抚养的方式或者完全相反的方式去养育孩子（尤其是父母在童年时期经历过虐待或严厉惩罚的情况下）。这使得他们很难在当前的育儿实践中自发地进行反思。但如果我们致力于把对孩子的照顾和仁慈也倾注在父母身上，就能为父母带来成长的机会。我们与父母的很多工作都是平行过程（parallel process）工作，给予他们矫正性情绪体验、有力的模式转换和那些再次点燃亲子之间快乐的现实情景时刻。也许把我对家庭系统（尤其是困境中的家庭）工作的观点描述为"关怀瀑布（Cascade of Care）"是最清晰的——治疗师要对父母倾注他希望父母能倾注到孩子身上的东西。

当以此为目标时，我们就会以更强大、更有力量、更智慧、友善的一面与他们互动。有时，父母自己就非常需要被养育。当然这并不是说要去削弱父母作为成年人的地位，也不是去贬低他们作为养育者的担当和能力，而是帮助我们记住，即使父母也有被滋养的需求，他们的困惑和不安全感需要被承认和抱持，他们需要一个安全的空间去反思自己的养育模式和他们的原生家庭的问题，因为这些与他们当前对孩子的养育实践息息相关。在从事"为人父母"这个几乎不可能完成的工作时，父母也像孩子一样，需要与那个愿意为他们的成长和点滴进步而庆祝的人互动。

与家庭系统工作并不是个小工程，它需要你在治疗的全程兼顾对父母和孩子的照顾，对他们的体验保持好奇。摄入性会谈开始时，父母可能会以一种让我们不以为然的方式去描述孩子的行为特点，或者父母对孩子行为动机的描述和我们不一样，但这都能帮助我们尝试着去理解父母和孩子的日常经历。在创伤游戏治疗模型中（Goodyear-Brown, 2010, 2019），我们设置了一个评估阶段，首先是只与父母见面的摄入性会谈，只要情况允许，摄入性会谈后我们会立刻进行一次双向评估（dyadic assessment）会谈。这样，孩子会以去病理化的方式来到养育之家。我们把这个过程称为"养育之家双向评估（Nurture House Dyadic Assessments, NHDAs）"，包括：观察前厅中的父母和孩子、父母和孩子如何商量进入治疗室、孩子主导的游戏时间、父母主导的游戏时间、父母主导的整理时间以及一些卡牌任务。其中卡牌任务能帮助我们看到父母如何提供特定的养育维度（结构、参与、滋养和挑战），同时也能观察到孩子如何接受这些维度（Goodyear-Brown, 2019）。在完成双向评估之后，治疗师才单独与孩子进行两三次会谈。在这两三次会谈中，一半时间用来参与儿童主导的游戏，进入他们的内在世界，剩下的时间要完成一个基于游戏的评估，来帮助我们概念化孩子当前的情绪素养、应对能力，并了解他们对家庭动力的观点。然后，我们会安排一次儿童不在场的父母反馈会谈，分享我们综合的观察和基于该家庭系统个案概念化的治疗计划。

虽然在很多治疗环境中，治疗师并没有条件去扩展评估阶段，但本书中的许多工具是基于在这些评估中观察到的家庭的系统需求而设计的。不管你的摄入性会谈是如何安排的，这些工具都能为你的工作提供帮助。当我与其他治疗师分享我们的模型时，有些治疗师好奇我们的来访者会不会对评估过程感到不耐烦。当然，这种情况偶尔会出现，但在我们给出建议前，大多数家庭都能感觉到被抱持，感受到我们是在真诚、努力地去理解他们特定的家庭动力。另外，还需要铭记于心的是：在治疗的第一个阶段，我们让父母和孩子去完成的每一项任务都不仅仅是评估，而是一种作为干预的评估。对于父母和孩子来说，治疗过程中让父母和孩子以他们日常生活中并不常见的受限的方式来暂停或互动（比如，请他们做身体滋养行为，或让他们讲一个曾经发生的艰难故事），这也是治疗干预的形式之一。在这样的干预下，父母和孩子可以体验和反思亲子关系中那些他们平时没时间、没精力、不倾向去关注的各个方面。

我和丈夫还有我们的 3 个孩子会一起去一个名为"拳皇"的场馆练拳。拳击是一项激烈的运动，而且多人参与比独自练习能收获更多乐趣。然而，这项活动会产生一大堆又脏又臭的拳击绷带。在一个洗衣日，我决定把绷带放进洗衣袋里（防止洗的时候绷带在洗衣机里缠在一块儿）。谁知道最后我聪明反被聪明误。当我把洗好的绷带从洗衣袋里拿出来之后，我连任何一条绷带的头或尾都找不到。它们彻彻底底地缠在了一起（见图 1.1）！在我花半小时解绷带结的过程中，我想，我们与孩子和家庭的工作简直就和这个解结的过程一模一样。我们必须要同时去深思这两个问题：做这名家长的孩

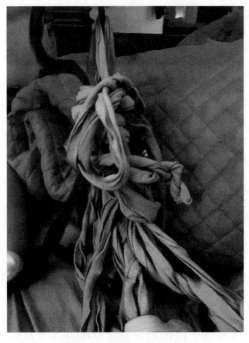

图 1.1　全部缠在一起

子是一种怎样的体验？做这个孩子的家长又是一种怎样的体验？家庭工作的难点，就是去分析这些"缠绕"是怎么产生的；系统中的压力是如何积压而成的；该从哪里着手开始解开这些"死结"？我们工作的关键就是要让父母和孩子都感受到自己被看见、被重视，感受到自己是令人喜欢的。同时，我们还要帮助父母和孩子学会在家庭生活的各个方面为各自的问题承担责任；帮助他们有效地表达需求；帮助他们去面对非适应性的或功能失调的回应模式的挑战。治疗师在进行亲子工作或家庭系统工作时，常常感觉自己在同时转着好几个盘子。

信息过载

在父母来我办公室寻求帮助之前，通常已浅读过 5~10 本不同的育儿书，已尝试过各种育儿策略，但仍然感到茫然无助。有人际神经生物学（interpersonal neurobiology, IPNB）背景的治疗师知道，对于我们所照顾的每一位来访者来说，"人际关系"是促进个体改变的要素。"人际关系"在这里包含"联结""调谐""共享的心智视野（shared mindsight）"和"共同调节"。作为一名游戏治疗师，我通过与孩子做游戏和表达性艺术治疗的工作，来与他们建立"关系"的这几个维度。我也帮助父母学习如何与孩子游戏，在游戏的过程中，父母与孩子之间的联结加深了。创伤游戏治疗模型是我们为治疗受创伤儿童设计的一种序列灵活的治疗方式，在这个治疗模型中，每当出现孩子需要父母在场的时刻，我们会邀请父母参与到治疗中，来满足孩子对父母在场的需求。创伤游戏治疗包含一系列关键成分，其中一个成分就是用来提高父母作为安抚伙伴的能力的。创伤游戏治疗的实践者认为，只要父母以有助于孩子治愈的方式转换模式，并能够抱持所发生的艰难故事，这就是成功。那么，父母是否做好了足够的准备来帮助孩子进行连贯一致的创伤叙事工作呢？关于这一点，在治疗的过程中，治疗师会予以谨慎、连续的评估，在父母成长为足够强大的故事容器的过程中，治疗师始终给予父母（隐喻性的）抱持。我们会在第九章进一步讨论关于加强父母作为"故事守护者"的能力。

在本书中，我们用"父母"一词来指代孩子生命中所有可靠的、尽心尽力的成年照顾者，包括为儿童提供照顾的养父母、亲戚、祖父母以及无数其他"安全老板"。养育之家是我们的儿童和家庭治疗中心，坐落于美国田纳西州富兰克林。在养育之家，如果来访者是一名儿童，从整体的角度看，父母则是来访者系统中不可或缺的一部分。有人可能会说："等一下！"难道儿童治疗师应该要和父母工作，去解决他们为之挣扎的内心冲突吗？当然不是……除非某一刻我们需要这么做。难道儿童治疗师应该要帮助父母回顾他们的童年，追溯他们愤怒的根源？当然不是……除非某一刻我们需要这么做。难道儿童治疗师应该要帮助父母去叙述他们自己的创伤？当然不是……除非某一刻我们需要这么做。以家庭系统为导向、聚焦于依恋、创伤知情的儿童治疗师的工作繁杂且困难。我们并不是要取代父母的个人治疗过程，但如果一位母亲需要额外的支持来成为她想成为的家长，当儿童治疗师和她进行父母教练工作时，那句老话——"妈妈不开心，全家都难过"——一次又一次地得到证实。这个过程通常涉及帮助父母回顾他们的依恋史和原生家庭模式，而其中有些部分可能是创伤性的。

我发现在我们向父母输出一点信息的"滴定式（titrated）"过程中，带着大量的共情性倾听、幽默感以及对关于父母的世界的运作方式的好奇心，可以让父母在这个过程中与我们建立信任和安全感。少量的心理教育结合大量的教练和新技术的示范，比灌输给父母一大堆信息要有用得多。这一坚定的信念表达了本书概述的平行过程治疗方法——当我们与一个家庭并肩而行，给予父母我们希望父母给予孩子的爱心、知识和技能时，父母将自下而上地整合这些新的存在方式。养育之家就像一个大熔炉，在这里我们试尽了各种不同的方法来会见父母，在此过程中也犯过大量的错误。现在回想起我早期的临床工作，我依旧感到往事不堪回首。那是我结婚不久前，也就是在我有3个孩子来教我如何为人父母、磨炼我的脾气的很久之前，父母会来向我咨询关于他们孩子的某一特定"问题领域"。如果父母提到孩子"吮吸手指"的问题，我就会调出我对所有相关知识的记忆，提取关于吮吸手指的通用知识，然后给父母一些策略。呃，我不确定在我临床职业生涯最初的几年里，我与之工作的那些父母感受如何。但现在我知道了，你所能给予的，一定是你接收过的，这一点毋庸置疑。治疗师有一项特权，就是让父母感受到他们从未有过的体验。帮助孩子感受到被理解和被倾听的首要及最重要的方法就是让父母感受到他们被你理解了，被你倾听了。在我早期的临床实践中，我会告诉父母他们应该多陪孩子做游戏，他们应该多拥抱孩子。父母听了这些会茫然而不失礼貌地点头微笑，然后回家后一切照旧，不会改变。这是因为我们都需要针对新技能的支持性练习，以及培养新能力的矫正性情绪体验。

正如你在自己的实践中所经历的那样，当父母带着孩子来寻求治疗时，他们往往已经精疲力竭、心灰意冷、绝望无助了。他们可能已经厌烦了孩子——也厌烦了自己。当父母和孩子一起继续治疗时，父母自身就需要支持、共同调节、鼓励和赞扬。有些参与治疗的父母，害怕是自己的失败导致了孩子的问题；有些参与治疗的父母，担心他们的孩子有先天缺陷；有些参与治疗的父母，深陷自己的痛苦之中，而无法觉察和满足孩子的需求；还有些父母对孩子的要求远远高于孩子的发展水平。在以上每一种情况中，治疗师可能都会忍不住深入工作，并立刻对父母提供心理教育。但问题是，在大多数情况下，我们想帮助父母成长的那部分内容与我们希望孩子成长的那部分内容是平行的。基于对自下而上大脑发育的理解，我们对父母自下而上大脑发育的支持方式和对儿童来访者自下而上大脑发育的支持方式是一样的。这是个什么样的过程呢？父母通常要么以高唤醒状态参与治疗，要么以低唤醒状态参与治疗。在许多案例中，治疗师的第一项工作可能是把希望父母与孩子之间进行的共同调节模式应用在与父母的共同调节中。我们都有过这样的经历，你精心设计了一节充满心理教育的治疗会谈，父母出现时却处于危机状态。治疗师觉察到前厅里的父母的不安，于是将治疗计划从提出一整套心理教育策略转变为与父母进行共同调节，首先觉察他们的痛苦、成为他们的故事守护者，就像我们希望他们对孩子做的一样。在养育之家，要做到这些并不难，你只要评估前厅里的父母的痛苦，邀请他们进入治疗室（同时也是厨房），在他们和你诉说他们糟糕的早晨时为他们准备一杯热饮。通常，当你递给父母一杯热咖啡时，他们就能感受到被看见、被倾听、被支持了。这时，父母会比刚到达的时候更稳定、更协调，从神经生物学的观点来看，他们在被照顾之后更可能调用他们的思考大脑。虽然治疗计划肯定需要调整，但是，当父母无法真正消化你所提供的信息时，你就算花一整节会谈与他们交谈，效果也不及在他们调节好的状态下，为他们提供有价值的信息和练习使用新技能的方法。

我们早在摄入性会谈时就有机会开始转变父母的模式。甚至在我们首次与父母通话时，我们的语言就能够影响父母对治疗的期待，在家庭背景下设定工作框架，为父母的思维转变种下种子，使他们不再严格地以孩子的行为改变为治疗目标，转而对孩子没有被满足的需求充满好奇心。因此，早在摄入性会谈阶段，我就会调整父母对孩子行为的判断。

创伤游戏治疗师认为父母应该是儿童的强烈情绪、故事和身体需求的主要抱持者，我们则将自己视为抱持者的抱持者。我们与父母的互动提供了在一方沃土播种的机会，把我们希望父母播种给孩子的东西，先播种在父母的"土壤"里。

邀请父母转变语言模式

我们开始帮助父母成为儿童治疗的合作伙伴的方法之一，就是帮助他们转变对于他们观察到的孩子的痛苦的叙述方式。在你与父母的初始评估阶段是否听过下面的陈述？

"他是个撒谎成性的家伙。"

"她只考虑自己！"

"他控制欲太强了！"

是不是听着很耳熟？如果你有足够的实践经验，你总会遇到父母来到你的办公室说这些话。当父母以这种语言去描述孩子的时候，治疗师要给出智慧的回应，这个过程就像"走钢丝"，要小心翼翼地平衡父母的陈述背后对确认强烈情绪的需求，同时要提供另一种方式来叙述孩子的行为。实质上，我们想要了解父母目前的情况，同时开始帮助他们转变模式，使这个模式能真正有助于加强他们对孩子的理解和共同调节。"走钢丝"的过程可能是这样的：

家长：他是个小偷——他几乎每天都在学校偷东西！

治疗师：偷东西。所以他是把东西从学校带到家里？

家长：是的，每天。

治疗师：你是怎么处理这件事的呢？

家长：唔，我会问他今天有没有从学校拿东西回来。他说"没有"，然后我就会发现他拿回来的某个东西。

治疗师：所以你会问他，但他不会告诉你事实？我明白了，就是说他知道自己拿了东西，对这件事直接的质问可能会拉响他大脑的警报。于是为了避免陷入麻烦，他会条件反射地回答说"没有"。

家长：可能吧，但这样我真的没法相信他说的任何话。

治疗师： 这听起来很糟。没有人想不信任自己的孩子。你要时刻保持警觉，以防他拿东西，这听起来很让人疲惫。

家长：（笑）是啊，然后我会感到愧疚。我感觉我这辈子都在审问他。这让我很抓狂。

治疗师：对你来说现在就相信他确实很困难，而且可能对他来说相信自己也非常困难。

家长：（停下来思考了一会儿）呃，是的，他事后看起来是很难过，但我认为他难过是因为害怕被批评，而不是因为他做了错事。

治疗师：所以这会给他带来痛苦，也会给你带来痛苦。我想知道怎么做能够帮助你们。可能对他来说，当下就做到把东西留在学校实在是太难了，拿东西几乎像一种强迫行为，所以他需要更多来自你的主动帮助，来保护他免受自己行为带来的痛苦。

家长：你觉得他没办法控制自己？

治疗师：你是他的故事守护者，你保存着每一次他偷东西的历史记录。你是他生命中最重要的人，你也见证了他沉溺于这种行为。如果你能在这段时间发挥"救生筏"的作用，那么无论这种行为还是你与他之间的整体联结都会得到改善。

家长：但他这么大了，应该要自己克制自己的行为。

治疗师："应该"是个很重的词。当你想到"他应该有克制的能力！"时，你有什么感觉？

家长：沮丧……真的很生气。

治疗师：是啊，"应该"让我们认为他有能力克制自己的行为，但他选择了不去克制。当我们认为孩子故意不听话的时候，我们会很生气。但如果你转变你对他能力的看法呢？如果你想"对他来说，现在就做到把东西都留在学校太难了"，你感觉如何？

家长：太难了……感觉，呃，如果这是真的，他是需要帮助。

治疗师：如果你开始假设，没有你的帮助，他每天会带一点东西回来。此刻，这是一种强迫行为。如果你直接质问他，你便让他陷入对偷窃行为撒谎的境地。但是如果你能为他提供更多的结构，你就能在某种程度上把他从痛苦中解救出来。如果你今天回家，坐下来对他说："听着，小家伙，我发现对你来说把学校的东西留在学校确实有些困难。所以我准备帮助你。我们准备在每天放学后一起陪着你。我和你的老师找个秘密会面点，放学后我们和你在那里碰头。然后我们会在离开前一起帮你检查好你的书包和口袋，所以如果有什么需要还给学校的东西，我们可以在离开学校前把它们留下。这样不会带来伤害，也不会违反规则。只是帮助你的大脑学习如何把东西留在学校。我们可以每天都这么做，直到这件事情对你来说不那么困难了为止。"

家长：天哪，这个工作量太大了。我应该不得不……好吧好吧……不再用"应该"给自己设限。

治疗师：（和家长一起笑了起来）用"应该"给自己和孩子设限，都会让事情变得棘手。如果像这样表述会给人带来什么感觉呢："你让我知道，现在让你独立完成这件事对你来说太难了"？

家长：我想我会更接纳自己，可能也会更接纳他。但显然我们现在做的事情不起作用。

治疗师：有的父母会掌握这种基本语言并运用于实践，有的父母可能更喜欢写下脚本，来帮助他们组织这种对话。你更喜欢哪种方式呢？

家长：有脚本比较好。我可以根据实际情况做一些调整，然后加以应用。否则我可能会忘记使用正确的表达方法。

在以上对话中，治疗的主要目标是帮助父母根据儿童当前的实际发展水平重设或调整对孩子行为表现的要求。我希望的模式转换是，父母能够开始将问题行为视为儿童故意为之的想法弱化，转而理解为那是孩子的成长经历造成的。调整内心对儿童行为的标准，会使他们自然而然对孩子发展的过程有更多的同情心。我们确认父母的感受后，就要立刻开始温和地挑战父母对孩子潜在的评判。再举一个需要我们立即帮助父母转换模式的例子，当父母在摄入性会谈中把孩子描述为操纵者时，我们会肯定父母的感受，有一个一直想控制一切的孩子是多么艰难，但我们也会要求父母把"操纵"一词换为"尚未满足的潜在需求是什么？"这个问题，帮助父母学会说"我知道现在这对你来说真的太难了"，避免使用批判性语言，同时重新唤醒父母的同情心。

在刚才描述的案例中，如果父母很难相信孩子所说的任何话，父母在关系中会缺少安全感，也可能会感到无力，那么父母的成长边界（growing edge）就是信任。如果孩子很难讲真话，那么孩子的成长边界就是敢于说出真相。当父母和孩子开始就关系进行重新协商，他们都要直面困难的问题。我在这些沟通中的最后一个目标，是向父母反映他们在这个过程中难以置信的重要性。父母拥有"超能力"，但当他们接受治疗时，往往会陷入习得性无助或对养育环境感到厌恶，以致他们感受到了一切，却觉察不到自己的"超能力"。我们要做好工作，就要帮助父母看到他们作为孩子的共同调节者、故事守护者、安全老板和快乐者的巨大价值。

我们①的文化常常诋毁父母。主流电视节目所描绘出的父母形象，要么无能，要么控制欲强，要么忙得无暇顾及孩子，要么置身事外，或者过于想

---

① 作者为美国人，因此此处特指美国的文化背景。——译者注

要成为孩子的朋友，以致无法履行父母角色，这些可能会让父母不受孩子待见（例如，女强人母亲）。当我和一位母亲坐在一起，让她体验到那些她与女儿团结一致、为女儿独特的妆容而欣喜、与女儿分享她的快乐、在必要的时候纠正女儿的错误、在女儿痛苦时给予拥抱的时刻，她所拥有的巨大影响力，我看见这位母亲开始意识到自己的力量，意识到自己很重要。创伤游戏治疗师非常重视"关怀瀑布"这一理念，治疗师向母亲倾注关怀，那么母亲很可能改变原先关怀孩子的方式，向女儿展现她也是有力量的、重要的。《平静祷文》（*The Serenity Prayer*）中说道："请赐我平静去接受我所不能改变的一切，赐我勇气去改变我能改变的一切，并赐我智慧去分辨两者的不同。"这一戒毒项目的标语，同样能成为父母的信条，尤其适用于他们改变自己养育者角色的过程。我的孩子送了我一块纪念牌，牌上写了妈妈的定义："妈妈：一位免费做着 20 人份工作的人。"这个定义既是一个玩笑，也表达了对我所做的一切的感激之情。但是，如果这就是我作为一名母亲的定义，我可能会很快陷入苦怨。在尝试为照顾者创造模式转换时，我们首先要探讨的就是父母如何去定义他们作为父母角色。所以在养育之家，我们和父母做的一个练习就是帮助父母清楚地表达出他们当前对孩子扮演的角色。

厘清养育者的角色

去年夏天，在爱尔兰的一次演讲之旅中，我和家人有幸参观了阿沃卡谷。我们被毛纺织厂的生产过程迷住了，在这里驻留了好几个小时。羊毛被染成亮丽的颜色，却纠缠在一起，布满毛刺。工人的工作是把一缕缕毛线分开，把每一根线都单独分出来（见图 1.2）。

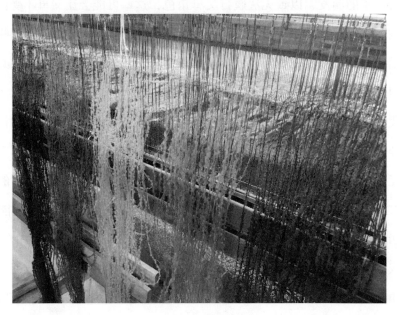

图 1.2　分毛线

　　这是一个枯燥且耗时的工作，在筛选和分类工作完成之前，可别指望做出什么漂亮事。我们的治疗工作和这项工作很类似，首先，我们会邀请父母通过一个类似的内在过程筛选出他们当前的养育角色，审视他们作为父母可能对孩子扮演的所有不同角色，并为他们要放弃和要保留的角色设定目标。然后，我们帮助父母检验在他们想要改变的角色中，可能会影响他们维持功能过度或功能不足状态的为人父母动力。本质上，我们是在开始尝试解开"治疗之线"，来为这个家庭提供所需的帮助。

　　完成讲义"父母可能扮演的角色"（见图 1.3）是帮助父母厘清理想的角色与他们目前可能扮演的角色（无论好坏）的方法之一。这是对父母当前如何定义自己的初步温和审视。我们发给父母讲义后，会让他们圈出他们作为父母所承担的所有角色。同时提示父母划掉那些他们内心无法忍受的角色，

父母可能扮演的角色

在以下词汇中圈出你的主要养育角色。
在你永远不会扮演的养育角色上打"×"。
与治疗师讨论你最常扮演的那些角色。
用记号笔标记你想要成为的角色。

朋友
侦探
导师
教师
司机
厨师
老板
知己
奴隶
护士
佣人
榜样
滋养者
设限者
安全港
向导
边界执行者
警官
规划者

图 1.3　父母可能扮演的角色

或他们认为父母永远不应该承担的角色。这项活动通常会引发大量讨论——关于他 / 她对好的养育和不良养育的理解，同时向你呈现了父母信念体系的优点是什么以及模式转换可能发挥作用的地方。另外，还可以邀请父母着重标记出他们想成为的角色。

比如，如果我们认为我们的职责是不惜一切代价保护孩子，那么我们可能很难支持孩子的探索。例如，如果一位父亲认为他注定要成为教练的角色，督促他的孩子成长，希望孩子出类拔萃，那么当孩子失败或孩子的弱点需要被理解和接纳时，这位父亲可能很难成为安全港。我们通过讲义来探索他作为父亲最认同的角色。一旦我们与父母一起确定了这些角色，我们便能看到自己处于每个角色中的利与弊，并就此进行探索性的讨论。

再说回毛纺织厂，工人去除毛线的毛刺，解开、理顺毛线，然后把它们放进织布工人用来制作毯子的图样中。为了达到织布工人的目的，图样会重复很多次。这就像在孩子健康成长的过程中，需要不同的养育角色，以及不同的养育行为模式反反复复地参与其中。一旦梳理好养育角色，采纳那些有助于孩子成长的角色，父母就能开始和孩子一起编织出一幅丰富而精致的育儿"挂毯"（见图 1.4）。在治疗的过程中，儿童治疗师会帮助父母弄明白何时以及怎样进入不同的育儿角色。并且，在最好的情况下，父母结束治疗时便已熟知自己的育儿模式，并能够根据具体情况充分发挥每一个育儿角色的功能，体验到这个过程的美妙。

正当我站在这个巨大的织布机前，看着它一层一层地编织新毯子时，突然，机器戛然而止。它没有发出刺耳的声音，没有发出"砰砰"声，也不是缓缓停下，它就那样突然停住了。突如其来的安静有如死寂。过了好一会儿，一名技工注意到机器停了。他走过来，蹲在将线送进机器的线轴前，找到一根断了的线。织布工人找出线头并将它们系好，随后机器又开始了有节奏的工作。线的断裂与亲子依恋关系的破裂是如此相似，这种相似性激发了我内心新的动力，帮助父母保护与孩子的依恋关系，根据需要给予调整和修复，让孩子的童年"挂毯"能够继续被父母的爱所编织。

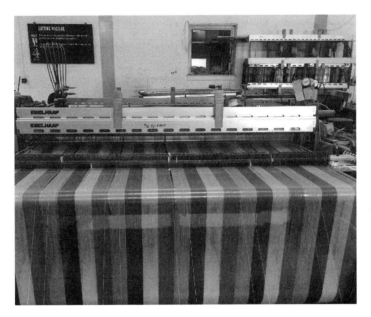

图 1.4　编织图案

提供关怀瀑布

在我与经受创伤的家庭工作的经验中，父母带着孩子来寻求治疗时已经心力交瘁，他们甚至可能已对孩子的行为倍感厌恶。与这样的父母工作之初的目标很简单：重新打通父母内心对孩子的"同情之井"。

该目标有两个子目标。首先，你希望父母给予孩子什么，就将其大量地给予这些已经疲惫、厌烦的父母。给予父母矫正性情绪体验，并以你希望父母理解孩子的方式去理解父母。包括深入倾听他们的经历。"他是个小怪物""她是个蠢蛋",我们要带着好奇和同情心而不是批判,去听见潜藏在这些陈述背后的痛苦、恐惧和愤怒。临床治疗师很容易在心里对做出这种表述的父母加以批判,并且认为问题出在父母身上。在我们能够开始改变故事或挑战真相之前,我们需要去倾听和抱持父母的故事、父母的真相。如果我们一发现父母的认知扭曲就开始和他们说话,那么父母就会关闭倾诉的"大门"。他们可能会微笑并礼貌地点头,而在防御之下,他们不太可能发生真正的改变。治疗师通常有许多希望能够传授给父母的才智或知识,尤其是那些能够从围绕创伤知情养育进行模式转换而获益的父母。然而,心理教育虽是一个强有力的工具,但只有在父母感受到被倾听、被理解、被接纳之后,我们才能提供有效的心理教育。只有在坚定的信任和安全感的基础上,深入的学习和真实的改变才能够发生。信任和安全感来自治疗师对父母的倾听、心理上的抱持和允许父母向我们展示他们最丑陋的部分。如果我们都无法先去倾听父母的故事并拥抱他们的丑陋,我们怎么能指望父母对孩子做这些呢?只有当父母相信我们能够团结一致、共渡难关,他们才可能发现原来是他们自己适应不良的应对方式、他们自己的痛苦不安和他们自己的人性影响着他们与孩子的关系。我们将这个过程称为"关怀瀑布":给予父母你希望他们能够给予孩子的东西。

叙事的微妙之处

在父母养育一个有复杂创伤的孩子的情况下,第二个子目标,即重新打通父母内心对孩子的同情之井就尤为重要。在这类案例中,帮助父母拼凑孩子的故事是关键。只有当花时间往下挖,锲而不舍,层层深入,深入地底……直到挖到水……直到找到源泉,才有可能造井。当父母带着失调的孩子来寻求治疗时，他们往往已经看不见孩子行为的源头了。一层又一层的边界被破坏，以及其他的艰难时刻，此时就像一层层松软的泥土被压成了硬土。为了帮助父母找到孩子行为的源头，治疗师的工作就是"钻入"父母僵硬的心，深入了解他们当前可能对孩子存在的扭曲认知。重述孩子的故事——从孩子最早的经历开始，也就是他们在子宫里的经历——能够帮助父母打通对孩子的同情之井。

我常在养父母身上看到这样的动力。他们满怀希望地迎接孩子进入他们的家庭，结果这个孩子用记号笔在家里的沙发上乱涂乱画，令人心烦意乱，但父母坚持不懈、继续前进。然后这个孩子剪破了父母的亲生孩子最喜欢的衬衫，教家里更年幼的孩子说脏话。最后，父母内心的边界不断被打破，这让他们产生了无助感。无助感会引发怨恨。怨恨要么导致愤怒，要么导致感情回避。父母的无条件接纳，以及以新的方式重述儿童的故事，对父母来说都意味着重新打通父母对所养育的孩子的同情之井，最终为模式转换奠定基础。在我看来，帮助父母创造模式转换才是真正的胜利；这是父母教练中打破僵局的触地得分①。模式转换代表头脑和心灵知识的变化。模式转换通常由父母以神经生物学的方式编码，影响着他们的身体体验、情感生活和思维生活。

通常来说，对孩子故事的充分理解也包含理解早期创伤对儿童发育中的大脑产生的神经生理学影响。本书第二章将从神经生物学的视角来帮助父母理解关于"安全"的科学。图 1.5 是我们在帮助父母打通同情之井时使用的讲义。父母可以把有助于自己保持参与或联结的孩子的故事或准则，或者两者一起，写在井的横线上。

---

① 英文为 touchdown，又称达阵，是橄榄球比赛中一种重要的得分方式。——译者注

写下关于你和你的孩子的陈述、准则
和事实，来填满你的同情之井

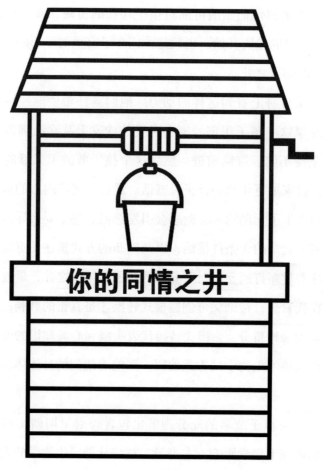

图 1.5　同情之井

羞耻感阻碍转换

　　为父母创造模式转换最大的障碍是什么？是羞耻感。这里所描述的是另一种形式的平行过程。那些有情绪调节困难的父母往往有一些羞耻的部分。他们不喜欢自己的暴怒，不喜欢骂他们的孩子，不喜欢自己对于孩子的情感回避，但当他们要改变自己的行为时，又感到很无助。若我们带着羞耻感成为父母，随之而来的几乎总是破坏。布伦·布朗（Brene Brown）——最前沿的羞耻感研究者之一，发现当她处于羞耻状态时，她对其他人来说是危险的（Brown, 2015）。在了解了自己的这一点之后，她为自己制定了一些规则：当她处于羞耻状态时，先不去回复电话或邮件，她会找一个能让她感到安全的人来分享引起自己羞耻感的经历。在父母教练的背景下，我们是在父母脆弱时陪伴他们的安全的人。但如果当他们向我们倾诉时，我们一开始就说"不可以吼你的孩子"或者带着其他批判，那么我们就已经失去他们了。这些概念对我们来说是有意义的：去理解父母处在什么状态，试着理解他们的故事，提供无条件积极关注……直到我们能试着把这些准则应用到现实的家庭中。然后，我们将迎来更加艰难的挑战。

　　移情和反移情，以及基本的正义感，会迅速激起儿童治疗师对儿童的保护欲，他们甚至会把父母看作怪物。我自己也曾跌入这个"陷阱"，在第一次会谈中就差点毁了我和一位初次见面的家长的关系。在一个案例中，一位父亲（后来我非常敬佩他）向我描述了他的女儿长达1小时的暴怒。父亲谈到孩子那令人毛骨悚然的尖叫声，以及他尝试了很多安抚孩子或让她停止不安的方法。他承认在女儿的一次激烈的情绪爆发中，他出于绝望，将一杯水泼到了女儿脸上。他知道他不该这么做，但他的行为让女儿大吃一惊并停止了尖叫。这位父亲需要我去抱持这些私密的以羞耻为中心的信息,这是他和他女儿的关系中最令人厌恶的部分。但当时我被触发了,并以批判的态度回应了这位父亲。我是这样回应他的:"在我接你的个案前,我需要确定,你把水泼到你女儿脸上这种事情不会再发生了。这简直太不尊重人了,我无法原谅这种事情。"我对那次回应感到非常后悔,同时我也带着好奇和同情心去思考我自己伤痛的根源,是什么触发了我这么快就以那样的方式去回应这位痛苦的父亲。他已经和我说了那种行为很不好。他知道这一点,也正是为此来寻求帮助的,以了解如何采取不同的行为方式。当时让我震惊的一部分原因是他的情绪和他诉说的内容间的不协调。他笑着告诉了我泼水的事情。我担心父亲会再次用这种方式管教女儿,这种担心让我的思考大脑短路了,并激发了我的杏仁核反应。我的反应给来访者造成了羞耻感,随后也让我自己产生了羞耻感。如果我能保持全身心的临在和稳定,我就能用我的表情和肢体语言对这位父亲在泼水前的无助和绝望做出反映。通常,仅仅是对潜在情感的真实反映,就足以让父母感受到被看见和被倾听。我的意思并不是我们不为安全性和可能引起儿童羞耻感的做法设立边界,而是要抱持父母的故事和羞耻感,从而为更重要的模式转换铺设道路、创造连接点。

幸运的是,这位父亲自己已经做了许多工作,并能很快地告诉我我的评价对他的影响。对于那一刻我对他的批判和不理解,我真诚地向他表达了歉意,同时谈论到面对养女令人难以置信的破坏性行为,他还能坚持以多种方式来支持她。在我们做了修复之后,这位父亲感受到了我对他真诚的尊重和敬意,我们的治疗工作便可以继续了。

"应该"导致羞耻感

我们已经探讨了父母的羞耻感如何阻碍他们养育模式的转换，因为羞耻感会让我们无法学习，阻碍我们发展自己的能力，阻止我们用幽默和希望来正视自身和我们的模式。在父母的成长过程中，羞耻感毫无用处。而强化父母羞耻感的潜在机制之一就是人们常挂在嘴边的"应该"。我们应该如何行动、应该如何感受、应该想什么和不应该想什么——这是一套人皆有之的根深蒂固的信念。并且，我们对于生活中的其他人也有一套类似的根深蒂固的想法。对于父母来说，当提及他们的育儿伙伴"应该"有的想法、感受和行动时，他们心中"应该"的声音非常响亮。同样，这种关于我们的孩子应该怎么想、怎么感受和怎么做的声音也非常响亮。"应该"是一种评判，而且这些要求往往难以企及。"应该"指向的更是一种完美的理想，而非真实的现实。

所以，要帮助父母脱离羞耻感，治疗师需要先帮助父母找到他们当前用于评价自己、育儿伙伴和孩子的"应该"。为此我们设计了一个名为"应该堆"的讲义（见图1.6）。我们让父母在2分钟的时间内，尽可能多地写下关于他们对自己和其他家庭成员的期待的"应该"。然后治疗师帮助父母对这些"应该"进行反思，当人们无法做到这些"应该"时，它们是怎么触发羞耻感的，它们又是如何在父母的日常育儿实践中被激活的。这个工具在有些情况下特别有用，比如，一位妈妈带着本周危机（Crisis of the Week，COW）参与治疗。也许是孩子没做完作业，也许是孩子说了谎。妈妈面质了孩子，不管他们说了什么，都导致了亲子关系的破裂。这时，花2分钟时间让这位妈妈反思一下所有她忙于应对的"应该"（即关于她自己、孩子和

应 该 堆

在2分钟内尽可能多地写出这些"应该"
不要顾虑太多!

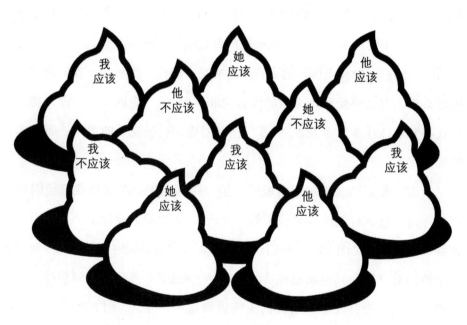

图 1.6 应该堆

其他家庭成员应该和不应该做的），可以就此重新组织讨论的框架，并将她的注意力转换到内在反思上。

丹尼尔·西格尔（Daniel Siegel）在他的开创性著作《由内而外的教养》（*Parenting from the Inside Out*）中谈到了设限型破裂（boundary ruptures）和恶性破裂（toxic ruptures）之间的区别（Siegel & Hartzell, 2013）。设限型破裂是指父母和孩子由于设置限制而感觉到了暂时的联结断裂。比如孩子已经吃了两个冰激凌，他要吃第三个的时候你告诉他"不可以"，那么孩子这一刻可能会觉得因为这个限制而与你产生了隔阂。他有一个愿望，而你拒绝了他，但你很快提出一个为他读睡前故事的替代选项，孩子与你依偎在一起，重新建立了联结。恶性破裂是指依恋关系中无法修复的破裂。这种破裂往往是因为父母的羞耻感。比如有一位勉强维持生计的单亲妈妈，在一个周五晚上，她十几岁的女儿向她要 20 美元①去看电影。妈妈说"不行"。于是女儿开始对妈妈无礼，指责妈妈不想让她开心，并继续索要 20 美元。妈妈因为没钱给女儿而在羞耻感中挣扎（但她没有意识到这是她内心的挣扎），终于，她爆发了，说："你这个自私的家伙！滚回你的房间去。"青春期的女儿生气地冲上楼，摔上房门，靠听音乐安抚自己。这位母亲也冲回自己的房间，重重地关上门，坐在床边哭泣。现在，母亲正在应对的是一层层尚未解决的（也可能是没有对自我命名的）羞耻感，那就是她无法为女儿提供全部她想要的资源，以及一层新的羞耻感，那就是她失去了理智，用脏话骂了女儿。过了一段时间，母亲回到厨房开始做饭，向自己保证她会更好地保持冷静。1 小时后，母亲喊女儿下楼吃饭，并建议边吃饭边看电视。做完这些后，她们带着半联结的感觉回房睡觉，但她们之间的关系破裂和母亲不友好的言行

---

① 美国货币单位，可按实时外汇牌价换算。——译者注

永远都无法被处理或解决。一旦这种情况发生，在这段彼此联结、安全的关系的基石上就会出现一条裂痕。在亲子关系中，未解决的裂痕积累起来就会变成一道鸿沟，最终，无论父母还是孩子，都不知道该如何回到那段和谐、充满爱的联结中。

实干型父母、推卸型父母和无所谓型父母

做父母很难。当父母为他们的孩子寻求临床帮助时，往往对自己的教养方式有着非常消极的自我对话。这种消极自我对话，以及潜藏其中的羞耻感，会迫使父母采取以下自我保护策略之一：实干型父母、推卸型父母和无所谓型父母。

实干型父母

这类父母通常在他们生活的其他领域有很高的成就。他们是那种会读很多书，听很多播客的父母。他们对于怎么做好父母有着坚定的想法。有些人强烈认同亲密育儿法（attachment parenting），有些人则高度肯定"立刻服从"的精神。他们都认为自己的方法才是育儿圣经，能够把孩子培养成健康的、功能良好的社会栋梁。当第一种核心的养育策略没有奏效，表现为他们的孩子依旧害怕一个人睡，依旧破坏限制，依旧表现出愤怒，或悲伤，或恐惧，这些父母便开始找寻替代的解药。他们的床边可能有一大堆育儿书籍，他们钻研，抓要点，把核心原则应用一段时间，然后又转向下一种方法。这些父母可能难以与孩子建立联结，他们寻找各种策略来让孩子符合他们对"健康"的看法，而不是陪伴他们独一无二的孩子。帮助父母了解孩子的真实情况，这类支持会让实干型父母受益。学会如何简单地和孩子"待在一

起"，可能就是这些父母最重要的成长边界。针对这些家庭，安排 5~15 分钟的专属时间来体验儿童主导的游戏，最开始可以在治疗师的支持下在治疗室内进行，最后再转移到家庭环境中，这可能会是个有效的开端。

推卸型父母

这些父母承受着太多的羞耻感和消极的自我对话，以致为轻微破裂的亲子关系承担责任，于他们而言都像是在承认对他们毫无价值的控诉。于是，他们把自己的强烈情绪都推卸到孩子身上。"要不是你打翻牛奶，我也不会冲你大喊大叫""要不是我喊了 700 次让你去打扫房间你都不听，我也不会发火！"父母爆发之后把自己的情绪归咎于孩子，孩子会学会接受指责和道歉，或者也进入这种爆发和指责的循环。在这样的二元关系中，往往整个家庭的文化都需要改变。首个简单的治疗目标可能是帮助这类关系中的每个成员为他们自己的情绪和行为负责。在家庭中如何构建这样的过程呢？以下是我们对一种工具的概述。

几年前，有一对父母来与我会谈。因为他们的女儿维多利亚当时正在发脾气，所以他们不得不带着女儿一起过来。虽然在摄入性会谈期间基本都是妈妈在说话，可想而知在这个家庭里，妈妈承担的责任比爸爸多，但是父母两人都接受了亲密育儿法的理念。作为一名以依恋为基础的治疗师，我能接受亲密育儿法中的许多部分，不过，这对父母却是以支持维多利亚完全自主的方式来诠释这种育儿理念的。爸爸对此有些困扰，因为他要在家里工作，餐桌是他的办公区域。然而，餐桌也是维多利亚的地盘，因为她"需要"一个空间来建造堡垒。维多利亚在自己的房间和客厅都搭了堡垒，现在她又"占领"了餐厅。尽管如此，妈妈坚信如果优先考虑大人的需求，那么孩子的心灵就会受到伤害，这会使孩子觉得自己的意见不如别人的重要。这位母亲真的很恐惧压制女儿在发表见解方面的发展，这源于她自己童年的一系列经历——她要么被夺走发表意见的权力，要么被完全禁止发声。因此，在这种情况下，治疗师要应对的问题变成：我们能用怎样的方式创造模式转换，既能帮助父母尝试新的育儿策略，又能控制父母对伤害孩子的恐惧。首先，我们要了解父母当前的处境。我们必须了解他们的生活经历和影响他们教养方式的重大事件。为了达到这个目的，本书第四章的反思性依恋工作部分的练习将会有帮助。

无所谓型父母

这些父母已经耗尽了他们的内在资源，目前只能通过简单地回避养育过程来应对。当孩子太吵的时候，他们也许会干预一下，跟孩子说声"嘘"……但只是也许……而其他时候，他们会让孩子自己照顾自己。他们不会限制孩子的屏幕使用时间，也不会为睡觉时间、健康饮食、孩子可以去的地方等设立规矩。这些父母不太可能寻求治疗，但如果他们来寻求治疗了，弄清楚他们的治疗动机是非常重要的。因为只有当这些父母受到启发，明白对于他们正在成长的了不起的孩子，他们作为养育者的作用有多么重要时，家庭系统才有可能改变。

我们有时会通过"我的孩子和我"练习（见图 1.7）来了解父母对孩子的情绪反应，以及他们对孩子的看法。在会谈中给来访者足够的时间请他们填写这张讲义，然后再结合他们填写的内容开展工作。

我的孩子和我

当我想起我的孩子，我感觉_____。

我的孩子会让我想起_____。

当我的孩子不_____时，我很生气。

当我的孩子不能_____时，我很难过。

当我的孩子_____时，我很开心。

当我的孩子_____时，我很困惑。

当我_____时，我觉得我是好父母。

当我想到我的孩子 10 年后会在哪里，我认为_____

_____。

当我想到我的孩子 10 年后会在哪里，我感觉_____

_____。

我想要我的孩子_____。

最令我尴尬的养育行为是_____。

我的孩子需要我更多的_____。

我的孩子喜爱_____。

我的孩子讨厌_____。

我喜欢和我的孩子做的一件事是_____。

我讨厌和我的孩子做的一件事是_____。

我需要帮助来_____我的孩子。

图 1.7　我的孩子和我

自由评价区

几年前，我和我的一个孩子手拉手在纳什维尔市中心的人行道上散步。我看得出他心事重重，于是我在人行道中间停下来对他说："好吧，我们要搞点新花样。有时小孩会有些很难说出口的事情，因为他们害怕说出后会招来麻烦或伤害爸爸妈妈的感情。所以，有时我们需要建立一个'自由评价区'。"（见图 1.8）他好奇地问我："什么是自由评价区？"我解释道："自由评价区就是一个安全的空间，当你在自由评价区里的时候，不管你说什么，都不会有麻烦。"他又问："我们能用粉笔画出自由评价区的位置吗？"当时我身上没有带粉笔，所以我们用一些树枝和长长的草叶在人行道上圈出了两个方块，作为我们的"言论自由"区域。他站在这两个方块里，然后告诉了我一些他以前从没说过的事情。这个人为划分的有边界的空间，加上分享的邀请和他不会有麻烦的保证，帮助他把心事抒发了出来。这加强了我们的联结，我们也得以带着轻松愉快的心情继续散步。从那以后，他又主动提出过两次："妈妈，我需要一个自由评价区。"我知道，这两次都是他需要告诉我一些事情，但前提是确保他说出来之后是安全的，不会有麻烦。我很感激我的孩子能以这种方式提醒我，每次都能让我做个深呼吸，进入最好的、最专注的、调节得最好的妈妈的自我状态。我希望治疗师也能为我们所照顾的父母提供一个类似的"自由评价区"。

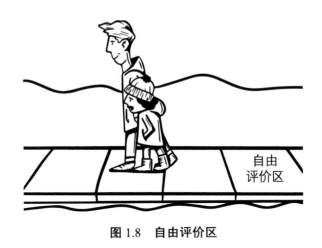

图 1.8　自由评价区

　　图 1.9 是一份给父母的讲义，这份讲义允许他们表达对孩子的消极感受。同时帮助父母思考在面对孩子的某些行为时，他们可能会体验到的无助和困惑。父母的挑战性想法和感受会影响他们与孩子的互动，可能会阻碍父母展现自己最好的养育者的自我。

　　有句老话说得好："人们需要先知道你有多么在乎，然后才在乎你知道多少。"在我们与父母的临床关系中，当父母的行为被羞耻感驱动时，这条格言尤为贴切。我的曾祖辈是意大利人。我的意大利家人们很容易情绪化。正如我历经困难所了解到的，我们习惯于毫无保留地表达这些强烈的情绪。伴随着这些激烈的表达（包括提高嗓音、狂野的手势、咒骂、摔门等）的是一个不言而喻的信念，即这种行为是健康的，而释放是消除困难情绪的最好方式。然而，在我们的社会中，儿童是非常脆弱的，他们还会像海绵一样吸收我们对他们的评价。当孩子忘记关后门的时候，你只要对他说几次"你这个白痴"，孩子就会内化这个说法，然后在下次犯错的时候叫自己白痴。父母的声音会深深地嵌入孩子的自我对话中。这是很有问题的。那么，作为治疗师我们能做些什么呢？这个问题立刻让我想起了演员鲍勃·纽哈特（Bob

父母的自由评价区

我的孩子太_____

_____。

当我的孩子尖叫时，我想_____

_____。

当我的孩子_____

_____时，我无法忍受。

有时我希望_____

_____。

当我的孩子_____

_____时，我感到手足无措。

如果我能改变关于我的孩子的一个方面，我会_____

_____。

当我的孩子_____

_____时，我很厌烦。

我真希望我能够_____

_____。

当我_____

_____时，我讨厌自己。

图 1.9　父母的自由评价区

Newhart）对治疗师非常有趣的刻画。剧中，他的准则非常简单，就是"停下"。奇怪的是，这对他在电视剧中的来访者来说并没有什么效果。让父母停止对孩子的消极感受，或者告诉他们停止表达这些感受，很少能给父母的成长带来有用的帮助。父母需要一个空间去容纳他们最艰难的情绪、恐惧、厌恶，以及希望之光，也需要一个安全的人认可他们。这样一个安全的人亦是我们作为治疗师对父母扮演的角色之一。

为此，我们为治疗师设计了一份讲义，可以与表达性艺术活动搭配使用。人类在持续不断地创造故事。我们编造着关于我们所有经历的故事，父母则始终编造着关于孩子的行为和情绪的故事。一位母亲要改变她头脑中的故事，首先需要把这个故事清楚地表达出来，这就是这个工具旨在帮助父母做的事情。我们将该工具命名为"自由评价区"——一个有边界的空间，父母可以在这里投射出关于孩子的最糟糕的想法和感受。一些父母可以将此作为一个现实情景练习来使用。治疗师提供一块白板或黑板，大声念出每一个句子的开头。然后父母在白板或黑板上将句子补充完整。他们可以选择是否把句子给治疗师看，之后可以选择立刻把句子擦掉，或者围绕它来工作。父母能够在你的抱持下与你分享他们最坏的想法和感受，然后将这些想法的所有"证据"擦去，这对他们来说是一件很有安全感的事情。一些父母可能更喜欢以工作表的形式来补充句子。

同许多其他父母练习一样，该练习也是治疗中平行过程的工作之一。治疗师作为安全的容器抱持父母所分享的真实的感受、想法、恐惧、绝望，甚至丑陋的部分。在这个练习（见图 1.9）之后，父母可能会获得解脱的体验，或者缓解以上感受或想法，抑或得到宣泄。我们希望在父母自己完成这个训练之后，治疗师能够引导他们进行一场反思性对话：把那些事情写下来是什么感觉？把它们大声说出来是什么感觉？让别人听到这些想法／感受是什么感觉？通过这样的对话，父母能够更加深入地理解，如何在自由评价区里抱持孩子的强烈感受可能也有助于平息孩子的这些感受。无论我们承认与否，这些感受和想法都是存在的。当我们把这些感受和想法言说出来时，隐秘的羞耻感就开始被削弱了，而当我们把它们深埋于心时，隐秘的羞耻感反而会将其放大。

超级父母

羞耻感可能会阻碍父母创造成功的儿童治疗所需的模式转换，当我们正视了父母的羞耻感，便能进一步帮助他们设定他们自己的目标。为此，创伤游戏治疗研究所设计了一套分享给父母的讲义，来帮助他们更好地理解自己的个人力量。我们请父母设计他们想成为的"超级父母"，以有趣的方式让父母参与治疗的目标设置，这通常有助于治疗师与父母建立联结的桥梁。这个工具（图 1.10）让父母以充满希望的方式思考他们当前的优势、弱势和他们理想的成长方式。当父母使用他们的"超能力"时，他们就能改变家庭系统。比如，有的父母渴望拥有"透视眼"，这表明他们渴望看见孩子消极行为背后的需求。当父母使用"透视眼"时，他们可以透过孩子双臂交叉和翻白眼的行为，看见孩子的不安全感或没有被满足的需求。那么，"力大无穷"对父母来说又意味着什么样的能力呢？有的父母认为，"力大无穷"意味着能同时养育两个学步阶段的孩子；有的则认为，"力大无穷"意味着能辅导孩子完成数学作业，即使要花 1 小时的时间。另外，我还想到了神奇女侠的套索：当套索捆住一个人的时候，可以让这个人吐露真言。事实上，我们并不能直接让孩子说真话，但我们能够创造一个安全的环境，来支持孩子说真话。我们将图 1.10 所示的讲义分发给父母，和他们玩设计"超级父母"

的游戏，"超级父母"的能力包含父母已有的能力和他们希望提升的能力。同时，在游戏中我们还会关注父母的弱势如何阻碍他们成为最好的自己。当他们纠正孩子的错误时，保持仁慈的能力是否有待提高？他们是否需要增强反思能力，而不是不停地提问？在"超级父母"讲义中，我们在"超人"的周围设置了几样代表性的物件：一袭斗篷，一张面具，一根套索，一面盾牌，一把剑。每一样物件都能为超级英雄提供额外的力量或能力，父母可以根据自己的需求来挑选。比如，父母可能需要一袭斗篷，更加宽容地包容孩子的错误，或者（假设斗篷能帮助他们飞翔）让他们在孩子发脾气时保持超然的态度，维持足够的距离去思考接下来可以选择的育儿策略。

　　所有超级英雄都有自己的秘密身份，而且，许多我们挚爱的超级英雄早期的生活经历影响了他们的人生方向：超人的父母死于星球爆炸，就在爆炸的前一刻，他们把超人独自送进了太空；蝙蝠侠的真实身份是布鲁斯·韦恩（Bruce Wayne），他在儿时目睹了自己的父母被杀害。同样，我们治疗的一些父母也经历过这样可怕的创伤。所有父母在成长过程中都伴随着来自他们自己的父母的期待、难以改变的关系模式，以及那些在原生家庭中受到热烈欢迎或完全无法接受的情绪。在通过反思性依恋工作逐步引导父母深入治疗的过程中，治疗师将全面探索这些给父母带来潜在影响的环境。但"超级父母"练习旨在帮助父母为自己已有的优势而喜悦，并用游戏的方式找到自己的弱势，然后为他们想要提升的能力设定目标。例如，一位母亲在自己的原生家庭中，当她考试没考好时，她的母亲会以冷漠和情感回避的方式来表达对女儿的不满，那么，这种模式对这位母亲当前育儿实践的影响会以多种方式呈现出来。她可能会把她对女儿的高期待认定为她自己的童年期遗留下来的功能失调模式。在这种情况下，她可能会把这些过高的期待视为弱势，并在"超级父母"讲义中写下来。当她自己的女儿无法满足她的期待时，她可能发展出了同样的应对失望的方式，同时她也能对自己情感回避的倾向进行反思。另外，她可能形成永远不对女儿情感回避的信念。在妈妈与女儿持续的联结中，即便是在那些必须追究女儿的责任的时刻，这个信念都会发挥作用。另外，为了避免那些会引起她对女儿冷漠以待的情形，这个信念会让她不再苛求女儿的成绩。我给很多父母做过这个"超级父母"练习，有的父母很容易就能找到自我中最烦恼的部分，他们自视为"冷漠的女人"或"暴怒的男人"，并且能意识到正是他们的情感回避或易怒的倾向阻碍了他们成为自己想成为的那种父母。

当父母能够意识到他们的自我保护（和潜在的自我破坏）行为，他们就能有意地去学习在压力之下可替代的应对策略。在讲义中可以看到，"超级父母"的弱势可能是有触发作用的一种特定的儿童行为。我让父母确认了如下行为：她翻白眼；他对我重重地叹气，好像我是世上最蠢的人；她低声咕哝；她磨蹭半天才出门上车；我叫他睡觉，过了半小时他房里的灯还亮着……还有一个很多父母都认同的触发行为，是家里的一个孩子欺负另一个孩子，尤其是当被欺负的孩子更年幼或更弱小的时候。在一个案例中，一位父亲给自己贴上了"暴怒的男人"的标签，因为当他9岁的儿子对7岁的女儿说脏话时，他会瞬间暴怒。他的怒吼吓坏了两个孩子，并激活了孩子的杏仁核，这会导致在父亲纠正孩子的行为时，他们什么也听不进去。父亲意识到他需要另寻他法来管理自己的愤怒，在回忆了孩子特定的触发他愤怒的行为后，他能够练习这种方法，并在每次这种情况发生时进行应用。此外，当哥哥再对妹妹说一些负面的话时，父亲会要求哥哥讲出妹妹所具有的他喜欢的3个品质。后来哥哥的行为很快就得到了重塑，同时，妹妹也从哥哥那里得到了更多的新的积极反馈。

"超级父母"的弱势也可能与父母的内部心理过程有关，即他们自己的思维模式、行为模式或情绪。有的母亲可能会发现，当孩子的行为引起了她的焦虑时，这种情绪会让她倍感折磨，因此她变得控制欲很强。有的父亲可能会发现，当他对孩子设置清晰的边界时，他一度对自己的决定充满自信，但他内心深处自我怀疑的声音会让他对于自己是不是过于严厉或挑剔而感到疑惑。做"超级父母"练习的时候，父母需要先完成"超级父母规划指南"（见图 1.10）。图 1.11 和图 1.12 分别是女性和男性版本的超级父母讲义。

本章为本书的后续章节奠定了基础。当治疗师将"关怀瀑布"作为治疗的基本原则，来帮助父母转换模式和提升能力时，我们便开启了一项终身的使命——持续培养我们对父母的同情和仁慈。在一些时刻，父母并不在最好的养育状态，我们抱持着关于这些时刻的艰难、脆弱的故事，同时努力向父母传递积极的意图，消除他们的养育羞耻感。我们理解，在我们要求父母抱持孩子的艰难故事之前，以这种方式示范涵容对许多我们为之服务的父母来说是非常有必要的。我们在每一位我们照顾的父母身上寻找超能力，同时承认并接纳他们的人性。我们为父母提供的所有实践方法都要有助于建立他们的安全感，因为在以大脑新皮层为基础的学习发生之前，安全的神经觉对于父母来说（对孩子也一样）是必不可少的。当你指导父母使用本书中的各种策略、工具或练习时，你可能会遇到一些阻力。当这些阻力无法克服的时候，就回到本章，看看你是否已经把这些与父母相处的基本方式铭记于心。作为治疗师的动力，对自己的临在状态以及自身同情之井的开放性的不断反思，是创伤游戏治疗师所持的基本理念，也是我们与父母的关系中体现"关怀瀑布"的关键。

超级父母规划指南

列出三个你认为你需要的能有效养育孩子的超能力。请在下面的横线上填写超能力，并针对每种超能力描述一个具体的场景。

你什么时候需要对孩子使用（请在此处填写超能力）＿＿＿＿＿＿＿＿？

_____

你什么时候需要对孩子使用（请在此处填写超能力）＿＿＿＿＿＿＿＿？

_____

你什么时候需要对孩子使用（请在此处填写超能力）＿＿＿＿＿＿＿＿？

_____

所有父母都需要透视眼，即使在你感到愤怒、失望或害怕时也能够看到孩子内在最好的自我。你什么时候需要帮助才能真正看见你的孩子？

_____

你的一个弱势是什么？

_____

你的秘密身世是什么？许多超级英雄都经历过挣扎，并且这些过去的经历会影响他们的现在。你呢？

_____

图 1.10　超级父母规划指南

设计你想成为的**超级父母**

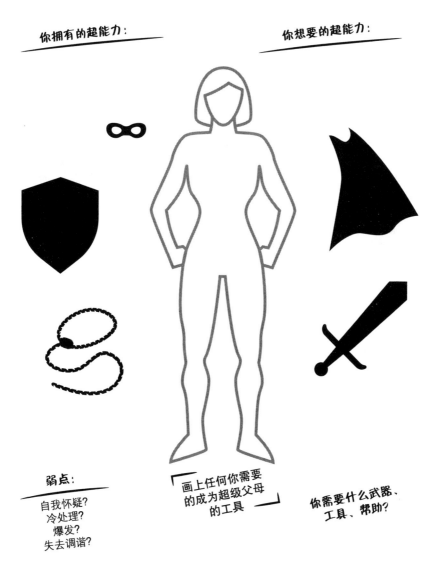

你拥有的超能力：

你想要的超能力：

弱点：

自我怀疑?
冷处理?
爆发?
失去调谐?

画上任何你需要
的成为超级父母
的工具

你需要什么武器、
工具、帮助?

图 1.11　设计你想成为的超级父母（女性版）

设计你想成为的**超级父母**

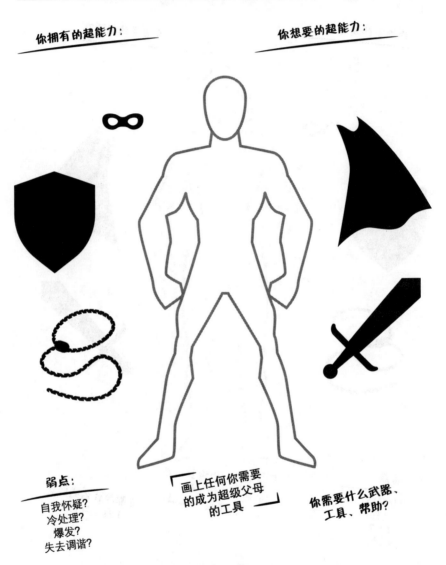

你拥有的超能力：

你想要的超能力：

弱点：

自我怀疑？
冷处理？
爆发？
失去调谐？

画上任何你需要
的成为超级父母
的工具

你需要什么武器、
工具、帮助？

图 1.12　设计你想成为的超级父母（男性版）

第二章

帮助父母设定标准以支持"自下而上"的大脑发展

安全老板和设定标准

安全老板明白，对于他所领导的人，什么适合他们的发展。作为一名督导，我不会期望我们养育之家的实习生在第一学期就能有效地为家庭规划一个完整的治疗过程。但如果我们不让实习生经历一些会令他们觉得不舒服的挑战（对实习生来说这往往就是他们实习项目的开端），这同样也是有问题的。本章旨在帮助父母基于孩子的发展水平来为孩子的行为设定标准。与儿童工作的治疗师，其职责之一就是帮助父母理解儿童在每个领域的健康发展里程碑的决定性因素。然而，许多针对儿童治疗师的就业培训项目并不包含"儿童发展"这一主题的课程，这些治疗师从未学习过关于儿童发展的各项原理，不了解各个流派的相关观点，也不知晓相关的研究领域，这就导致了这些治疗师很难给予父母符合儿童发展水平的引导。在此我向大家推荐一些关于正常儿童发展的优秀学习资源，以供治疗师参考：迪·雷（Dee Ray）的《儿童发展的治疗师指南》（*A Therapist's Guide to Child Development*，2016）以及谢佛（Schaefer）和迪杰罗尼莫（DiGeronimo）合著的《年龄和阶段：正常儿童发展的父母指南》（*Ages & Stages: A Parent's Guide to Normal Childhood Development*, 2000）。了解儿童发展的规律，能够缓解父母的焦虑，帮助他们理解，比如每个儿童都会经历平衡期和失调期。一个 3.8 岁的儿童突然发脾气、看起来混乱失控，事实上，他只是正处在一个正常的失调阶段。这种失控是意料之中的，它最终会重新调节组织好，并进入一个新的发展稳定阶段。

理解"自下而上"的大脑发展

治疗师向父母介绍一点相关的脑科学，可以帮助父母转变他们对孩子的发展预期。随着我们对神经生物学知识的了解，儿童和家庭治疗师就能更富同情心地扩展我们对"失调"的概念化能力（Hong & Mason, 2016）。这种对儿童行为基于脑科学的解释，同样也有助于父母成为孩子更具同情心的共同调节者（Hughes & Baylin, 2012）。尽管大多数治疗师都知道大脑"自下而上（bottom-up）"的发展模式，但大多数父母还需要对这一概念有所了解。为此，我们绘制了图 2.1，以帮助治疗师向父母介绍"三重脑（triune brain）"构想（MacLean，1990）。

对于这个构想我最喜欢的阐释之一，来自"意识自律模型（the Conscious Discipline model）"（Bailey，2015）。在该模型中，三重脑的每个部分都对应一个引导性问题。其中，爬行动物脑①最关注的问题是"我现在安全吗？"；边缘脑②最关注的是"我是被爱着的吗？"；新皮层最关注的是"我能从中学到什么？"。新皮层，即我们的思考大脑，只有在前两个问题得到明确的肯定回答时，才会对学习产生好奇（Goodyear-Brown, 2019）。而想要给予这些问题以肯定回答，就需要儿童的安全老板能够满足爬行动物脑的需求。对此，治疗师的工作可以这样开展：先向父母解释，爬行动物脑在子宫里首先开始发育，负责维持生命的心率、呼吸、体温和血压等。

---

① "爬行动物脑"意指其所对应的人大脑解剖结构"脑干"和"间脑"等负责基本生命体征和生命活动的区域。——译者注

② "边缘脑"意指其所对应的人大脑解剖结构"边缘系统"。——译者注

三 重 脑

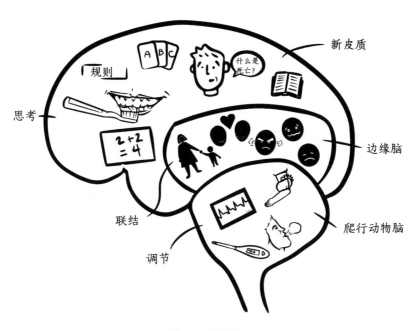

图 2.1　三重脑

它作为最低级的大脑区域，对上述自主神经过程提供调节；间脑位于中脑[①]之上（Gaskill & Perry, 2014），管理着生命体的食欲、睡眠和其他唤醒调节模式。这些较为低级的大脑区域，在很大程度上为我们的安全感奠定基础（Perry, 2000）。通常我们控制不了，甚至意识不到这些自主神经过程的运

[①] "脑干"，自下而上包括"延髓""脑桥"和"中脑"三部分；"间脑"位于脑干之上，直接与其中的"中脑"相连接。——译者注

作。爬行动物脑就是负责照管这些维持生命的常规功能的。边缘脑，即情绪大脑，位于爬行动物脑上方。边缘脑总在寻求与他人的联结。我在我的其他文章（Goodyear-Brown, 2010, 2019）中常提到"杏仁核警报器"，它位于边缘脑，可以说是某种躯体感觉记忆的所在地，因为这些记忆与增强的情绪体验相关。所以，当我们看见、嗅到或听见一些让我们想起曾经在经历可怕或难以承受的事件时看见过、嗅到过或听见过的东西时，基于这种感官输入，我们可能会彻底进入杏仁核警报反应中。具体的例子，我会在后面章节分析"SOOTHE 策略"时给出。但现在最重要的是父母要理解，杏仁核是一个颇为草率的处理器，它会把来自当前没有威胁的事件或环境的感觉信息输入，与孩子先前所承受的威胁体验相混淆（Gaskill & Perry, 2012; Goleman, 2006）。为此，我们总是要协助父母，像侦探那样弄清楚儿童的行为反应是否和创伤相关。三重脑的最后一个部分是大脑新皮层，它覆盖在边缘脑之上，也被称为我们的"思考大脑"，人出生的时候，它还是高度未发育完全的。

因此，对儿童发展的期望必须要考虑到儿童的过往经历。如果儿童有过创伤经历，那么我们对于孩子在调节、联结和学习方面的健康发展预期可能都要做出妥协（Perry, 2006, 2009; Schore, 1996, 2001; van der Kolk, 2005）。此外，在日常养育过程中，父母也能够从问自己"我正在抚育的是三重脑的哪个部分？"这个问题中获益。比如，当孩子饿了或累了，父母最好的回应方式是给他喂点吃的或让他睡个午觉。当新皮层不在状态时，父母还试图和他的"思考大脑"讲道理，最终只会让双方都很受挫（Siegel & Bryson, 2011）。再比如，当孩子感到孤独时，睿智的父母会用与孩子产生"联结"

的时光来填满孩子的"爱箱①"。帮助父母通过图示了解三重脑模型（见图 2.1）有助于父母理解孩子的哪一部分大脑需要支持，从而提供更好的照顾。

创伤知情的发展预期

大多数来养育之家的家庭都经历过创伤，而且许多父母收养了有复杂创伤经历的儿童。对于所有父母而言都很重要的一点是，要理解自己的行为是如何触发儿童的行为的；在养育来自艰难处境的孩子时，这一点更是至关重要。我在前文中简单地介绍过杏仁核，在给临床治疗师做认证培训时，我给他们提供了一份完整的讲稿，以指导治疗师如何为父母介绍关于杏仁核警报的知识（见创伤游戏治疗研究所的官方网站）。当孩子的杏仁核发出警报时，他们的思考大脑是"不在场的"，父母无法和他们讲道理。本书的第五章分享了一些当孩子不处于选择心智状态时，如何帮助他们共同调节的具体策略。

多重迷走神经动物园

另外一种解释受创伤儿童和青少年的发展需求和行为反应的有用方法，是多重迷走神经理论。斯蒂芬·波格斯（Stephen Porges）是一位行为神经学家、精神病学和人类发展学的教授，同时也是多重迷走神经领域的先驱（Porges, 2009, 2011）。1994 年，斯蒂芬·波格斯发表了"多重迷

---

① 爱箱是盖瑞·查普曼（Gary Chapman）在《爱的五种语言》（*The 5 Love Languages*）中创造的术语，代表我们对爱的情感需求。——译者注

走神经理论（polyvagal theory）"，这一理论，或者说这一知识体系更加有力且准确地向我们阐述了三重（三部分）神经系统。他的研究也开始为心理治疗师理解和治疗创伤、焦虑、慢性压力、抑郁和注意力障碍带来了改变。要理解斯蒂芬·波格斯的多重迷走神经理论，父母需要先知道他创造的一个术语——神经觉（neuroception）。我们每天都使用神经觉，它的意思就是"去感知"。波格斯认为，我们无时无刻不在审视我们周围的环境，来评估环境是安全的、危险的还是威胁生命的。我们的身体会根据我们感知到的结果做出相应的反应。这一神经感知的过程是在潜意识中进行的——我们大脑最原始的部分。我们不会在早上醒来后有意识地说："今天，我要用我大脑成熟的部分来评估我周围所有的环境是安全还是危险的。"这是我们神经系统的工作。我们身体内部有数十亿个神经细胞，它们组成了不同的神经网络。"迷走神经"是一个你需要了解的、很重要的神经网络。迷走神经是我们身体中最长的神经，从大脑一直延伸到内脏（直至肠道），像一个对讲机，联系着大脑和身体的主要器官。比如，它告诉肺要去呼吸；它控制着心率；它在我们过于兴奋时让大脑释放特定的神经递质使我们冷静下来。

多亏迷走神经和身体里的其他神经网络与大脑相连，使我们的大脑和身体相互产生影响：发生在大脑里的，会影响身体；身体里发生了什么，会影响大脑。现在我们再来看看自主神经系统。自主神经系统包括"交感神经系统"和"副交感神经系统"。"副交感神经系统"有两个调节或称制动系统。其中一个是"社会参与系统"，亦称"腹侧迷走神经复合体"。当你感觉到自己是安全的时候，该系统就会被激活。这是我们的"最佳体验时刻"，所以它正是我们希望大多数时候都"在线"的那个系统。回想一下你真正感觉到踏实时的体验，感受一下你身体的安全、关系的稳定联结和身心的宁静。在那一刻，你的腹侧迷走神经复合体就被激活了。因为该系统能帮助我们（成年人）进行自我调节，所以我们有时也称它为"脚刹车"。我们在该系统激活时能感受到放松且充满能量。然而，也正是这个系统，会因为创伤和慢性压力而"被劫持"。

副交感神经系统的第二个"刹车系统"则像"应急刹车"，被称为"背侧迷走神经复合体"（见图 2.2）。当个体面临生命威胁时，该系统就会被激活。然而此时个体的反应并不是战斗或逃跑（后文会讲到该反应），而是会僵住或瘫倒。它可能看起来像在装死，或者像迟钝、麻木、羞耻和退缩。如果你曾感到过木然或者完全"停止运转"，这是因为你的背侧迷走神经系统被接通了。

除了副交感神经系统以外，自主神经系统还有一个"交感神经系统"，它相当于加速器或唤醒系统，当你感知到威胁或危险时，该系统就会被激活。交感神经系统的关键词是"感知"，如果你曾经历过创伤或长期生活在压力之下（可能两者都有），那么该系统往往会在潜意识中被过度激活。波格斯认为，如果个体的创伤一直未得到解决，或者个体长时间生活在高强度的焦虑或压力中，且没有得到良好的治疗，就会形成"错误的神经觉（faulty neuroception）"。这使得他们在安全的环境中也可能会感到危险；更糟糕的是，他们在真正危险的环境里，可能反而感到安全。因为多层迷走神经理论所包含的信息量非常大，所以该理论有很多种图解呈现形式。父母和孩子可能都会对这些复杂的概念感到不知所措。但至少要记住我们有三个独立的系统：当我们神经感知到安全时，"社会参与系统"会被激活；当我们神经感知到危险时，与交感神经系统相关的"动员 / 兴奋（mobilization）系统"会被激活；当我们神经感知到生命威胁时，我们副交感神经系统中另一种类型的反应、"非动员 / 抑制（immobilization）系统"就会被激活。关于父母对多层迷走神经理论的应用，还有一个知识点是：在帮助孩子在社会参与系统中获得最佳体验上，父母发挥着独一无二的作用。迷走神经起始于大脑底部，连接着我们的嘴和耳朵。我们通过美妙的语调、微笑和温柔的注视神经感知到安全，正如父母通过表情向他们的孩子传达着快乐和安全。当父母用严厉的语气说话，咬牙切齿，眉头紧锁或直直地瞪着孩子时，孩子可能会神经感知到危险，快速陷入"动员／兴奋反应"。一个曾被亲生父亲吼叫然后掌掴的孩子，在养父语气稍许重了一点时就会立刻进入"非动员／抑制状态"——这是这个孩子在面对生命威胁时的反应。

因为这些概念可能很难消化，所以我们在养育之家设计了"多重迷走神经动物园"图示，用来帮助父母和孩子更好地理解他们对周围世界的神经感知。在我们的图示中，腹侧迷走神经系统（Ventral Vagal System，VVS），即社会参与系统，由一只非常滑稽的猴子（非常非常社会化；Very Very Social，VVS）来表示；背侧迷走神经系统（Dorsal Vagal System，DVS），即类似装死（一种紧张、僵硬的反应模式或瘫倒；或者一种松垮、迟缓的反应模式）的非动员／抑制反应，分别由一只晕倒的山羊（突然死亡；Dying Very Suddenly，DVS）和一只树懒（缓慢死亡；Dying Very Slowly，DVS）来表示；以战斗或逃跑形式呈现的动员／兴奋系统，则分别由一头愤怒的熊和一只走鹃来表示（见图2.2）。在治疗师开始了解家庭成员间的互动方式时，这些有趣的动物可以用来描述在亲子互动中所看到的反应模式。图2.3将这些动物置于各自的栖息地中，可以用于将父母、孩子或双方的反应模式进一步具体化。

我们给大多数来养育之家寻求治疗的养育者及他们的孩子做过双向评估。结合多重迷走神经动物园观察父母和孩子之间的互动，可以为理解"亲子之间的互动如何增加或减少系统中的调节"提供框架。这些双向评估也能够帮助治疗师就神经生理学和大脑发育的哪些方面需要进行心理教育做出判断。例如，在治疗师进行双向评估的过程中，孩子不停地拍着健身球；而他的母亲不断地告诉他停下来，但孩子并不听，于是母亲自己变得越来越失调。在这种情况下，围绕调节以及爬行动物脑的运动感觉需求的心理教育或许能使这位母亲受益。

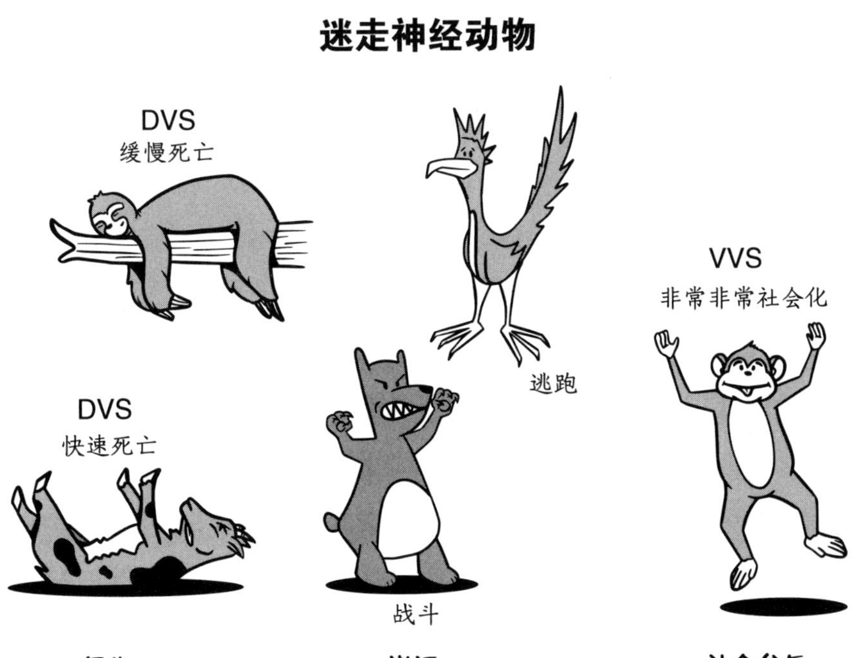

迷走神经动物

图 2.2　迷走神经动物

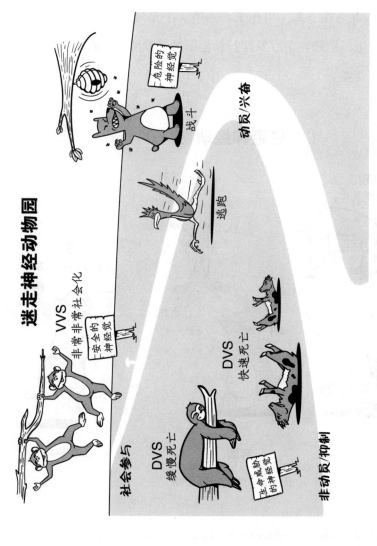

图 2.3 迷走神经动物园［改编自斯蒂芬·波格斯和德布·达娜（Deb Dana）］

当父母设定的标准过高

马尔沙克互动法（Marschak Interaction Method，MIM; Booth & Jernberg, 2010; Martin, Snow, & Sullivan, 2008）中的一项活动是这样的：大人画一幅画，然后让孩子画一张一样的。另一项活动是：大人搭一组积木，然后对孩子说"现在你搭一个和这个一样的"。父母对孩子的绘画能力有过高的期待并不少见。莎莉是一个 6 岁的小女孩，在来到现在的家庭之前，她的养育者更换过好几次。现在，她的父母因为孩子过度活跃、在不必要的情况下使用暴力、连续运动和大发脾气而来寻求帮助。爸爸刚开始画画，莎莉就问他是不是在画一栋房子。爸爸没有回答，继续画画。莎莉又问了好几次，她看着爸爸一笔笔画下去，说道："这太难了。"爸爸说："你可以的！"然后他又画了几只鸟，给房子加了几扇格子窗，还画上了小山坡、烟囱和一张笑脸（见图 2.4）。莎莉的焦虑，从她说最开始的那栋房子太难画时就明显已经很高。图 2.5 是她画的画。通过这个案例我们可以感受到，父母所预期的与孩子实际能力所能达到的执行水平之间存在很大差距。

我认为，当莎莉被要求去尝试那些她认为自己做不到的事情时，她的身体有可能会在这样的压力体验下释放皮质醇激素。爸爸鼓励莎莉尝试画出来；但后来他向治疗师表达了自己的沮丧，说他不明白为什么莎莉拒绝去做爸爸想让她做的。虽然按照出生时间计算，莎莉已经 6 岁了，但因为她的发展性创伤障碍，她有明显的发育延迟。通常在这种情况下，她的精细动作技能发展是迟缓的，她的绘画能力还停留在学步儿阶段。

那么，这位父亲该如何回应，才能使他作为"安全老板"存在于女儿的头脑和心灵中呢？回答孩子所提的问题，有助于发展"安全老板"的状

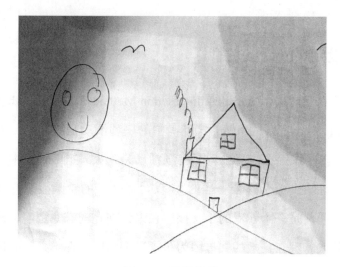

图 2.4　爸爸的画

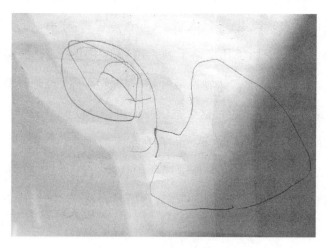

图 2.5　莎莉的画

态。当莎莉问爸爸："你是在画房子吗？"他可以回答："是的。"莎莉可能
会继续说："这太难了。"这时如果爸爸回应："啊，宝贝，这对你来说确实
很难……那你觉得你能照着画什么？"或者"这对你来说太难了，谢谢你

告诉我……我要画个屋顶……它其实只是个三角形，那你就可以先画个三角形。"这样，爸爸就可以推进这项任务，带着女儿一个形状一个形状地画。每当莎莉模仿着画出一个形状时，爸爸便表达出他的喜悦；然后再继续画下一个形状。在这位"安全老板"的支持下，莎莉就可能有了多次胜任力被建立起来的体验。更根本地，那可能是一个她和爸爸之间共享喜悦的时刻，积极地增强了依恋纽带——她与父亲的联结。正如青少年会被他们认为"懂他们"的人吸引，如果父亲对孩子绘画的期望与孩子的发展状况相符，小女孩就可能被吸引着与父亲建立更紧密的情感安全。

重设标准

父母和孩子共同参与治疗的另一个好处是，可以评估父母的期待与孩子实际所达到的发展水平间的一致程度。养育夏令营（Camp Nurture）是我们几年前为收养儿童和他们的养父母举办的一个夏令营。当我们为养育夏令营设计环境时，我们知道我们需要能够支持大肢体运动的游戏环境。"闪耀吧体操"是当地的一家体操工作室，他们理解失调儿童，因此为养育夏令营捐赠了体操器材。他们在房间中央挂上攀爬绳，在绳子的一侧放置了一个像山一样的充气滑坡，在绳子下面放了一个箱子形状的大垫子。参与我们夏令营的孩子们喜欢爬上滑坡，坐在最高处；他们接过辅导员递给他们的攀爬绳，鼓起勇气抓着绳子想越过空地往外跳，在空中荡几下，最后掉在下面的垫子上。有一些孩子胆子特别大，很容易就跳了出去。有一个小营员则截然相反，对她来说，抓着绳子荡秋千是一种冒险。

这名小营员名叫肯尼萨，9岁，有肌肉张力低的问题。她每天都想要抓着绳子荡出去，会尝试好几次。她会爬上滑坡，抓住绳结，然后就僵在那里。在夏令营的大部分时间里，我们都带着肯尼萨在其他设施上练习，滴定式地训练她挑战自己，以及收获随之而来的"胜任力"奖励，因为小小的进步就能促进多巴胺和催产素的分泌。在最后一天的最后一轮练习间隔，在至少两名其他小营员的加油鼓励下，肯尼萨成功地冒险向防撞垫的方向荡了过去。当她最后稍显稚拙地掉在垫子上时，得到了许多营员的喝彩以及工作人员的胜利欢呼——他们见证了肯尼萨在整个夏令营期间的艰难奋斗。有一句格言非常有理："畏险则无所得。"多年来我一直信奉着这一信条，但最近我又给它添加了一句话："畏险则无所得，嗜险则必有失。"

你摔倒时有个柔软的垫子能接住是好事，因为不会太痛，你便有勇气再次尝试，在这种情况下，孩子们通常都愿意再次尝试。然而，如果一次又一次的失败，是因为起点和终点的距离太远了或标准设置得太高了，孩子的无能感和不足感就会被强化。我最近从跆拳道运动转战到了"燃烧训练营 ①"。在这里，高强度的训练让我觉得我不可能坚持下去。然而，训练营里有一个心理策略一直影响着我："当我认为我走不动了，我便看见了我能力的边界，这时，我就要再向前迈一步。"有时，需要有人在旁边喊一句"只剩 10 秒了"，我便迈出了这一步。此时我就总是感觉我的内在资源还能继续再多深挖 10 秒。在这倒计时的 10 秒中，我又做了 10 个波比跳或俯卧撑或其他折磨人的运动，我能力的边界被重新设置了。训练营的教练激励我们坚持下来的另一个策略是让我们两两组队。我的伙伴要一直做仰卧起坐，直到我完成 12 个双臂屈伸。这样突然与另一个人组队唤醒了我的状态，我知道我的行为会影响队友，所以我会比平时更快、更卖力地做完我的那部分动作。

---

① 英文为 Burn Boot Camp，是美国的一个团体健身品牌。——译者注

　　以上策略正是列夫·维果斯基（Lev Vygotsky）的最近发展区理论（zone of proximal development, ZPD; Vygotsky & Cole, 1978）的应用。维果斯基认为，儿童的能力可以通过自己的努力达到一定水平，但在别人的帮助下，他们的能力还能继续提高。维果斯基的工作对我常问父母和老师的一个问题产生了影响："孩子的成长边界是什么？"这个问题中隐含的一个认识是，知道孩子凭借自己能够做什么，以及在别人的帮助下能够做什么？对此，最近我与一位母亲及其养子的亲子治疗就是一个很好的例子。

　　母亲叫莉莉，儿子叫博伊，我第一次见到他们时，博伊还没有能力让妈妈给予帮助。许多来自艰难处境的孩子都有一个核心信念，那就是他们必须不惜一切代价控制一切。这种信念使得他们在需要帮助的时候很难去求助或接受帮助。对于这对母子来说，这是一次真正取得突破性进展的治疗。在治疗的前半部分，我们进行了一些养育护理活动和早期叙事演练。母亲刚刚在沙盘上重现了她把博伊从医院的病床上抱起来带回家的过程。她把婴儿模型放进沙盘上的婴儿床里，并在他周围裹了一条毯子。博伊很仔细地看着妈妈的动作，突然，他穿过游戏室跑到放泡沫玩具块的地方，开始用泡沫块在他和妈妈之间搭一个塔楼，或者有些人会把它称为一面墙。我和妈妈靠近了些，保持着联结。在他的建筑物中间，有一块泡沫块摇摇欲坠，妈妈用手掌轻轻地稳住了那块泡沫。我大声说："妈妈看到你的塔楼有倒塌的危险，她知道该怎么帮忙。"博伊安静地笑了，继续搭塔楼。在进一步言语传达了妈妈想要帮助他的意愿和热切渴望之后，博伊开始向妈妈寻求帮助了（见图2.6）。最后，当他们伸手稳住这个他们共同创造的东西时，他们触碰到了彼此的手指。

　　作为治疗师，我重要的特权之一是帮助父母重设他们的内在标准：孩子目前有能力做什么，以及我们如何帮助孩子取得成功。父母可能会低估

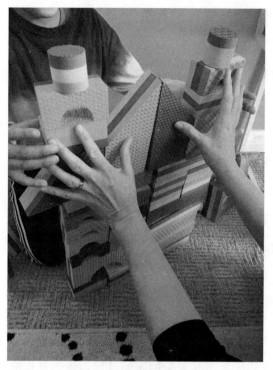

图2.6　妈妈支撑着塔楼

当他们将更多的自己代入一个情境中时那种他们"在场"的力量。而"更多的他们自己"，可能正是能让孩子感受到支持而做出改变所需要的。

几年前，我和一位母亲工作，她有一个年龄较大的亲生孩子，据她所说，这个孩子很"随和，表现很好"。这位母亲和父亲想要扩大他们的家庭，但他们无法继续生育了，于是决定收养孩子。他们从国外收养了一个名叫克劳迪奥的小男孩。在克劳迪奥2岁生日的时候，就已经进入他们的家庭了。克劳迪奥6岁的时候，我才接触到这个家庭。那时，妈妈已经变得对他极为失望，因为他会囤积食物、偷家里人的钱、在学校偷朋友的东西。每天下午妈妈接他放学时，都会问他在学校有没有拿不属于他的东西。她之所以还在家长的车流里排队时问克劳迪奥，是希望在他们驶离校园前就能把他带回教学楼把东西还回去，但他的回答永远是"没有"。然而，妈妈每周至少有一次在检查他的书包时发现一些无法解释的东西，比如，一块他没钱买的闪亮的新橡皮擦、一块不属于他的很酷的手表。妈妈会问克劳迪奥是从哪里得来这些东西的，而克劳迪奥总是会说出一些不切实际的谎言，这让妈妈不得不怀疑他拿别人的东西。妈妈喜欢在周六早上逛跳蚤市场，她会带着克劳迪奥一起去，并给他一美元让他买想要的东

西。结果他口袋里常常会有一些不是用钱买来的东西。我向这位母亲解释，
"你是不是拿了什么？"和"你从哪里拿的这个？"这样的问话可能让孩子
觉得像被审讯，这会使他基于恐惧的大脑进入随时可引爆的状态。恐惧触发
谎言，一个接一个。妈妈作为克劳迪奥在"最近发展区"的主要协助者，该
如何提升自己的影响力呢？有以下三种方式，她可以：

1. 做他的故事守护者；
2. 提供更多的结构化安排；
3. 和他在一起。

为把这三点转化为行动，我鼓励妈妈用这种方式和孩子沟通："我知道
不从学校拿东西对你来说很难做到，所以我来帮你确定你只把你带来学校的
东西带回家。接你上车之后，我们把车停到空地，然后一起检查一下你的背
包，那我们就都知道是否有任何需要还回去的东西。这样，即使你拿了什么
东西，也不会陷入麻烦。我们就可以训练你的大脑，学习把东西马上还回
去。"当妈妈理解了克劳迪奥需要更多结构化安排，在她下次带他去二手市
场时便开始更多地和他走在一起，并对他说："我知道对你来说，看见想要
的东西但又得不到，有多么艰难。所以我们购物时可以牵着手，然后一起看
看用你的一美元可以买点什么。"最后，我和妈妈同意，即使是这样对克劳
迪奥来说也很难，她就不再带他去市场购物。她可以更加享受逛市场，不用
再为克劳迪奥可能会偷东西而感到焦虑，而克劳迪奥则开始在周六早上的这
段时间"和爸爸做甜甜圈"。

当父母把他们对孩子的期望转变成"他现在有时可能会偷东西"，并将
自己的工作视为以支持性的方式帮助孩子尝试新行为，父母的许多沮丧就可

能被化解。安全型依恋的孩子被发现撒谎或偷窃时，可能会体验到后果的轻微"刺痛"感或羞耻感，但这些感觉很快会被他们深层的、坚定的信念"他们是被爱着的，他们是好的"所缓解。来自艰难处境的孩子并没有这种"被爱着的、是好的"的深刻安全信念。因此，这些我们可能在安全型依恋的儿童身上所使用的、用于制造轻微不适感以引导他们成长的策略，只会引爆受创伤儿童的杏仁核，放大他们的恐惧，令他们立刻做出与父母的关爱失去联结的反应（Purvis, Cross, & Sunshine, 2007; Purvis, Cross, Dansereau, & Parris, 2013）。说谎和偷窃都是儿童对别人隐藏一部分真实自我的行为——隐藏那个真正的孩子，这两种行为都是"独立"和"孤立"的表达。我们想要引发"联结"的行为模式，这需要去关注孩子的问题行为并依然因孩子感到喜悦，同时对他们进行新的互动方式给予支持。

大多数人都很看重诚实的品质，把说真话作为一个崇高的目标。对于父母而言，坚持标准和无论孩子此刻如何都全心全意喜爱孩子，这是一个艰难的平衡。我的经验是，如果父母对于"对"和"错"有着固执的看法，比如父母说"我们家的人都不说谎"，那么说谎的孩子就会感到自己被孤立，感觉自己像坏孩子，独自面对自己的坏。当我让一些被收养的孩子画出收养他们的家庭时，他们会把自己画成来自异国他乡的外星人。这些孩子能感受到在自己的家里被忍受甚至被怜悯。但是，如果我们转变思路，把孩子看作了不起的战士，他们很聪明地学会了如何生存、如何靠自己满足需求；如果我们把这视为一种巨大的特权和礼物，每一次他们都冒着在我们面前展示脆弱的风险，转而向我们寻求需求的满足，会怎样呢？

正如父母之间不一致的养育方式会给孩子带来一种持续困惑的氛围，同样，孩子间歇性的服从也会给父母带来类似的困惑。父母不明白为什么孩子有时候能够完全贯彻执行，有时候又不能。然而，作为父母，我们只需要看看我们自己的不一致性，就可以理解这一点。再回到对大脑自下而上发展概念的理解，这有助于我们更好地理解儿童所表现出来的能力上的不一致，尤其是那些生命之初在创伤中度过的儿童。图 2.7 的漫画是分享给父母的，它以一种幽默的方式帮助父母认识到，可能在养育中有某些方面他们对孩子的期望太高——可能正是他们导致了孩子的失败。

然后我们会给父母提供一份单独的讲义，来帮助父母真正切实地了解他们对孩子的期望类型。我们把这个期望称为"要求"，并提供了三种可以在此设定标准的高度。最低的标准是"容易的要求"。治疗师引导父母思考："你的孩子通常能够达到的一个期望是什么？"这可能是孩子自己系鞋带，或者自己刷牙；可能是不需要帮助自己独立阅读 30 分钟，或者把洗完的衣服收起来放好而不是塞进抽屉让它起皱。然后我们讨论"需要支持的要求"，并帮助父母找出一个在他们的帮助或指导下孩子可以达到的期望。最后，我们识别出"不可能的要求"，这是父母可能希望孩子能够独立完成的事情，但它实际上需要更多的发展时间和充分支持性的练习才能成为一个合理的期望。从临床角度来说，明智的做法是，先有足够的家庭系统工作经验，能够比较有威信地讲解孩子在不同领域的发展能力，而后再使用这份讲义。当家庭准备好时，使用图 2.8 的讲义能够组织这场谈话。请父母在每一栏中写下每种要求。如果你足够幸运，父母双方都参与了治疗，让他们在会谈中分享彼此的"要求"，这很有价值。因为他们可能在对孩子的发展期望上有分歧。一个人可能觉得孩子在发展上完全满足行为预期，而另一个人则可能认为孩子离这个期望还有很大差距。在这种情况下，要将这一差异带到治疗室中来，公开说出这些差异，并从发展适宜性的临床角度去探讨它，会对家庭很有帮助。

标准设置得太高

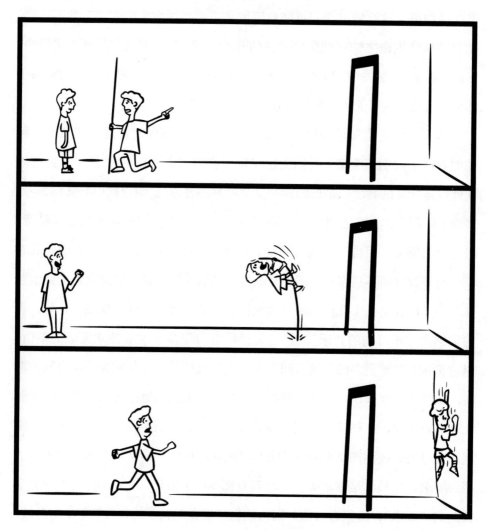

图 2.7　标准设置得太高

为成功设定标准

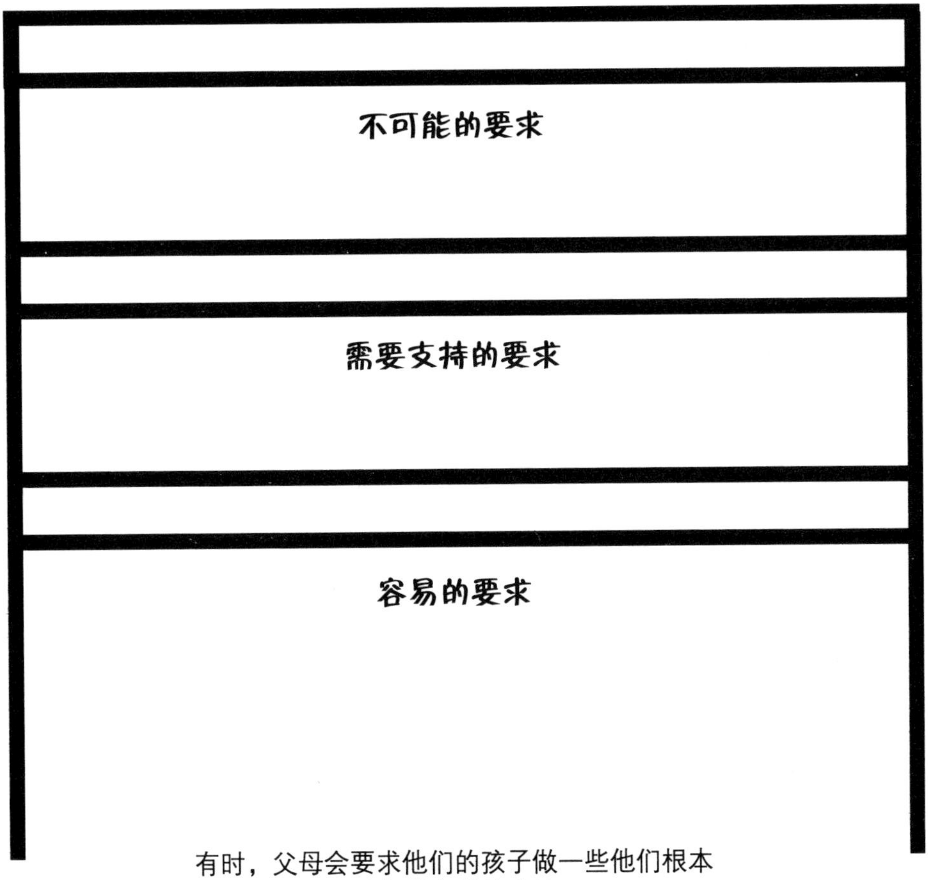

不可能的要求

需要支持的要求

容易的要求

有时，父母会要求他们的孩子做一些他们根本
还没有能力做的事情。

在底部一栏填入孩子可以自己完成的一项任务；
在中间一栏填入孩子在你的帮助下可以完成的一项任务；
在顶部一栏填入对你的孩子来说现阶段可能根本难以持续完成的一项任务。

图 2.8　为成功设定标准

这是令你止步的山吗?

关于发展预期下的行为，最后一个思考是：仅仅因为孩子能够完成一个特定的行为，不代表他们能够持续完成这个行为。父母，尤其是 A 型父母，会投入精力给予孩子一个又一个指导。收拾好你的衣服，把你的鞋子放进鞋柜，要说"请"，去刷牙……孩子正在成长，而生活本身是混乱而复杂的。如果我们想要有时间享受童年的快乐、滑稽和魔力，我们必须将自己限制在那些确实需要许多指导的成长领域。

此外，如果父母将自己的关注点集中在一两个他们希望看到孩子持续行为改变的领域时，他们更有可能收获想要的行为改变。治疗师引导父母完成为孩子设定成功标准的这个过程——识别容易的要求、需要支持的要求和不可能的要求，帮助父母把关注点缩减到当前在发展上适于鼓励促进的行为领域。然后，我们会介绍图 2.9 的讲义。我们鼓励父母只选择一个（或两个）我们将在治疗期间努力帮助孩子改变的行为。

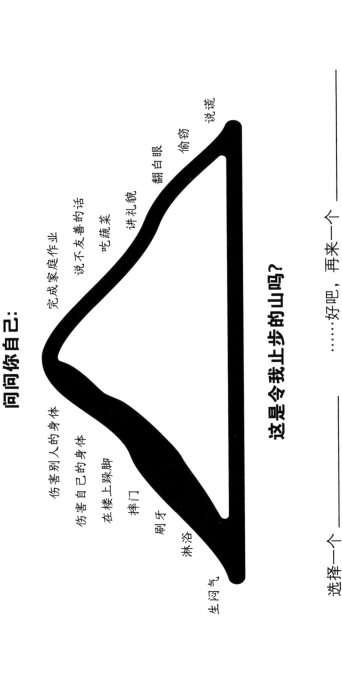

图 2.9 这是令我止步的山吗？

第三章

帮助父母成为安全老板

依恋与关怀瀑布

　　本章将聚焦于治疗师如何获得安全老板的地位，以及我们如何在儿童的生活中"招募"安全老板，如父母或老师，从而帮助他们安全地处理可怕的内容。随后，我们会讨论依恋关系作为自我安抚发展的基础。我们作为儿童生活中的成年人，对儿童能否有安全的神经觉有着深远的影响。因此，要成为被我们所照顾的每个儿童的安全老板，方法之一就是为儿童的神经生物发展提供支持。如果孩子早期经历过忽视、虐待或被送进过收容所，他们可能完全缺乏与我们称之为"安全老板"相处的经验。事实上，对于这些被他们生活中的成年人深深伤害过的儿童来说，他们心目中的"安全"和"老板"这两个词的意思是截然相反的。如何才能让儿童体验到我们所说的安全老板呢？在养育之家，我们的团队一直为这个目标共同成长着。安全老板拥有某些普遍的品质。这些品质会在游戏治疗的过程中传达出来，但也需要治疗师在与孩子初次见面时就传达出这些品质，并将这些品质传递给受创伤儿童的父母。

"安全老板"的角色框架

　　当我在对父母进行关于依恋的心理教育时，我常常用到由"安全感圆环（the Circle of Security）"项目[①]的开创者创作的一张图解（Hoffman, Cooper, Powell, & Benton, 2017; Powell, Cooper, Hoffman, & Marvin, 2007, 2009）。该项目的主要图解包含两个半圆。圆的左边有一双手：一只手代表作为"安全基地（secure base）"的父母，连接着圆的上半部分；另一只手代表作为"安全港（safe haven）"的父母，连接着圆的下半部分。当父母担

[①]　进一步的内容可见中国轻工业出版社"万千心理"于 2019 年出版的《依恋创伤的预防与修复——安全感圆环干预》一书。——译者注

任安全基地的角色时，他们会支持孩子的探索。当父母担任安全港的角色时，他们会迎接处于痛苦中的孩子归来。虽然，对于儿童需要安全基地还是安全港，父母的具体任务有所不同，但所有情况的指导原则之一始终都是：在任何情况下，父母都需要做到"更强大、更有力量、更智慧和更仁慈"。若只有更强大和更有力量而缺少智慧和仁慈，则会导致孩子缺乏安全感。不过，孩子确实需要知道他们的养育者在身体和情绪上都足够强大，从而可以抱持孩子的强烈情绪和激烈行为，并且在必要的时候设立限制。因此，从本质上来说，安全老板是一名既可以当"安全基地"又可以当"安全港"的养育者。

真正棘手的是：根据我们迄今为止的全部生活经验（包括原生家庭中的依恋模式、我们的其他关系经验、我们的教育和我们的文化背景），我们往往更偏向于应用安全感圆环的某一个部分。也就是说，每个人要么更适应于作为安全基地来支持孩子的探索，要么更适应于作为安全港，来迎接处于痛苦中的孩子归来。在创伤游戏治疗对平行过程的观点中，治疗师首先要考虑的是：你对于处于安全感圆环的哪一边感到更自在？需要澄清的是，处于哪一边并没有好坏之分，但假如作为一名治疗师的我对于支持来访者去探索感到更自在，那么对于我的来访者家庭，我只会建议（甚至能舒适地抱持）某个疗愈性干预措施。而假如我对于接纳陷入痛苦的来访者感到最自在，我可能会更擅长抱持来访者的强烈情绪，而不太擅长鼓励他们独立尝试及最终脱离治疗关系的支持在育儿角色中发挥作用。我们发现，引导父母去探索他们作为安全基地和安全港的角色是一项很有价值的练习，但作为游戏治疗师，我们要提供"跨半圆"的练习。简而言之，就是我们不能仅限于学习与父母进行有关这些概念的口头工作，还要提供象征性表达的媒介，并通过父母的其他学习方式来传达给他们。在创伤游戏治疗模型中，治疗师让养育者参与的任何一种反思性练习，都是治疗师在自己的培训或督导中亲身实践过的。我们对平行过程的信念贯穿于整个养育之家。我们从来不要求父母参与任何一个我们自己都没有实践过的练习。另外，这些源于约翰·鲍尔比（John Bowlby）的安全基地和安全港的原理，不仅限于亲子关系。如果你是一名还没有孩子的治疗师，你可以在你和你的家庭成员、同事或朋友的关系中，识别你是如何承担安全基地或安全港（或二者都有）的角色的。

　　练习本身相当简单。我们会对安全基地和安全港这两个角色进行解释，并给出二者的行为示例。首先我会描绘一位妈妈和她的 3 岁的儿子在公园里玩耍的情景。处于学龄前期的儿子摇摇晃晃地停在儿童攀爬架一侧梯子的第二级横杆上。妈妈此时正站在他身后。当儿子小小的身体开始感受到远离地面的风险时，他渴望攀爬到第三级横杆的愿望与保持安全的愿望开始做起了无声的斗争。他转头看向身后的妈妈，此时妈妈正举着双手，做好了可以随时接住儿子的准备。她微笑着鼓励儿子说："你可以做到的小伙计！如果你需要我，我就在这里。"于是，儿子做了一个深呼吸，努力地向上爬了一级。此时，他立刻体验到了全身充满力量。这股力量的一部分正是来自妈妈。妈妈是儿子的安全基地。她支持儿子去探索，一旦孩子需要她，她会立刻靠近，同时支持孩子的独立性。当我思考父母与安全基地有关的行为时，这是浮现在我脑海中的一个经典场景。我们所有人都需要我们的探索得到支持，但对于我们的孩子来说，当他们累了、受伤了、害怕了、伤心了或饿了的时候，他们会回到父母身边。在这些时刻，父母要成为安全港，迎接处于痛苦中的孩子归来。大多数父母都想要迎接他们处于痛苦中的孩子归来，但并不是所有形式的痛苦都容易被觉察到。当一个膝盖受伤流血的孩子哭着跑过来向我们要创可贴，大多数父母都很容易看到孩子的痛苦，成为孩子的安全港。然而，当一个 12 岁的收养儿童说"滚开，你不是我的妈妈，我凭什么听你的！"的时候，即使这个孩子同样也经历着痛苦，但父母却更难感知到这种伤痛。透过儿童或青少年的无礼或令人恼怒的行为，看见他们内心未被满足的需求，这一点才是最重要的。安全感圆环的上半部分（安全基地）和下半部分（安全港）的作用是相当一致的：二者都需要大人去保护孩子，帮助孩子，以及因孩子感到喜悦。安全基地和安全港行为最大的区别体现在一项任务上——帮助儿童组织他们的感受。当我第一次通过安全感圆环团队的综合依恋研究体验到这个优雅而简化的视角时，我心想："没错，就是这样！"

在养育之家，我们在与父母进行摄入性会谈时会询问他们当前的管教策略。当父母告诉我他们的小儿子经常大发脾气，并接着解释说他们会把计时隔离法①作为主要管教策略时，我发现围绕安全感圆环来推进和剖析孩子的需求尤其有效。我向他们解释安全港的概念时，会提出将这个 5 岁男孩的情绪崩溃看作痛苦的另一种形式。当孩子以这种方式失调时，如果我们确信我们的任务是迎接处于痛苦中的他归来，迎接孩子的主要工作是帮助他组织自己的感受，我们就不会对孩子说："我知道你现在需要我帮你组织你的感受，但我需要你先去那边计时隔离，组织你自己的感受。等你组织好了再回来找我。"在孩子最沮丧的那些时刻，他需要我们给予更多帮助，而不是更少帮助。当一个孩子（尤其是经历过依恋创伤的孩子）正在经历强烈的痛苦，我们还使用传统的忽视管教策略，就是在强化他们的孤独感，这相当于用一声响亮的"不"，回答了孩子的这个问题："当我表现出自我最糟糕的部分时，我的父母会和我在同一阵线上吗？"

当我们向父母解释了安全基地和安全港这两个概念后，我们会给每名

---

① 英文为 time-out，是一种管教策略，指当孩子出现问题行为的，找一个安静的地方让孩子在一定时间内自己冷静、自己反思。——译者注

学员发一个纸盘、黏土、管道清洁棒、培乐多彩泥和马克笔。我们会给出以下提示：用这些材料创作一个象征物，来展示你是如何看待自己作为他人的安全基地的角色的。然后再创作一个象征物，来展示你是如何看待自己作为他人的安全港的。接着，我们会请学员分组，在组内分享他们作为安全基地和安全港的体验，并进一步思考以下关键的问题：作为安全港和安全基地，哪个对你来说更容易？在这里我们不会去

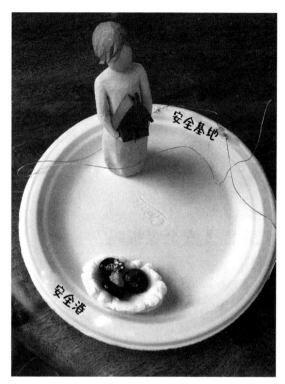

图 3.1　安全基地和安全港的象征性表达

评价。我们所要求的只是临床治疗师对于自己更容易发挥作用的角色有更多的自我觉察，这样他们就可以更有意地培养自己在安全感圆环中另一个角色的功能。图 3.1 展示了由两名临床治疗师创作的黏土象征物，随后，这两名治疗师一起分享了这两种角色对他们来说意味着什么，他人是如何感知处于每种角色中的治疗师的，以及所有这一切对于他们的成长（即在安全感圆环的不同部分来抱持来访者）意味着什么。临床治疗师一旦自己体验过这样的练习，通常就会希望与他们的小来访者的父母做这个练习。

任何象征性表达都没有对错之分，但这个练习本身会引发一定程度的自我反思，有助于成长和转变。一位妈妈能够在她的 3 岁孩子在幼儿便盆上

排便时为他欢呼，但在她要去上班孩子却紧紧抱住她的腿时感到不舒服。让这位妈妈明白这个道理会有所帮助：对于她来说，支持儿子的探索比迎接处于痛苦中的他归来会更加容易。对于这位妈妈来说，安全基地行为比安全港行为更加自然。需要再次强调的是，对于这样的自我反思，我们不应该予以评判，但随着觉察的增加，父母和治疗师都会有意地增强他们更不适应的那个角色的能力，以发挥出更好的功能。

儿童需要安全老板吗？

对这个问题简单的回答即"是的"。孩子需要知道该由谁做主。安全老板是指不滥用这个角色所拥有的权力，并在任何合理的情况下与其所养育的孩子共享这种权力的人。然而，当孩子开始对父母的直接指示说"不"的时候，通常就失调了。孩子的直觉告诉他，他自己的生活经验、智慧和力量不足以做主，所以当他们在家庭系统中被赋予了不恰当的权力时，他们的安全神经觉会中断：由孩子掌控，孩子拥有比父母还大的权力是一件很可怕的事情。发挥安全老板功能的父母，知道如何在安全地设限的同时与孩子分享权力。

几年前我和一对母女工作。孩子名叫波莉，是一个收养儿童。她每天都至少有一次会尖叫着情绪失控。在这种时候，波莉会朝妈妈扔东西，有时候还会打中她。妈妈会尝试安抚波莉，但当所有措施都无济于事时，她会把自己锁进柜子里以避免受伤，直到波莉冷静下来。妈妈实质上在波莉最痛苦和最需要母亲的时候离开了她。当孩子需要妈妈靠近自己的时候，妈妈离开了她。

图 3.2 是波莉的一个游戏创作，代表了她和妈妈之间的关系。注意，这里她所选择代表自己和妈妈的象征物都是婴儿。波莉是 5 岁的时候被收养的。当她表现好的时候，她的妈妈是完全在场的，但是当她变得无礼时，她

的妈妈自己也变得像个小孩。和这个家庭工作的一部分内容是帮助这位妈妈提高她的抱持能力，这样孩子才能把她看作安全老板，而不是一个情绪成熟水平和她差不多的同龄人。当我了解这对母女后，发现妈妈显然非常适应于作为女儿的安全基地。在会谈中，妈妈会表扬女儿优秀的数学成绩，表扬她掌握了一首新的钢琴曲，表扬她学会了自己扎马尾辫。妈妈很容易为女儿的独立性而庆祝。困住妈妈的是她无法透过女儿的违抗行为看见陷入痛苦中的女儿是在哭泣和求助。

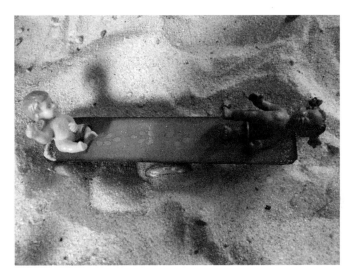

图3.2　谁是老板？跷跷板上的对等

通常，当我分析出父母需要满足的角色时，他们就会清楚地知道，安全感圆环中的两个角色对他们而言孰难孰易。出于我们自己的综合经验——包括但不限于我们被养育的方式、接受的教育、气质、人格以及我们对所经历的任何创伤的编码方式——会对我们变得更强大、更有力量、更智慧或诸如我们对孩子的独立和需要的支持能力产生影响。事实上，可能我们每个人都要么更适应于承担安全基地的角色（支持探索），要么更适应于承担安全港的角色（迎接处于痛苦中的孩子归来），这会让我们在承担我们不适应的那个角色时非常困难。我们如何才能提高我们抱持孩子的痛苦的能力呢？值得庆幸的是，一旦我们识别出了自己的养育倾向，我们便可以有意地培养自己对孩子的其他需求的敏锐度。有时候，帮助寄养或收养父母了解他们自己的依恋史，是创造模式转换的关键（Siegel & Hartzell, 2013）。乌塔就是这样一位母亲。

乌塔收养了一个男孩。在我们的会面中，她表现得友好、安静。她的养子经常在家大发雷霆，这位母亲对于自己是否能比她的养子更"强大"表示极度怀疑。对于养子的不尊重行为，她要么顺从，要么非常愤怒，但总是带着无助感，认为她做什么都无济于事。我问她是否愿意和我一起探索她自己的依恋史。我们首先花时间一起绘制了一个关于她的依恋史的时间轴。在2—9岁期间她由祖母抚养，那时她们在另一个国家，后来她和祖母一起来到美国待了一小段时间，然后她们与乌塔的母亲一起生活，在乌塔10岁时，她的母亲结了婚并搬到了另一个国家。当我问她对于2岁前的事知道多少时，她无法叙述那两年的任何情况。她意识到她对自己生命的头两年了解甚少，缺乏信息本身都让我们感到悲伤，也让她非常不安。于是她开始思考她早年生活是如此缺乏连贯性。乌塔开始明白，在她生命的头两年，她没有她的故事守护者。当我问她成人依恋访谈（Adult Attachment Interview，AAI）临床改编版的第一个问题时，她依旧回答不出什么。

这个问题要求受访者列出5个形容词来描述其在儿童早期（量化为5—12岁）与母亲之间的关系。乌塔不知道该如何回答这个问题，她问我是想让她描述她和祖母（5—9岁）在一起的关系，还是她和妈妈在一起的关系（9—11岁）。我们决定按照时间顺序对两者都进行描述。我们从乌塔和妈妈在一起的两年时间开始。她对她和妈妈的关系的第一个描述词是"礼貌的"。乌塔解释说，她和她妈妈之间从来不会大喊大叫或发怒，并且她自己表现得很好。然后乌塔说了第二个词"轻松的"。

在乌塔给出她与母亲之间的关系的 5 个描述词后，下一个问题是为每个描述词提供一个例子或讲一个相关的故事。于是我问她："你能不能给我举一个表示你们之间关系'轻松'的例子？"乌塔沉默了很长时间，然后说："没有什么特别的事情……实际上，我应该说'空白的'而不是'轻松的'。"

最终，乌塔告诉我，她的母亲已经结婚了，并在国外开始了新的生活。因为要解释突然出现的女儿会很尴尬，所以妈妈让乌塔假装她是她的姑姑。当乌塔与我反思了这段经历，她能够开始质疑她的母亲是否真的是她的依恋对象。我们曾以心理教育的方式共同探索过安全感圆环，现在乌塔以一种全新的视角来看待它。她清晰地看见她的母亲是如何支持她去探索的，当她能够"自己的事情自己做"或取得任何成就时，母亲都会给予她赞扬和鼓励，但乌塔不记得任何她的母亲在她有需求或痛苦时支持她的令她印象深刻的时刻。

我问她是否有一些她感到害怕然后妈妈帮助她的时刻。她回忆说："我们住的地方有一架穿过城镇上空的缆车。我记得有一次我们去坐缆车，那时我 9 岁，我和妈妈还有继父一起。每辆缆车只能坐两个人，我妈妈不敢自己坐缆车，所以她和我继父一起，而我只能自己单独坐一辆。"当时乌塔被教导她需要始终保持坚强和独立。我们再回顾一下在孩子的主要依恋关系中，孩子的需求得到满足的两种基本方式：对他们的探索的支持（当他们离开我们去探索环境时）和迎接处于痛苦中的他们归来。乌塔不被允许表达痛苦。这是否意味着她没有痛苦呢？当我直接问她是否能记得自己害怕、悲伤或痛苦的时刻时，她能够明确指出，有一次她做了噩梦，然后被允许在母亲卧室打地铺。她说："除此之外，一切都很顺利……我只记得一切都很平静……嗯，应该说是空白的。"从安全感圆环的角度来解读，这是因为孩子的需求和依赖会让"我们（乌塔和她的母亲）"感到不舒服，所以乌塔学会了掩盖自己的需求。

在最糟糕的情况下，我们甚至会对我们的需求感到厌恶，从而抑制它。这样我们就能和那些不能应付我们需求的养育者维系亲密的关系了。通过像成人依恋访谈这样的工具来提高养育者的反思能力是我们临床工作的一部分，它可以鼓励父母在他人安全、倾听和抱持的临在中培养自我同情，最终获得一段安全依恋。在治疗的过程中，当乌塔反思时，并且有时还会重新体验或者（第一次）潜在地完全体验儿时没有被完全接纳的痛苦，这些反思和感受会被治疗师抱持。她能够从与儿子的"无意识舞蹈"中后退一步，并决定她的母亲的抚育的哪些部分是她想要延续的。同样重要的是，乌塔越来越有能力去承认自己想要改变的模式。她的母亲传达给她的信息是："我不应该抱持你的强烈情绪。我做不到，你对我提这种要求是不公平的。"乌塔现在长大了，有了自己收养的孩子，她意识到当她的孩子向她表现出激烈行为或传达出强烈情绪时，她把母亲传达给自己的信息又传达给了她的养子。在这次重要的会谈结束后，乌塔回到家帮助她的孩子完成家庭作业。当父母在自己的内心里筑起新空间时，孩子就要承担新的风险，这是一个深刻的真理。或者说，孩子可能要承担以前从未被理解过的风险。乌塔和儿子一起大声朗读，当读到一个女运动员的故事时，儿子突然停下来，抬头看着妈妈问道："妈妈，你和这个运动员一样强吗？"乌塔从儿子的问题中听出了以前从未听见的含义。她不再把这种问题当作挑衅，而是当作一种请求："妈妈，请你为我这么坚强。这个世界好可怕，我需要一个支柱。"她把他们正在读的那一页拍照发给了我。当她对自己的依恋史有所理解后，她便比以往任何时候都更能听见孩子对她的需求，即需要她变得更强大、更有力量、更智慧、更仁慈（安全感圆环的准则）。当乌塔发展出对自己需求的同情心，并且能够体验自己对于那些需求未被满足的悲伤时，她对自己孩子的需求也有了更多同情心，并且能抱持孩子的悲伤、愤怒、失望的体验，在关系破裂时进行修复。

可以将"安全老板信条"讲义（见图 3.3）打印出来，在会谈中使用。你可以以此为出发点，来提高具体的养育能力，或强化实践技能。例如，如果父母觉得自己无法设定清晰的限制，那么通过把设限概念化为安全老板的角色之一，然后再实施关于设限的具体养育程序，父母可以从中受益。可以建议父母把"安全老板信条"贴在冰箱上，以供他们在需要更深入地理解他们的角色时随时阅读、参考或练习。在有些家庭中，那些有时需要充当临时保姆的哥哥和姐姐，也会开始为家里比他们更脆弱的家庭成员承担其中一些角色。

和我工作的一些父母会把"安全老板信条"打印出来，在他们安静下来的时候温习，几乎类似一种修行。安全老板知道他们所照顾的人有什么能力，以及如何针对他们的成长边界来鼓励他们。也就是说，安全老板知道要为他们的团队设定多高的标准。当我看到老师、父母、咨询师强迫孩子去做一些在孩子当前的发展阶段无法做到的事情时，我会感到悲痛。"孩子'应该'能做到"中隐含的评判对关系有害。我很早就发现，当来自困难地方的孩子刚进入新家庭时，就会出现这种情况。我与许多从机构之外的地方收养孩子的家庭一起工作。在孤儿院，撒谎对于孩子来说是一种必要的生存技能。当一个在孤儿院度过了生命前 10 年的孩子被收养后，他的养父母一开始往往会对他撒谎的习惯感到同情，但不久就会开始感到困惑、沮丧甚至厌恶。他们会挫败地问我，为什么孩子生活在他们安全的、充满爱的家庭

安全老板信条

安全老板既能树立权威又能遵循权威。

安全老板因下属感到喜悦。

安全老板把良好的意图赋予下属。

安全老板在必要时设置明确的限制。

安全老板在可能的情况下能够分享权力。

安全老板使用他们的权力来保护下属。

安全老板可以抱持下属的所有强烈情绪。

安全老板可以抱持下属的艰难故事。

安全老板在需要时提供指导。

安全老板帮助下属练习新技能。

安全老板有权力对下属的生活发表意见。

安全老板能看到下属的天赋,并知道如何将其激活。

安全老板给下属提供明确的途径来沟通问题、痛苦或困惑。

安全老板知道下属有什么能力,以及如何针对他们的成长边界来鼓励他们。

图 3.3　安全老板信条

中,父母也清晰地表述了规则和价值观,明确地设定了期望,都"那么久了",可孩子还是要撒谎?在孩子被收养 9 个月到 1 年的这段时间里,孩子的父母常常会问我这个问题。没有一份研究指南能告诉你,要花多长时间才能让孩子在拥有控制基础(control foundation)后发展出信任基础(trust foundation）。但我可以确定的是，对一个先前有着 10 年艰难经验的孩子来说，只占过去的十分之一的 1 年另类体验是远远不够的。此外，"另类体验"意味着什么，还需要进一步分析。对于一个受创伤的孩子来说，改变和尝试新行为是有风险的，所以他必须要先感受到安全。而安全就包括不带评判。若养育者对孩子提出"应该"，却忽视了孩子的原生环境或没有考虑孩子是如何争取生存的，孩子就不会感到被理解，更不可能体验到安全的神经觉。这种"通常是安全的，但是……"的感觉阻止了孩子发展尝试新行为的能力。

由此来看，对父母而言，撒谎似乎是一种特别具有挑战性的行为。有时父母会解释说，在他们家里对撒谎行为的惩罚总是比对孩子撒谎的内容的惩罚更为严厉。这种方式在孩子建立了安全型依恋的家庭中可能奏效，但对于受创伤儿童来说，这种区别只会让他们以恐惧为基础的大脑更加警戒。因为撒谎是一种下意识行为，一种与他们面对压力时的神经生理反应有关的习惯性反应。我想起了一个名叫托尼的男孩，他在一家孤儿院度过了 10 年后，被带到田纳西州中部的一个富裕家庭中。这个家庭有几个更小的孩子，他们本希望托尼能给其他孩子扮演一个大哥哥的角色。然而，托尼有时会囤积食物，并且经常撒谎，甚至对于那些在父母看来"真的不重要"的事情，或者明显不真实的事情他都要撒谎。在他上了厕所之后，父母会问他："你洗手了吗？"即使水龙头明显没打开过，他也会自动回答"洗了"。父母都很困惑，为什么他要一直撒谎呢？

终于，我和托尼之间的关系发展到了他能感到足够的安全和被支持的程度，于是他向我分享了一些他在孤儿院的经历。我向他解释说，我看到很多孩子撒谎通常都有一些很好的理由。在他们所处的旧环境里，谎言在某些方面能帮助他们。然后我请托尼画一幅关于在孤儿院他可以通过撒谎得到好处的画。于是他在纸上画了一双手，然后用红色的马克笔在上面划叉。我请他讲讲这幅画有什么含义，他说："在孤儿院，如果他们发现你晚上离开了床，或者发现你打架，他们就会用树枝抽你的手。"（托尼还在学英语，后来我们才明白他说的树枝其实是细软的枝条或小树苗。）他补充道："如果你离开了床，会被抽 10 下，如果偷东西，会被抽 20 下。"我问他被抽得最多的一次是多少，他说："50……我的手都流血了。"所以，在孤儿院，他有时会为了避免被抽打而撒谎。而在另一些时候，他会为自己没有做过的某些事承担责任（另一种撒谎形式），来获得某些拥有他所没有的资源的同龄人的好感。然而，他的养父母对他在孤儿院的经历一无所知。

我主动提出帮助他和妈妈分享这些经历。在他和妈妈分享的时候，我从妈妈的表情里看到了理解的光辉。当托尼再说谎时，妈妈能快速反应过来并对他说："我知道，你还在学习相信，我们对你来说是安全的。当我问你问题的时候，我能理解你第一反应的回答可能不是真的。但无论何时，只要你意识到你说谎了并且你能感觉告诉我们事实也是安全的，我们都会向你敞开心扉。我会非常感谢你告诉我事实，也尊重这么做对你来说有多么困难。"哇哦，他们家的整个文化都开始改变了。

安抚：从他人到自我的旅程

我们知道，尤其对幼儿来说，依恋对象在帮助儿童发展右脑调节方面发挥着重要作用，这是因为富有爱心的成年人对于处于发展中的儿童来说，在各个方面都能提供依靠和支持（Bowlby, 1969, 1973, 1980, 1988）。换句话说，具备自我安抚能力的前提是被他人安抚过。依恋关系能为儿童情感调节能力的发展提供关键的支柱，这一点目前已成为行业共识（Applegate &

Shapiro, 2005; Hughes & Baylin, 2012; Fonagy, Gergely, Jurist, & Target, 2002; Schore & Schore, 2008 ）。当孩子感到不安时，只要养育者能够持续、反复地给予孩子稳定、冷静、调谐的回应，他们就更可能安抚好孩子，并且与孩子发展更安全的依恋关系，从而最大限度地促进儿童各层级脑的健康发展。

　　婴儿刚出生是不会安抚自己的，因此他们要依靠身边的安全老板来满足他们的需求。有趣的是，新生儿的视觉焦点大概在距离他们的脸 20~25 厘米的地方。这有多远呢？这就相当于一个臂弯的距离。当婴儿依偎在养育者的怀里，处于亲密的养育接触中，婴儿和养育者可以打开或闭合交流的循环，来帮助他们互相了解。然后，婴儿开始依赖母亲的反馈，这样的反馈能为婴儿提供兴趣和乐趣，起到安抚和调节的作用。游戏是依恋行为的最主要形式，是父母和孩子之间安全依恋关系的黏合剂（Kestly, 2015 ）。

　　婴儿是从连接着他和母亲的子宫中出生的。从他被放进妈妈怀里的那一刻起，婴儿发出"啊，嘎咕嘎"的声音，然后妈妈说："啊，嘎，嘎，咕，呀！"——就是这一刻，婴儿知道他能影响这个世界，他能发声，他很重要。朱迪思·斯科尔（Judith R. Schore ）和艾伦·斯科尔（Allan N. Schore; 2008, p. 14）提到"从右脑到右脑的韵律交流"是一种促进养育者和儿童之间的调谐并最终增强儿童的调节能力的有力工具。在孩子刚出生的几年中，父母要数千次地满足孩子的需求。宝宝饿了，妈妈喂养他；宝宝尿湿了，爸爸为他换尿布。每一个这样不舒服的时刻，宝宝都能得到安全老板的安抚。然而，那些具备滋养能力、冒险精神和同理心的成年人与那些焦虑、退缩的成年人之间的区别，可能就在于他们作为父母去满足孩子的需求时与孩子互动的质量。

　　一些养育者提供的是我们称之为"机械式照顾"的照料——他们像完成任务一样去换尿布——而其他父母则会利用这个可以说是不愉快的任务和宝宝玩躲猫猫，给宝宝的肚子挠痒痒，或者摘"脚趾浆果"然后假装吃掉它们。宝宝会用高兴的叫声回报父母，鼓励他们再多玩一些游戏。这种共生的享受会引导宝宝的大脑越来越多地倾向于去建立关系，并倾向于期待与他人建立关系将是愉快的。同时，妈妈也得到了奖励——感觉到自己安抚和取悦宝宝的能力快速提升。这种循环在父母和孩子之间产生了大量神经化学的良好感受。因此，早在婴儿会说话之前，他们就能知道他们是讨人喜欢的。我们可以通过游戏来向他们表达他们对我们来说有多么珍贵。当宝宝的需求被数千次地满足，他们便学会了期待安抚。我的每一个孩子都是这样成长的。当他们还是婴儿的时候，会在充满惊恐的状态下从午睡中醒来，然后放声大哭。我会用最快的速度冲上楼，把他们抱在怀里，轻轻摇晃，安抚他们，告诉他们我就在那儿，和他们在一起。当他们通过这样的亲近回归调节状态时，他们会做几个深呼吸，最后叹一口气，告诉你他们安定了。我的 3 个孩子都是在大约 6 个月大的时候，会在午睡中醒来后大哭，但他们一听到我上楼的脚步声，就会停止哭泣……期待着安抚的到来。

期待安抚就如期待焦虑一样真实。实际上，期待安抚（因为在某种程度上是编码在客体永久性之中的）可以减轻孩子在面对可怕的事情时的痛苦。对于一个得到足够好的养育的孩子，即使父母不在场，"父母就在那里"的这种内部工作模式也能对其发挥有效的安抚作用。养育者和他们的婴儿之间的调节之舞能安抚和调节脑干，为边缘脑提供边缘共振[1]和联结，让新皮层自由地对世界产生认知好奇，从而帮助婴儿发展大脑。被养育者安抚并与养育者建立联结的婴儿有一种神奇的专注力。当宝宝在得到喂养，与养育者依偎在一起并感到安稳的时候，他们可以沉静而专注地凝视着母亲或专注于世界上的其他景象和声音，了解周围世界的宝贵知识。

---

[1]　英文为 limbic resonance，一种分享来自大脑边缘系统的深层情感状态的能力。——译者注

当我帮助养育者进行模式转换，即从儿童行为的管理者转换为共同调节者时，我经常向他们展示我和我的女儿大约 2 岁时的 3 张照片（见图 3.4、图 3.5 和图 3.6）。照片里我们刚下车准备参观猛犸洞，她不小心用鸭嘴杯撞到了自己的嘴巴。

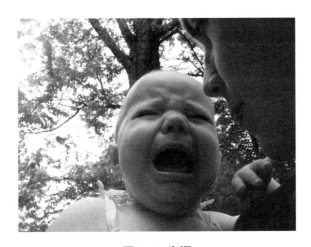

图 3.4　失调

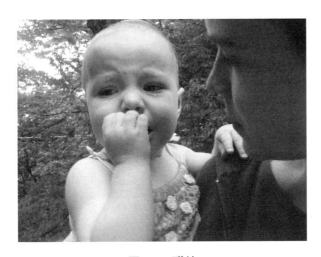

图 3.5　联结

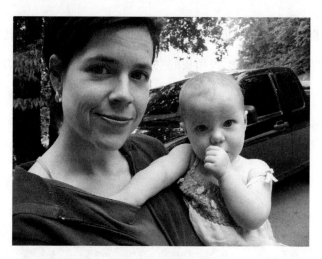

图 3.6　**共同调节**

　　这让我的女儿感受到了身体上的疼痛和情绪上的不安，于是我把她抱起来，紧紧地抱着，用有韵律的话语帮助她平静，配合身体接触，她就开始了自我调节。然后她把她的手放在我的锁骨上，吮吸着自己的拇指，继续把她的身体贴在我的身上，因为她要尽她所需地使用我来安抚她自己。我一直给麦迪逊哺乳到 1 岁。她在吃奶的时候，会把手放在我的锁骨上。所以在她断奶之后，她不高兴的时候就会把手放在我的锁骨上，并吮吸她的拇指。在那次事件的 6 个月之后，她就不再需要把手放在我的锁骨上了，只需要吮吸手指来自我安抚；再过 6 个月后，她也不吮吸手指了。她已经内化了一种自我安抚的能力，这是一种只有在数千次重复被他人安抚之后才能发展出来的能力。这一过程会持续一生，儿童能够自我调节的时间跨度会不断延长。但即使这样，我们永远不会完全独立而不需要他人的安抚。当我的压力超出我的耐受窗时，我也会给我妈妈打电话。在童年早期经历过数千次被他人安抚的儿童，比在童年期没有建立这些神经通路的儿童，在成年后能更快地恢复到他们的最佳唤醒区。

如果孩子没有"足够好"的养育系统，没有经历过成千上万次重复的养育照料——能帮助我们扩宽对压力的耐受窗，并帮助我们学习如何调节痛苦——他们自我安抚能力就缺乏"神经脚手架（neuro-scaffolding）"。这就是为什么在收养家庭中，10 岁的收养儿童在他们边缘脑平静时可以在数学考试中取得完美成绩，但当他们有了身体、社会或情绪上的不适时，就会出现婴儿时期的退行和混乱。这些儿童在早期没有接受他人的共同调节，所以他们没有内化的安抚来发挥作用。早期依恋对象在帮助儿童学习情感调节方面的重要性再怎么强调都不为过。我与之工作过的许多收养家庭都是在孩子一出生时就快乐地把他们抱在怀里。在一些案例中，这些父母甚至在孩子刚剪断脐带时就收养了他们。然而，当他们看到他们的孩子开始出现困难时，这些父母可能会经历最艰难的模式转换过程。他们可能会陷入父母羞耻感或内疚感，纠结是不是自己"不好的"养育导致了孩子的失调。自从我发现这一点妨碍了他们转换的能力后，我便开始尽我所能地向父母提供关于他们的孩子可能经历过子宫内损伤的信息。我有时会推荐这些父母阅读《未出生孩子的秘密生活》（*The Secret Life of the Unborn Child*, Verny & Kelly, 1988），这是一本很好的读物，有力地论证了除了其他影响因素以外，胎儿在子宫内的经验是如何深刻地影响他毕生的调节模式的[①]。

我为父母描绘了一幅关于子宫中成长的胎儿的画面，胎儿的母亲急切地等待着孩子出生。胎儿体验到的第一个全身的振动是母亲心跳的规律节奏：怦怦，怦怦……怦怦。慢慢地，胎儿的心跳会与母亲的心跳同步。如果母亲为了隐藏怀孕的事实，而无法持续摄入有助于胎儿健康的营养物质，或者如果母亲经历着家庭暴力，那么她的心跳可能无法预测，时而平稳，时而

---

① 该作者同主题的另一本书《养育从孕期开始》由中国轻工业出版社"万千心理"于 2020 年出版。——译者注

快速，同时可能会有大量的皮质醇释放到婴儿的血液中。母亲释放的神经化学物质会浸润着胎儿的大脑。怀孕 6 个月后，母亲和胎儿将进入神经化学一致的状态。如果母亲正与抑郁和焦虑做斗争，而且她的血清素和多巴胺水平较低，这种神经生物学特征可能也会反映在胎儿身上。至少，和母亲一样缺乏有益健康的神经化学物质，可能会破坏有助于胎儿大脑发育的环境。这种早期的神经生物匮乏会转换成一种对于缺失的核心躯体再体验模式。在这种情况下，从子宫的经历中发展出来的核心信念是"对我来说永远都不够"。这个由躯体编码的信念会导致个体在日后的人际关系中的自我破坏模式。对于一些人而言，无论给予他多少爱或滋养，他依旧不会觉得足够，或认为那些爱或滋养随时可能消失。

大量研究让我们重新认识了产前对个体一生的中枢神经系统的重要影响。产前激素会为胎儿以后的情绪和生理压力调节做好准备，关于产前激素释放的关键期的讨论也帮助母亲的大脑提前做好准备来应对调谐照顾的挑战（Glynn & Sandman, 2011）。所有这些信息都表明，为孕妇提供支持和干预可能需要成为我们最早的干预重点。

失声

对于一个被忽视或被虐待的孩子来说，最关键的体验之一就是与安全老板逐渐建立亲密关系和信任。得到悉心照料的婴儿知道他们的声音是有力量的。当他们感到不舒服时，他们会通过哭泣来传达自己对饥饿、寒冷、尿湿或孤独的痛苦，然后就会有人为他们而来。他们一哭，就会有人来帮忙……多么有力的小东西。我们把这种哭泣称为"厌恶性提示"，因为我们跟随它来到婴儿身边，部分原因是我们希望哭泣声停止，我们希望这种不愉快的体验结束，而我们高频的即时性回应让婴儿明白，他们的声音是有力量的。但是，如果婴儿哭了，没有人给他喂食，他尿湿了，也没有人帮他换尿布，这个婴儿会学到什么呢？没有人会为他而来，他的声音不重要，哭或不哭没有什么区别。

一项开创性研究"机构里的婴儿（Infants in Institutions）"（Provence & Lipton, 1962），对 75 名生活在机构里的婴儿和 75 名在家庭中长大的婴儿进行了跟踪研究，并进行了多种形式的评估。研究发现，绝大多数在没有母亲养育的情况下长大的婴儿都经历了由此带来的副作用。一个重大发现表明，当婴儿在机构里持续哭泣了 30~60 天，他们就会失去声音——他们不再哭泣了。

埃德·特罗尼克（Ed Tronick）的工作，尤其是"面无表情实验（Still Face Experiments）"（Montirosso, Cozzi, Tronick, & Borgatti, 2012），进一步验证了关于婴儿在长时间不被回应的情况下会最终放弃哭泣的猜想。在面无表情实验中，研究人员将一台摄影机对准母亲的脸，另一台摄影机对准孩子的脸，然后鼓励母亲和孩子玩耍。当你看着实验开头的片段时，很难不笑，因为在视频中，几乎每个妈妈都在与孩子进行着甜蜜的互动，她们与孩子一起咕咕叫、咯咯笑、用声音沟通，母亲和孩子都为彼此感到快乐。然后，研究人员要求母亲收敛情感，收起她脸上的所有表情，面无表情地盯着婴儿看。一开始，婴儿很困惑，好像在想："也许你没听到我说话，或者你分心了。"有时，我猜宝宝在说："我知道你认为我是最讨人喜欢的——你一定是分心了。让我向你展示一下我所有的可爱，让我再试一次。"然后宝宝又叫了一声。婴儿一开始会更加努力地尝试，但如果母亲仍然没有回应，看起来无法与婴儿发出的信号产生联结，婴儿便会放弃。他们会失调。宝宝可能会开始流口水，她的四肢可能失去协调，可能会开始哭泣或盯着墙壁。没有她的重要他人的组织，她变得混乱。这项研究对协调的、回应性的养育的重要性具有强有力的启示意义。

需求得不到支持的孩子会开始逃避自己的痛苦。身体发出的需求信号是值得我们高度关注的。所以，如果我的胃因为我饿了而咕咕叫，我会试着倾听身体的提示，感谢身体让我知道它需要什么。然而，当需求得不到满足时，对需求的关注会折磨灵魂，加剧痛苦。经历着饥饿和持续饥饿的孩子，会学习切断思想与身体的联系。他们会把需求以及对需求的表达看作弱点。一旦孩子相信表达需求是弱点，他们就没有什么选择来满足自己的需求了，只能自己解决。这些孩子学到的是他们必须控制一切，因为他们无法相信其他人能够满足他们的需求，保证他们的安全。这种控制可能会外化并表现为一种控制他人的需要，或在内部滥用。儿童可能会选择通过升华的方式来控制每一种困难情绪的表达，假装自己的感受不存在，将其变成一种不那么脆弱的东西，或把感受隔离开来。当我们的需求没有被满足时，我们在学着怎么伪装自己的需求方面非常具有创造性。这部分内容能帮助我们理解，孩子偷偷摸摸、囤积食物、撒谎、偷窃的习惯不仅是这些孩子合理的选择，还是最安全的选择。本质上来说，对需求的伪装（主要是潜意识的）体现了一种具有深切意义的放弃与安全老板建立关系的方式。有安全老板的儿童能发展出一种信任基础（Erikson, 1993）。这些孩子相信世界是可以信任的，养育者是有回应的。而没有体验过安全老板的儿童会发展出一种控制基础。我看到很多、很多孩子都有这样的控制基础。他们的核心信念似乎是"我必须不惜一切代价控制一切，否则我就会死"。一旦我们明白对于受伤的孩子来说，控制感对他们的生存至关重要，我们就能更好地理解，为什么即使你向他们提供了一些他们通常会喜欢的选择，他们却还要第三种选择。就好像父母说"你有两个选择：穿红色衬衫或穿白色衬衫"，孩子却大叫道"我要穿紫色衬衫！"这真的不关乎衬衫的颜色，而关乎在与安全老板的关系中缺乏信任。对于寄养和收养儿童，我们必须获得安全老板的身份，并且这需要时间——很多很多的时间。

加强孩子的良好品质的安全老板

好几年前，我设计了一个叫作"擅长游戏"的活动（Goodyear-Brown，2002）。当时，我在市中心的一所学校工作，在活动中，我会邀请一个孩子做一个碗形容器来代表自己。然后，请他从"自我"中取出一个个宝石放进碗里，每放一个就大声说出一件自己擅长的事情。

一直以来我都在为一个名叫吉米的 6 岁男孩提供支持。他总是非常焦虑。如果他对朋友有负面想法，他就会认为自己很坏，然后开始伤害自己。通常情况下，吉米只能识别出与他生活有关的人的快乐情绪，因为他认为其他诸如沮丧、悲伤、愤怒的这类强烈情绪都是坏情绪，有这种情绪则意味着他是个坏男孩。他努力地与人为善并保持对他人的同情心，但他却很难做到对自己也这样。他非常依赖养母，她能够既作为他的安全基地又作为他的安全港。我也知道请他集中精力表达自己的积极品质对他来说是一种挑战，甚至可能会让他感到焦虑，于是我邀请了他的妈妈参与到我们的活动中。吉米的妈妈很高兴能够参与进来，她在给自己做了一个碗之后又帮助吉米做了他的碗。妈妈先给了吉米一个大的彩泥球，然后吉米说："我只想要一个小的。"于是他们一起做了一个小的碗。然后吉米选了一颗大宝石说："这个就够了。"在使用具体的游戏材料和实事求是地谈及给积极品质准备多少空间时，吉米对选择游戏材料的协商，就像他内心中围绕看到自己的积极品质而不断进行的撕扯。

我和妈妈先开始游戏，我们轮流说出每一块石头所代表的我们擅长的事情，从而让吉米能够观察并熟悉这个游戏的玩法。吉米将他的宝石所代表的品质描述成"我是个好朋友"，但他说完便立即离开我们玩游戏的桌子，跑到房间另一边的一盘金块模型前，用手筛起了金块。我们理解吉米可以通过这样的游戏来进行调节和必要的休息，于是我和妈妈加入了他的筛金块游戏。在游戏室又玩了一些别的东西后，妈妈问吉米是否愿意继续玩"擅长游戏"。我邀请他以任何他喜欢的方式来改变这个游戏。他面露喜色说："我知道了！"然后他回到桌前，把他的彩泥碗和他妈妈的彩泥碗粘在了一起。然后他非常专注地在妈妈的碗上挖了一个洞，以确保这个洞足够大，足以让宝石通过（见图 3.7）。

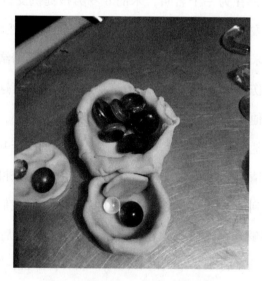

图 3.7　团结在一起来探索自我

对我来说，这很好地说明了吉米需要更多来自他的故事守护者和安全基地的支持，这样他才能成功地探索关于自己的积极品质。妈妈说了一个她自己的积极品质，同时也能在吉米身上看到这个品质，于是她把宝石放进自己的碗里，然后又让宝石滚进吉米的碗中。对于"我是……"，吉米有些不确定，于是他请妈妈分享更多经验。妈妈并没有直接说"你是个好心的男孩"而是说"我们都会善待我们的朋友"。妈妈成了吉米自我同情的桥梁，同时也是他的故事的抱持者。通过这种方式与妈妈团结在一起，可以让他在面对恐怖的内容时得到舒缓，这于他而言是一种自我肯定。

抱持艰难故事的安全老板

创伤应激障碍的根源是焦虑。对于被收养的儿童来说，他们总有一个与价值相关的核心焦虑：这是一个具有引导性而尖锐的问题，他们因为害怕得到答案而不敢大声问出来，那就是"我值得作为家庭的一员吗？"这些孩子中有许多人感到被抛弃，并怀疑这是否意味着自己是垃圾。创伤后应激的特征之一是对人、地点和事物的回避。在游戏治疗中，游戏室成为儿童与回避做斗争的微观世界，使我们有独特的机会在游戏的过程中用象征物来给回避"穿上衣服"，并在游戏治疗的过程中与这些象征物工作。经历创伤的儿童能够认同某些使他们想起他们的脆弱的象征物——我们有时称之为"自体－客体（self-objects）"（Goodyear-Brown, 2010）。象征物本身既可以为儿童激活自己的内在世界发挥支柱作用，又可以在儿童处理该象征物可能引起的精神上的不安时发挥缓和作用。我在《创伤与游戏治疗》（*Trauma and Play Therapy*; Goodyear-Brown, 2019）一书中，分享了许多邀请父母参与故事守护过程的案例。本书的第九章将给出更多加强父母作为故事守护者角色的策略。

当我们与父母一起探索安全老板行为时，霍伯曼球（Hoberman

Spheres）可以作为父母和孩子之间的关系的一个有力隐喻，为诸如涵容和抱持强烈情绪等概念提供视觉形象。当然，是一个孩子向我展示了该隐喻在说明这种关系方面的力量。在养育之家，我们有一个较大的霍伯曼球和一个较小的球。大的霍伯曼球完全展开时，足够容纳一个 4 岁孩子（见图 3.8 ）。

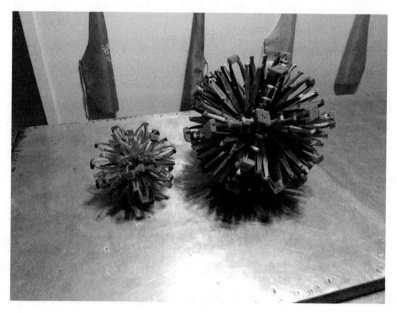

图 3.8　母－子霍伯曼球

吉莉安是一个 7 岁的女孩，她的妈妈患有慢性疾病。有时，她的妈妈对吉莉安来说是在场的，且能提供支持，而其他时候，妈妈因为自身免疫性疾病发作而不得不待在床上。妈妈承认她对女儿不稳定的陪伴造成了她潜在的不安全依恋，于是她带女儿来进行游戏治疗，来帮助妈妈处理她的慢性病带给女儿的影响。在我们的第二次治疗中，吉莉安发现了这些霍伯曼球（图3.8）。她拿了那个大球，并将其展开。以下是随后的对话记录。

帕丽斯：你把它变大了！

吉莉安：是的，它变到最大了。

帕丽斯：它无法再变大了。

（吉莉安走到放小霍伯曼球的篮子旁，把小球拿出来放进完全展开的大霍伯曼球内。）

帕丽斯：你把小球放在大球里面了。

吉莉安：是的，大球有空间让它进去。

帕丽斯：我想知道小球在大球里面是否安全？

吉莉安：看！（她拿起大球，把它压小，直到把小球紧紧围住，我们甚至都看不见小球了。）这很安全！

帕丽斯：哦，当大球紧紧地抱住小球时，小球感觉最安全。

吉莉安：是的……但是有时候（她又把大球完全展开）这个小球可以直接滚出去。（她努力把大球撑开，然后她拨动大球里的小球，让它滚出来，离开大球。）

帕丽斯：哦，小的那个滚出去了……

吉莉安：是的，可能要过一会儿大球再去找它。

[吉莉安继续以这种方式创造各种游戏场景。在其中一些场景中，"更强大、更有力量、更智慧、更仁慈"的大球抱持并保护着小球。而在其他情况下，小球可以直接滚过去，独自在外面。在这个小女孩的游戏中，忽大忽小的球给了我一种"溜溜球关系（relational yo-yo）"的第一印象。最后，我对我所看到的模式恍然大悟。]

帕丽斯：我注意到，大球有时刚好可以包着小球，而有时小球又可以直接滚出去。那小球最喜欢什么样的方式呢？

吉莉安：（假装自己是小球，用尖尖的声音说）要比我大！但不要

　　　　太大！

　　在这次治疗后不久，我与吉莉安的妈妈进行了一次父母会谈。妈妈解释说，当她的疼痛最严重时，她会变得非常激动：她对吉莉安说话非常尖刻，并对一点小事反应过激。我向妈妈描述了吉莉安的游戏模式，但讲到一半时，我说："要知道，我更想展示给你看看。你愿意看看这些球吗？"妈妈很想看一下。当我把小球放在大球里，然后把大球压小紧紧包着小球的时候，妈妈哭了起来，说："我希望能这样紧紧地抱着她。"然后我们谈论了一些实际的方法，帮助妈妈在她最痛苦的时候，仍然可以让吉莉安感觉到被妈妈抱持着。几周后，妈妈过来进行父母咨询，谈到成为女儿的"更大，但不要太大的容器"的视觉形象有多么重要。我们不能低估视觉形象对父母和孩子的重要性。

内化的安全老板

　　安全老板会找到方法，让人们感受到他们的在场，即使不和他的下属在一起，也能跨越时间和空间地增强依恋。在受创伤家庭的背景中，被忽视或虐待的儿童所内化的父母可能是模糊不清的。有时这会表现为孩子的分离焦虑（separation anxiety）或矛盾型依恋（ambivalent attachment），在这种情况下，孩子的需要和快速发怒循环往复，父母会为"过来－走开"模式感到困惑。我经常把矛盾型依恋的孩子描述为极度需要父母，同时又对父母极度愤怒，而且他们无法完全明确表达这两种状态。

　　在其他系统中，这些孩子无法成功地完成皮亚杰的客体永久性任务。《穿红睡衣的拉玛》（*Llama Red Pajama*; Dewdney, 2015）是我的孩子们最喜欢的睡前故事之一。拉玛妈妈对小拉玛的解释很好地总结了客体永久性："我永远在你身边，即使我没有在你眼前。"当孩子因为去上学要离开父母，或父母要外出工作甚至出差而需要与孩子分开时，在这两种情况中，孩子可以通过过渡性客体（Winnicott, 1953）来缓解焦虑，因为过渡性客体可以将父母和孩子的关系具体化。

　　过渡性客体对离异家庭的儿童尤其重要，因为这些孩子要经常往返于两个家庭之间。在创伤游戏治疗中，当我们以安抚身体为目标工作时，我们会通过使用过渡性客体，来进一步加强父母作为治疗伙伴的角色（Goodyear-Brown & Andersen, 2018）。当父母不在儿童身边时，这些客体可以为儿童提供安全感的"锚"，为他们提供具体的联结，让他们感受到父母在身边时他们能体验到的滋养和被安抚的感觉。图 3.9 是一个"爱的连接器"的示例。这是几年前我的儿子教我的干预方法。

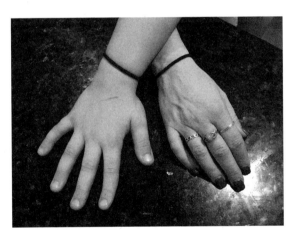

图 3.9　爱的连接器

　　当时我正在收拾行李，为一趟为期 36 小时的演讲之旅做准备。我那个还在上幼儿园的儿子尼古拉斯看着我打包行李时，自发地说："我们需要更多爱的连接器！"我当时还不知道他到底是什么意思，但我明白这是一种他对潜在需求的表达，于是我回答道："我们确实需要更多爱的连接器。我们可以去找找吗？"他拉着我的手，从沙发上挪下来，带着我在屋子里转了一圈，直到我们看到一个罐子，里面装着我扎头发的橡皮筋。他大声说："就是这个！"他打开罐子，拿出一对橡皮筋，一个戴在我的手腕上，一个戴在他的手腕上，他看起来很满意。第二天早上，我送他去幼儿园，我们在路上手拉着手。我们的爱的连接器（橡皮筋）碰在一起，他说："我们的爱的连接器正在充电！"当我在外出差的时候，我和尼古拉斯进行了几次视频通话。每次他都让我把我的爱的连接器举到屏幕前，以此表示我们给它们"充电"。在我编写这本书的时候，我们正经历着新冠疫情，这迫使我们中的许多治疗师转为线上工作。这让我更加感激尼古拉斯教了我这种方法，因为我经常要支持父母和孩子通过屏幕创建爱的连接器，或者我自己需要和孩子创造连接器，来使我们在身体分离的情况下，能够在线上维持我们关系的力量。进行这个活动的另一种方式是请父母准备一些珠子和绳子（如果是线上治疗，也可以用干通心粉或麦圈，或任何可以串起来的东西）。在治疗过程中，孩子和父母可以轮流找两个相同颜色的珠子，每当他们说出他们共有的一个积极特点时，就在每条项链上加一颗珠子。比如，妈妈和孩子可能都有美丽的棕色眼睛，那么这种共有的美值得在两条项链上都串一颗珠子来庆祝。离异的父母可以在孩子去对方家里时佩戴他们的项链。

有时孩子也会产生与创伤有关的分离焦虑。之前已经基本独立的孩子可能又开始黏着他们的主要抚养者。在这些情况下，可以在家庭中进行关于父母和孩子之间的小距离的有趣练习。有一本可爱的书叫《育儿袋》（*Pouch*; Stein, 2009），在养育之家，我们把它作为亲子练习的基础。这本书讲了一个关于袋鼠妈妈和袋鼠宝宝的故事。读完这本书后，我们会让孩子待在父母的右边，也许母亲或父亲会把孩子抱在怀里，就好像孩子是育儿袋里的袋鼠宝宝一样。然后，我们会投掷一个大的木骰子，孩子要根据骰子上的点数从父母身边跳开相应的步数。然后，我们一起体验这个距离对父母和孩子来说是否安全。

为安全老板及其家人的积极成长而庆祝

我最近工作的一个家庭在来养育之家寻求治疗时非常痛苦。这个家庭中的男孩亚当非常失调，我们不得不先在车里进行了几次治疗，直到他足够稳定，能够进入养育之家的时候。我初次与这个家庭会面时，亚当经历着许多问题：被要求从他正在上的特殊学校退学；离开家有困难；无法保持调节状态超过 1~2 小时；对多种尝试过的精神药物都有复杂且有问题的反应。我们用几个月的时间来慢慢帮助亚当逐步建立安全和保障。首先，我们要建立一个平衡，既能帮助亚当感受到他的父母和我都因他感到喜悦，也能在他失调的时候帮助他摆脱出手伤人的冲动。这种循序渐进的方式帮助了父母对亚当重新设置并保持明确的限制。亚当的父母也变得越来越善于在亚当分享感受时为他的脆弱性而庆祝，也能理解一些新的行为模式对于亚当来说有多么不容易。

当亚当几乎摆脱了暴力行为时，他体验到了某种胜任力和掌控感，加入了新的学校，并从中重新感受到了社会联结。我请这个家庭做一个沙盘来展示他们迄今为止的治疗过程。沙盘对家庭来说通常是一个非常安全的空间，因为它有明确的界限，允许家人一起共同关注一项任务（不同于亲密的关系交流），并能促进大脑右半球的沟通（Carey, 1999；Homeyer & Sweeney, 2016）。重要的是，他们能够反思自己已经取得了多少进步，以及每个家庭成员为改变所付出的努力。我们也希望重新聚焦于正在进行的工作的目标。

在沙盘的一角，妈妈和爸爸创作了如图 3.10 所示的景象。妈妈描述说，当她看着她的孩子退行到婴儿般的行为时，她感到无助和绝望。她和爸爸是沙盘中跪在地上的人，而且其中爸爸的头不见了（这个是陶瓷制品，不幸的是它已经被丢弃了）。他们面前的仰卧婴儿代表亚当。妈妈还在沙盘里放了一只野兽，并谈到当他们开始接受治疗时，他们的整个家庭状况是多么的糟糕。妈妈说她选择爱心是为了表明她的信念，即只要你有了孩子，你的心就随他们而去了，而当她经历了无法阻止她儿子的痛苦的无力感时，她的心被伤得有多深。沙盘的最右边有一个士兵跪在地上挥舞着白旗，妈妈谈到在事情最糟糕的时候她有一种想要放弃和哭着求救的感觉。我大声问她，家庭没有避难所吗？妈妈表示肯定说："是的，我们就像在沙漠中一样，任凭大自然摆布。"我问她会给沙盘的这一部分起什么名字？她称之为"挥舞白旗的野兽"（见图 3.10）。

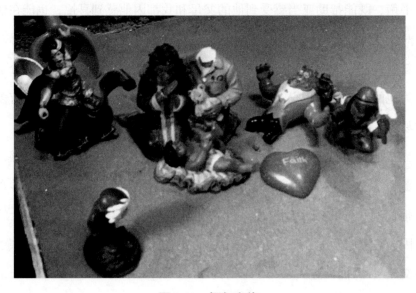

图 3.10   挥舞白旗

在沙盘的中间区域，妈妈放
了一个啦啦队员和一架救援直升
机（见图 3.11），它们都代表治疗
师（我）在他们的治疗之旅中扮
演的角色。我很高兴她能以这种
方式看待我与这个家庭的互动，
既是鼓励者，又是帮助者。在平
行过程的动力方面，当父母失调
和不知所措时我对他们提供鼓励
和帮助，他们便能开始以新的方
式鼓励和帮助他们的儿子。我真
的认为，治疗师的角色就是去抱
持那些要抱持孩子的人。要想

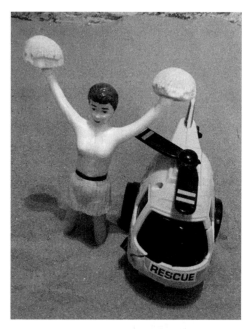

图 3.11　安全老板的角色

"安全老板"的两项主要任务——支持孩子的探索以及迎接处于痛苦中的孩
子归来——被父母内化，治疗师的示范作用可以给予父母极大的帮助。当父
母感到有信心并有能力在养育过程中尝试新的内容时，我们便支持他们的探
索。当他们回来时，我们为他们的勇敢和成果而欢呼，或抱持他们的痛苦。
我们要与父母反复重复这些互动，使他们有能力为他们的孩子提供这些支
持，并相信，当他们的孩子有需要时，这些父母的能力已经得到提升，能够
给予孩子更多这样的支持。

在沙盘的另一个角落，我请妈妈向我展示当前她感知到的家庭是什么
样的。起初，妈妈选择了一个健康的典型"酷孩儿"的形象来代表亚当，即
站在他们家门口左边微笑着的非裔美国男孩。旁边那个拿着足球的小女孩代
表妹妹，妈妈提到妹妹现在有了更多的时间参加适合其年龄的活动，因为他

们家有了更健康的日常节奏（见图 3.12）。妈妈选择了神奇女侠来代表她自己，用蝙蝠侠来代表爸爸，并谈到了力量的感受——甚至是超人的力量——她和丈夫共同用这样的力量来支撑他们度过这段艰难时期。她还选择了超人的形象，并谈到整个家庭如何完成超人的壮举，才到达了现在的地方。那他们现在到哪儿了呢？当我要求妈妈像给书起标题那样给这部分沙盘起一个标题时，她决定把它命名为"回归尘世"。她知道，在孩子们准备好独立之前，还有很长的路要走，但她在沙盘里寄予了这样的希望：家庭中的每个成员都拥有他们继续前行所需要的内在资源。

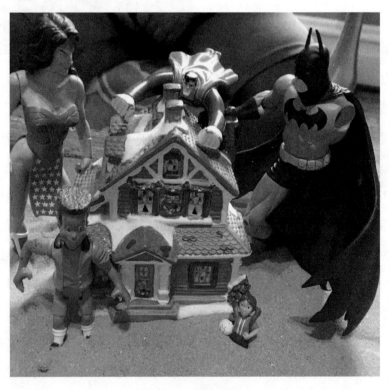

图 3.12　回归尘世

安全老板的平行过程

临床治疗师可以为他们所照顾的家庭示范所有的安全老板行为。关怀瀑布始于治疗师因父母与孩子感到同等喜悦、设定明确的限制、分享权力、赋予好的意图、提供明确的途径来沟通问题和反馈，等等。治疗师在健康领导力的各个方面都做出示范，这种健康领导力可以成为家庭系统联结方式的一部分。我们作为治疗师，在治疗的不同阶段可能代表安全老板的不同方面。我们有时是啦啦队员，有时是故事的抱持者，有时能提供不同的视角，有时是设限者。

图 3.13 是在养育夏令营拍摄的照片。照片中我们的一个小营员需要休息，她的一名伙伴提供了一个枕头让这个小女孩靠在她的腿上休息。第二个伙伴站在第一个伙伴身后，为她编辫子，她滋养着为给孩子提供滋养的人。

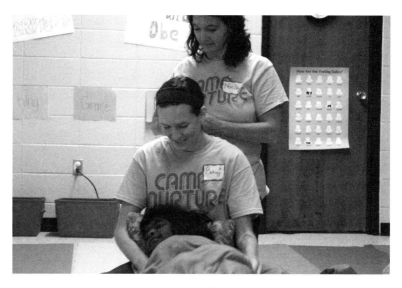

图 3.13　**抱持抱持者**

养育夏令营结束后很久，我才发现这张照片。我发现它很好地体现了我们一直在探索的平行过程动力和关怀瀑布。当作为治疗师的我们抱持养育者时，经历创伤的孩子也能被他的养育者抱持。

第四章

帮助父母通过理解自己来理解孩子

如果我们希望孩子在某方面有所改变，我们首先应当进行自我审视，看看这是不是我们自身能改进的地方。

——C. G. 荣格（C. G. Jung），《人格的整合》

（ *The Integration of the Personality*，1939 ）

父母也是人。事实上，早在他们成为父母之前，他们首先作为人存在着。直到他们带孩子去接受治疗的那一刻，他们的所有经验，都代表着迄今为止他们在天性与养育的交集中的探索。天性包括：父母的基因组成；他们的气质；他们的内倾/外倾程度；他们主要的爱的语言；以及他们的身体健康。养育包括：父母的全部养育经验；他们早年与自己父母的沟通关系圈；以及当前他们从伴侣或育儿伙伴那里得到（或没得到）的滋养；基于亚伯拉罕·马斯洛（Abraham Maslow）的需求层次理论，他们的优先需求；以及他们所接受的任何学术和关系教育的独特维度。

帮助父母在他们自己早期的依恋关系和现在他们与孩子的依恋关系之间建立联系，是一项有影响力却很复杂的工作。治疗师可以向父母提供一些工具，鼓励他们通过左右脑的认识方式来整合早期经验。在父母的思考过程中使用象征、沙子、黏土或艺术，能帮助他们进行整合。有一些治疗师认为，对儿童的治疗和对父母的治疗之间有一条明确的分界线。然而我不同意这个观点。在我看来，这条分界线是相当模糊的，并且它也应当是模糊的。我认为，对未成年儿童治疗的连续性要求我们协助父母转变模式、练习新技能，并提高他们的涵容能力，因为最终他们将成为孩子的艰难故事的抱持者。这就要求他们能够触及自己的痛苦，以便抱持孩子的痛苦。当父母内心有需要处理的问题或需要处理深层创伤时，我们一般会建议父母进行个体治疗。这样做的一部分原因是防止在进行联合工作时，孩子被父母的激烈情绪进一步压垮。然而，有时父母在自己的治疗中处理的创伤可能是和孩子共同经历的，尤其当这个创伤导致的心理或行为结果是孩子被转介去接受治疗的原因时，对这个创伤事件连贯、共享的叙事将成为治疗师与孩子的治疗工作的一部分。因此，提高父母的反思能力是有帮助的，这还需要父母能够在"他们自己被养育的方式""源于这种养育的他们与孩子联结的方式"及"他们想要改变或摆脱的模式"三者之间建立联系。这可能会涉及他们与作为儿童治疗师的你一起处理一些创伤内容。

这项工作不适合胆小的人。它需要面对自己的脆弱，并且具备勇气来审视我们自己早期的依恋关系以及这些依恋关系可能携带的困惑、伤痛、恐惧、愤怒或悲伤。因此，我们称这项工作为"父母的 RAW 工作"。RAW 是反思性依恋工作（Reflective Attachment Work）的缩写，它旨在通过使用沙盘微缩模型和表达性艺术，激活右脑，在成人依恋问答评估中，拓展语言加工。这种跨脑半球的外化加工方式有两个目的。第一个目的是通过激活整个大脑，来扩展父母对所有可获得的认识方式的接触（Badenoch, 2008; Badenoch & Kestly, 2015; Homeyer & Sweeney, 2011）。第二个目的是开始邀请他们体验象征性、基于隐喻的工作的力量，这些工作将穿插于他们孩子的治疗过程中。

儿童治疗师需要有扎实的依恋理论基础，以理解如何在家庭系统中进行干预。玛丽·安斯沃斯（Mary Ainsworth）的陌生情境实验（Strange Situation experiments; Ainsworth & Bell, 1970; van Rosmalen, van der Veer, & van der Horst, 2015; Main & Cassidy, 1988; Main, Hesse, & Kaplan, 2005）是我们理解依恋模式的基础。她将一系列会给孩子带来压力并激活依恋系统的体验相结合，然后观察孩子和父母如何应对这种压力。如果我们能理解，孩子的依恋行为是一种为了生存而接近父母的策略，一种生物上必不可少的需求，然后我们就会开始明白在这个孩子的工作中浮现出来的模式。该实验包括 8 种情境。爸爸或妈妈和孩子进入一个陌生的房间，研究人员会观察这名家长和孩子如何探索这个新空间；随后，一个陌生人进入房间，研究人员会观察孩子是否向他的爸爸或妈妈确认陌生人是安全的，以及孩子是否及如何与陌生人互动等。当爸爸或妈妈离开房间，把孩子留给陌生人，实验进入关键阶段。过了一段时间后，这名家长重新回到房间，研究人员观察孩子与该家长重聚时的行为。另外，孩子与该家长从分离到重聚期间的行为会被重点关注。

该实验所揭示的一系列依恋类型被证明具有跨文化一致性。我会用一种非常简单的方法来向父母描述这些内容，并且，每次我向他们讲述完之后，都会看到依恋关系的轮回。父母在反思他们当前的核心家庭的动力之前，通常会先反思他们原生家庭的依恋动力。在实验中，如果孩子与这名家长的依恋是安全的并与其保持着联结，他们进入房间后会一起探索这个空间。当陌生人进入房间时，安全型依恋的孩子通常会向该家长确认，如果该家长给出提示和陌生人互动是安全的，他便可能与陌生人进行互动。安全型依恋的孩子对父母的离开可能会有一些痛苦，但他也很容易被陌生人安抚及（或）重新引导。当父母再次进入房间时，孩子会跑向父母，渴望被抱起来，并很容易与父母重新建立联结，他往往会向父母展示他在父母离开时做的事情。矛盾型依恋的儿童可能会紧紧抓住父母，不希望父母离开房间，并且在父母离开的大部分时间里沉浸在痛苦中。当父母回来时，矛盾型依恋的孩子可能会直接跑向父母，要求父母把他抱起来，但一旦他被抱起，就会推打父母。这种"过来，走开"的行为模式是矛盾型依恋的特点。回避型依恋模式是最让我感到难受的。在这种动力中，爸爸或妈妈和孩子一起进入房间，但孩子很可能会独自玩耍，父母和孩子可能会体验到彼此之间没有联结。当父母离开房间时，孩子会继续玩耍——没有任何外在表现能显示出他在意父母的离开。当父母回来时，孩子会继续玩耍，也没有任何外在表现能显示出他在意父母的回来。但是，如果你给那个孩子装上心率监测器，你就会发现，在与父母分离和重逢的时刻，他的心电图都是疯狂舞动着的。他只是学会了掩饰自己对父母的需求，因为对他来说表达需求并不是与这名家长保持亲近的最佳策略。这样的孩子可能过去体验过在有需求时被拒绝，可能是被这名家长拒绝，可能这是一名被寄养或收养的孩子，从前体验过被亲生父母拒绝。对于被收养的孩子来说，如果在这个家庭中，父母更愿意支持孩子的独立，而不是欢迎孩子的需要，这种动力对孩子来说就极其困难。回避型依恋的收养儿童会误导他的养父母，让养父母以为他不需要他们，而大多数养父母希望尊重孩子的独立需求，要么是孩子的暗示让他们感到困惑，要么只是因为支持孩子当前的独立行为更容易，因此他们可能不会鼓励孩子重拾早期对父母依赖的需求。最后，还有一种混乱型依恋，它是指由于孩子的父母过于不稳定和反复无常——父母可能有虐待行为、物质成瘾或正在处理严重的精神健康问题，这导致孩子无法想出一个持续有效的策略来与养育者保持亲近。

五个深入：动用左右脑的反思

成人依恋访谈（Adult Attachment Interview, AAI）是帮助成人反思自己童年的依恋关系的一个有力的反思性练习。成人依恋访谈是由玛丽·梅因（Mary Main）开发的，一共包含 20 个问题，这些问题旨在帮助成人反思他们早期的依恋关系（George, Kaplan, & Main, 1985, 1996）。其中一个问题是要求成人给出 5 个描述性词汇（形容词），来描述他在幼儿时期（5—12 岁期间）与母亲的关系。当我向父母提出这个问题时，我会给他们一张白纸，并给他们足够的空间和时间来写下这些词。许多父母向我表示，前两三个描述词很容易就能想出来，然后就会卡住。关注这些卡顿可以帮助我们之后带着好奇心回来。当父母写好所有 5 个描述词后，我会请他们大声地把这些词念出来。然后我会给他们一个圆形沙盘和微缩模型，并请他们为每一个描述词选一个可以代表该词的象征物。我们会对"关于父母在童年早期与其主要养育者之间的关系"的问题进行外推，并将这个活动称为"五个深入"。这个简单的活动能扩展父母对自己早期经验的认识和表达方式，从主要集中在逻辑的、语言的、线性的、"只要事实"的左脑，扩展到采用右脑的认识方式。我更喜欢用圆形沙盘来进行这项工作，因为父母与自己父母的依恋关系的方方面面都可能以圆环的形式被体验。用圆形沙盘还可以抑制我们必须把事情按顺序排列、执着于事件的层次感或按某种互动的频率来排列沙具的倾向。我们知道，不稳定性不必像滋养性照顾那样频繁地被表达出来，因为它同样内嵌在我们探索世界和保持安全的模式之中。在我们进行圆形沙盘工作的过程中，父母有时会对他们的父母与自己的互动模式产生新的认识。如果你没有圆形沙盘，也可以用一个装满沙子的纸盘代替。

实际上，装满沙子的圆形纸盘在培训中很好用。让新手治疗师参与对他们自己原生家庭中的依恋动力的反思过程，这是我们培训项目中一个值得期待的方面。创伤游戏治疗师采用平行过程工作。因此，在养育之家工作的治疗师都体验过我们要求他们指导父母完成的干预措施。这样做的一个原因是，我们能够对自我探索时的困难产生深刻的共鸣。最近，我遇到一位很有才华且富有同情心的治疗师，她在一个儿童权益保护中心工作，帮助那些最脆弱的儿童以及他们的收养和寄养父母从创伤中获得疗愈。这位治疗师参加了我们的创伤游戏治疗培训。在进阶培训班结束时，她给我留下了一张小卡片，上面写着："谢谢你帮助我解决我的 \$%@#。"其他创伤游戏治疗师开玩笑说，或许我们应该发一些 T 恤，上面写着"创伤游戏治疗：在这里，解决你的 \$%@# "，因为我们在培训中会花时间探究我们自己的依恋史、我们自己的触发物，以及当我们的同情之井干涸时，我们如何重新填充它。创伤游戏治疗模型的督导师会抱持治疗师个人的早期依恋关系故事，包括治疗师

的原生家庭以及现在的核心家庭。如此，治疗师可以学习如何抱持父母在原
生家庭中的依恋关系故事，并引导父母与孩子进行互动的转变。养育之家很
重视治疗师对自己进行的个人工作。并且治疗师的个人工作往往会提供一种
矫正性情绪体验，这也是我们希望接受培训的治疗师在抱持来访者家庭的故
事时，能够为他所关怀的家庭提供的体验。此外，在培训过程中，我们会给
予治疗师时间和空间，让他们反思他们自己最早期的依恋关系，体验用左脑
线性的、语言的加工方式进行反思，以及用右脑象征性的、符号的和身体的
认识方式进行反思所产生的不同的学习品质。图4.1展示的是一位治疗师的
"五个深入"沙盘。

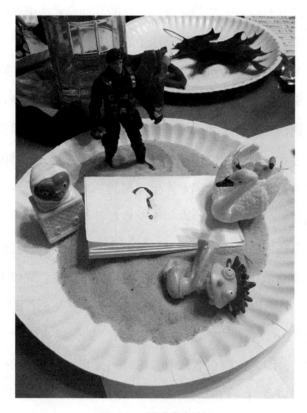

图4.1　困惑和保护

这位治疗师所列出的 5 个形容词是：缺席的、困惑的、滋养的、有趣的和勇于冒险的。她选择了以下象征物来代表每个形容词：用一个士兵来代表"缺席的"；在一张纸的中间画了一个问号，并把它放在沙盘的中心，来代表"困惑的"；用一只背上背着幼崽的天鹅来代表"滋养"；用一个做出爬树的姿势的顽皮的小男孩，来代表"有趣的"；用一个在自行车篮里的可爱外星人，来代表"勇于冒险的"（见图 4.1）。这位治疗师解释说，士兵经常随军队被部署，身体上常常缺席。她还讲述了一个关于重组家庭动力的故事，来解释她的"困惑"感。要注意的是，她使用了几个涉及早期依恋关系中更具挑战性的动力的形容词（缺席的、困惑的），而另外一些形容词则是所有孩子都希望自己在与父母的关系中拥有的品质（滋养的、有趣的）。这种依恋关系的积极面和消极面的平衡是一个人在成年后获得了安全依恋的标志之一，无论她在童年时是否拥有安全依恋。当我们听着这位治疗师说出她选择的形容词及讲述每个形容词背后的故事时，一种关系模式开始显现出来。这些模式向我们诉说着，我们所照顾的人（治疗师或父母）所经历的早期依恋关系。这对治疗来非常重要，因为我们要理解，父母在童年早期所经历的依恋模式会影响当前父母与她所照顾的孩子之间的所有互动。

无论是赋予早期依恋关系过多的积极特征还是过多的消极特征，通常都表明长大后的孩子在某种程度上仍然陷于困境。所以，当 5 个描述词都是光彩夺目的积极词汇时，父母可能仍然难以正视他的早期关系中的困难方面。成年后的孩子可能会继续对其父母保持忠诚，担心说出任何关于父母的负面的话会显得自己对父母不敬。这样的担心或者其他一些防御机制，会使她无法审视原生家庭中困难的事情。然而，当 5 个描述词完全都是诋毁性的，我们也能从中知道，这个成年后的孩子有未解决的问题，并且他可能还没有感觉到完全的个体化或脱离父母的控制。

我与之工作的一位父亲让我明白，即使我们是成年人，在我们听到的关于我们的照料的故事里，或在我们为了生存而学着向自己讲述的故事中，我们是多么的难以改变。这位父亲名叫马特，他来求助是因为他觉得无法与他的两个上小学的女儿建立联结。他完成了"五个深入"沙盘，他列举的自己童年早期与母亲的关系的形容词是"温暖的""美好的""有趣的""善良的"和"有爱的"。我请他举例说明他与母亲关系中的一个有爱的时刻，他却停顿了很久很久，似乎在努力挖掘自己的记忆，最后说："嗯，有一次我们在杂货店的停车场，我当时差点冲到一辆车前面，然后她把我拉了回来。"如果这是马特所记得的最有爱的时刻，那么这一陈述指明，在他发展的这个阶段，他需要相信他童年时期所有的积极事情。当马特开始允许自己承认童年的艰难之事时，陪伴马特的旅程收获了意义。他的母亲不停地工作，因此他常常感到孤独。当他开始允许自己感受母亲不在身边时的一些痛苦时，他才能够为自己的孩子保持更加临在的状态。

耐受窗，与父母的跨脑半球工作

大多数心理健康从业人员都熟知"耐受窗（Window of Tolerance）"的概念（Siegel, 2020; Ogden, Minton, & Pain, 2006）。这一概念已经成为理解个体对压力反应的基石。虽然这一概念对于那些要处理创伤和依恋困扰的家庭尤其重要，但它适用于所有父母。就亲子沟通来说，它帮助我们探索父母的唤醒反应和孩子的调节之间的相互影响，以及孩子的唤醒反应和这些反应如何影响父母。

虽然耐受窗的概念可能会让父母望而生畏，但重要的是帮助他们认识到，儿童在不断进行着神经感知。在完美的情况下，孩子会一直从他们的养育者那里神经感知着滋养。所有人，当然也包括所有的父母，每天都在进入和退出各种调节状态。虽然我们可能会努力让自己保持在最佳唤醒之窗内，但我们每天所面临的挑战会将我们"踢入"过高唤醒状态、过低唤醒状态，甚至崩溃状态。"依恋之舞"要求孩子在神经生理上感受他们的父母，以便他们能采用最有效的策略，始终与父母保持亲密。如果一位母亲处于过高唤醒状态，孩子神经感知到她的状态后可能会变得安静和更加顺从，或者久而久之，孩子自己也会变得容易过高唤醒。那些自身具有调节能力的父母最能传递给孩子安全的神经觉。帮助父母了解和反思他们自己对压力的耐受窗，以及当他们处于自己的最佳窗口之外时，他们倾向于如何运作，这能帮助父母在看待自己的压力和孩子的压力的方式上进行重要的模式转换。作为一名游戏治疗师，我也非常重视关于跨脑半球工作的知识和理解，因此，在养育之家我们围绕耐受窗进行的心理教育，会同时使用词汇和象征来获取来自左右脑的信息。本章后面有一张图4.4，是我们用来引导父母探索自己的耐受窗动力的引导语。围绕耐受窗与父母的工作为家庭中与儿童和青少年的平行过程工作提供了脚手架。本节将讨论3个独立的反思练习："你的耐受窗行为""你的耐受窗"和"创造你理想的耐受窗"。

"你的耐受窗行为"讲义概述了当父母分别处于最佳唤醒区（我们称之为"最佳养育自我"）、过高唤醒状态（hyperarousal；对情境反应过度）和过低唤醒状态（hypoarousal；对情境反应不足）时，我们有可能看到的养育行为类型。治疗师可以打印该讲义（见图4.2），让父母圈出他们最有可能做出的行为，并与父母一起带着好奇去探索他们更倾向的反应模式：反应过度还是反应不足？他们对表现出的模式有何感受？当父母发现自己脱离最佳唤醒区时，如何更快地从过高或过低的唤醒状态调整到最佳唤醒状态，治疗师与父母共同为此设计一个计划的开端。然后，父母会围绕耐受窗的概念和他们的养育行为，来制订自己最初的心理教育框架。

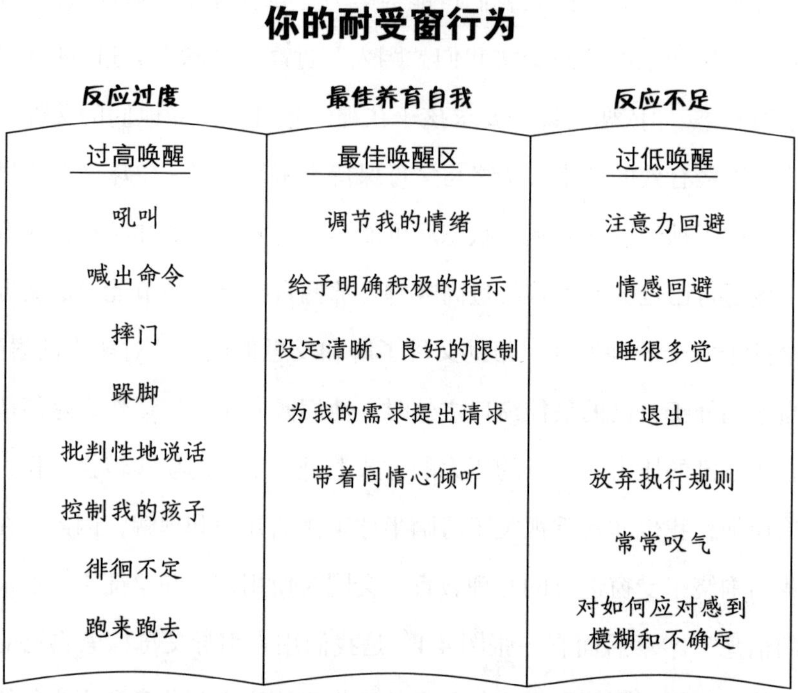

你的耐受窗行为

反应过度	最佳养育自我	反应不足
过高唤醒	最佳唤醒区	过低唤醒
吼叫	调节我的情绪	注意力回避
喊出命令	给予明确积极的指示	情感回避
摔门	设定清晰、良好的限制	睡很多觉
跺脚	为我的需求提出请求	退出
批判性地说话	带着同情心倾听	放弃执行规则
控制我的孩子		常常叹气
徘徊不定		对如何应对感到
跑来跑去		模糊和不确定

该练习能帮助你思考你对压力的耐受窗，以及当你脱离最佳唤醒区时你
的行为反应倾向是什么。
圈出你最常做的行为。
关于你如何应对养育压力，这能够说明什么？

图 4.2　你的耐受窗行为

这又是一个平行过程工作。当父母认识到自己的模式并努力转换时，试图改变所带来的困难会让他们对自己，然后对他们的孩子产生深深的同情。我自己也有这种体会，我已经在我的生活中找到了自己想要改变的模式，而当我又以一种我不想要的方式做出回应时，我再次感受到对孩子来说改变是多么困难，这也让我对孩子又有了更多的同情心。当我们在父母改变的过程中对他们表达同情，接纳真正的他们，这能让他们感受到一种矫正性情绪体验，从而积极地提高他们在孩子失败时向孩子表达同情的能力。

第二个练习旨在帮助父母跨脑半球地探索他们的耐受窗。我们将这一工具命名为"你的耐受窗"（见图 4.3）。你可以把该讲义打印出来作为练习

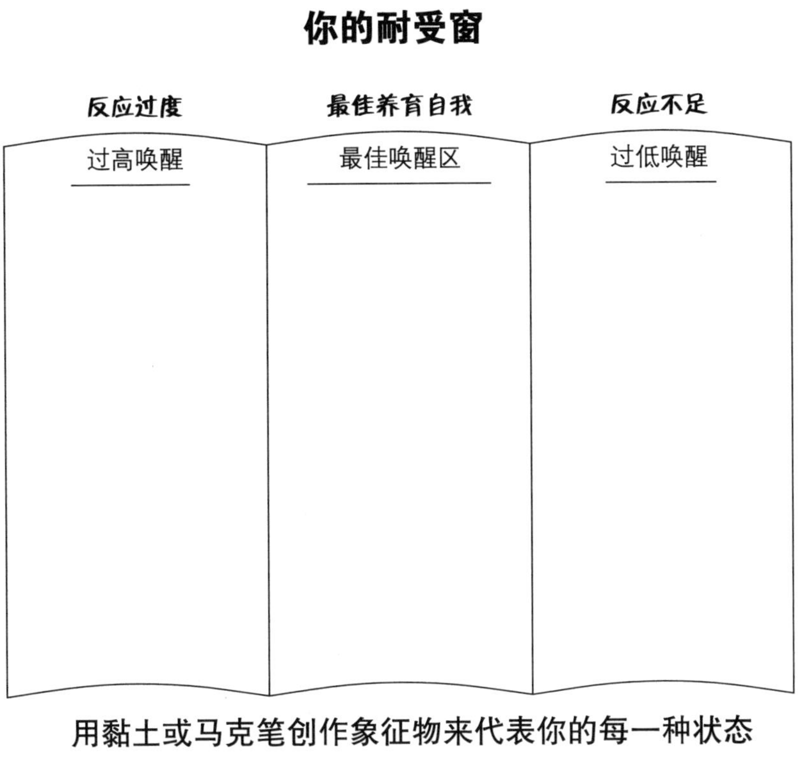

你的耐受窗

反应过度	最佳养育自我	反应不足
过高唤醒	最佳唤醒区	过低唤醒

用黏土或马克笔创作象征物来代表你的每一种状态

图 4.3　你的耐受窗

的模板，或者请父母简单地把一张纸折成三份，就像她折信纸放入信封那样。然后，请父母在三折纸的左侧一栏，创作一个代表自己高唤醒状态的象征物；在中间一栏，创作一个代表自己最佳唤醒状态的象征物；在右边一栏，创作一个代表自己低唤醒状态的象征物。治疗师也可以使用"耐受窗脚本"讲义（见图4.4）作为指导语来引导这项活动。这个练习可以以多种方式进行，或多次反复进行。在第一次的练习中，可以提示父母创作或选择一些代表他们在不同唤醒状态下的自我体验的象征物。在第二次练习中，基于同样的概念，可以提示父母创作或选择象征物来代表他们所认为的家庭中的某个孩子或所有孩子，或他们的育儿伙伴体验到的他们的每种唤醒状态。而这项练习往往会引出丰富的反思性依恋工作，发展父母站在其他家人的角度换位思考的能力。这些家人必须驾驭自己的唤醒状态，同时更调谐、更熟练地准确识别父母在这些状态之间的切换。

　　一旦父母在体验每一种唤醒状态时修通了他们的自体感，他们往往会有动力去探索如何更长久地保持在最佳唤醒区。我们每个人都有一套自己独特的经验、节奏和关系的组合，使我们能保持在我们的耐受窗内。因此，为了让父母尽可能更频繁地保持在养育者的角色上，我们会探讨父亲或母亲在工作生活、家庭生活和自我关怀的节奏中需要什么。指导语如下："我们将创作一扇你的专属耐受窗，来展示你需要什么以使自己保持在耐受窗内。你的耐受窗可能有一块玻璃，也可能有很多块玻璃；它可能有木头或金属的框架。它可能需要窗帘、卷帘或百叶窗来提供额外的保护或界限。请你通过以下问题来思考你需要什么以使自己保持在耐受窗内。然后创作一扇耐受窗，体现出那些有助于你成为最好的养育自我的需求。"

耐受窗脚本

该练习旨在鼓励养育者对自己的过高唤醒、过低唤醒和最佳唤醒状态进行跨脑半球的反思。向父母提供"你的耐受窗"讲义或一张像信一样三折的纸。同时准备好记号笔、黏土和橡皮泥。指导语如下。

为人父母是一项艰难的工作。你已经确定了当你处于最佳养育自我中的一些行为，以及当你脱离耐受窗时反应过度或反应不足的模式。

在中间的部分画出或创作一个象征物，代表最好的自我。通常包括情绪稳定，保持联结，能够给予和接受健康的沟通，同时你的创造性、回应能力和功能都处在良好状态。

在左边的部分创作一个象征物，代表你进入过高唤醒状态时的自己。这通常涉及过度反应。一些父母报告说，当他们进入过高唤醒状态时，脾气会比较急躁，感觉自己像在仓鼠转轮上跑，但无法把事情做好，抑或压力太大，无法思考。

在右侧的部分创作一个象征物，代表你进入过低唤醒状态时的情况。有些人会把这个状态描述为迟钝的、拖延的和回避的。

在养育者完成这部分工作时，保持好奇心并静静地关注。然后邀请父母介绍一下他们的象征物以及他们为什么选择这些象征物。在处理完这三个象征物后，指导语如下。

我们的目标是，作为养育者，能够意识到我们什么时候离开了最佳唤醒之窗（即我们感觉到的最好的自我），并尽快调整回来。接下来的练习将帮助你了解你需要什么，以更稳定地保持在最佳唤醒之窗内。

图 4.4　耐受窗脚本

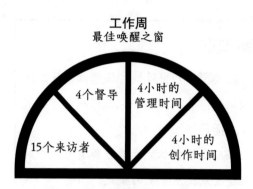

工作周
最佳唤醒之窗

4个督导

4小时的管理时间

15个来访者

4小时的创作时间

图 4.5　创作耐受窗：工作相关

我曾为我的工作生活创作了一扇耐受窗（见图 4.5），并且也为我的家庭生活创作了一扇耐受窗（见图 4.6）。每一扇窗都展示了让我能保持稳定状态的活动的平衡。你可以看到，在我为家庭所创作的耐受窗中，家庭时间对我来说是一个巨大的"锚"。

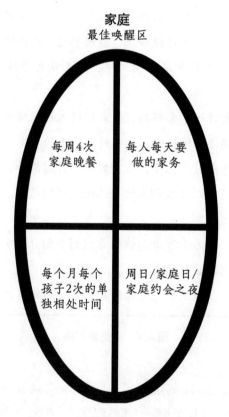

家庭
最佳唤醒区

每周4次家庭晚餐

每人每天要做的家务

每个月每个孩子2次的单独相处时间

周日/家庭日/家庭约会之夜

图 4.6　创作耐受窗：家庭相关

这些例子仅供参考。为父母提供这样的练习可以帮助他们明确表达自我关怀在实践中是什么样子的，同时强调父母可能完全缺失的东西。父母可以为生活的各个方面单独创作一扇耐受窗：家庭、工作、友谊、社区活动、爱好等。

你可能需要支持父母诚实地看待他们当前的生活节奏，并与他们认为的最佳生活节奏做比较。并提醒他们，如果没有愿景或目标，就很难知道发展方向。这些窗户只是我们将愿景描述出来的一种方式。

与父母讨论如何设定目标来获得更多的平衡和余地，从而在某个方向上取得进步，这也是有意义的。有的父母没有关于平衡或滋养的生活节奏是什么样子的脚本。我的工作最佳唤醒区是每周接待不超过 15 个来访者（我现在接待的来访者比这多得多）；每周做几节督导（我现在做的也比这多得多）；分配出不被打扰的时间来写笔记、检查我必须提供的法庭证词的记录，等等；每周有 4 小时的创作时间——这在现在感觉像白日梦。但是，明确了我要做什么，能帮助我拒绝额外的来访者，并对每周的创作时间设立边界以确保不被打扰。我们总归得从某个地方开始。"你需要什么来保持在耐受窗内？"（见图 4.7）可以在这个过程中帮助父母。父母填写好这份讲义后，你可以将"你需要什么来保持在最佳唤醒之窗内？"的空白窗户模板打印出来（见图 4.8）。这个练习旨在以平行过程的方式发挥作用，治疗师首先要自己探索这些概念，然后帮助父母探索这些概念，之后协助父母帮他们的孩子探索这些概念。为此，有创造性的治疗师可以通过提供比萨饼盒、布片、卡纸、管道清洁棒、手工棒、透明保鲜膜或其他透明材料作为窗玻璃和窗框，为整个活动添加趣味性。在某些情况下，这是一个丰富的活动，可以让家庭成员一起在一节治疗中完成。

你需要什么来保持在耐受窗内?

每天工作几小时对你来说最合适? _____

如果你的工作是预约制的, 每天接受多少次预约可以让你的生活和工作

保持平衡? _____

你为自己分配了多少管理时间? _____

你需要多少小时的睡眠? _____

你生活中的哪些人是你需要经常见到的? _____

你与爱人一起度过的高质量时间的最佳节奏是什么? _____

与你的每个孩子呢? _____

什么类型的时间? 什么类型的节奏? _____

你需要吃哪种食物? 吃这种食物的频率是? _____

哪种运动对你有益? 你做这种运动的频率是? _____

你在社交媒体上花多长时间? 这个时间合适吗? _____

你逃避现实生活的方式是什么? _____

你会做些什么来获得乐趣? _____

你是如何考虑自我关怀的? _____

你自我关怀的频率是? _____

你会用什么方式放下工作? _____

图 4.7　你需要什么?

你需要什么
来保持在最佳唤醒之窗内？

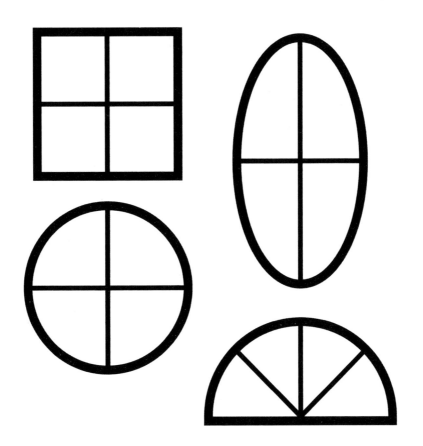

选择一扇窗户来代表你的家庭生活。在窗格中填写你每周想从事的各种家庭活动及需要的时间。你也可以用其他窗户来代表其他事情，如工作生活、浪漫的伴侣关系、休闲时间、社交生活和滋养性的个人实践。根据你的需要来增加或减少窗格。

图 4.8 创作属于你的最佳唤醒之窗

威胁等级评估

　　让父母参与儿童治疗的另一部分反思过程，是帮助父母更好地了解他们自身感知到的威胁等级。我常常出差做演讲。在路上，我经常在机场看到显示当前恐怖袭击威胁等级的屏幕。美国机场使用 5 级彩色编码系统来传达在特定时间飞行的危险程度。它被称为国土安全警报系统，以以下方式呈现威胁程度：表示最不可怕的编码是"低"（绿色），意味着恐怖袭击的风险很低；下一个级别是"小心"（蓝色），意味着风险程度一般；黄色标记为"较高"，代表"重大风险"；然后是"高"（橙色）；最令人害怕的级别是"严重"（红色）。在 2001 年 9 月 11 日之后的几年里，机场几乎一直保持着橙色的威胁等级，这提高了旅客的警惕性，也让旅客倍感疲倦。

　　我们的治疗师讨论了机场的威胁等级，并将其应用于养育活动。我们保留了表示等级的颜色，但用 5 分制取代文字编码。我们设计了空白的危险等级表，并常常在与父母的会谈中以及父母的工作坊中使用它。我们邀请父母反思他们的经历，并按照等级识别他们孩子的问题行为。请他们思考，孩子的哪些问题行为会威胁到他们的平衡或稳定？我们每个人所感知到的威胁和危险都是独特的。虽然儿童的"不尊重"行为属于一个笼统的范畴，许多父母可能认为孩子的不尊重是对他们地位的威胁，或者是他们无法控制局面的标志，但不尊重的形式各不相同，父母对此的反应程度也各不相同。一位家长可能把青少年的翻白眼行为看作极度不尊重。对这位家长来说，他的青少年孩子翻白眼可能会引起他一系列的沮丧感和严重的后果，因此他在威胁等级评估表上将此行为评为 5 级（见图 4.9）。其他父母会忽略翻白眼的行为——对这些父母来说该行为可能不算什么，但如果当青少年孩子要迟到时对每名家长来说，触发他们的行为各不相同。有的家长可能把他的青少年孩子翻白眼的行为视为等级1，表明他为此发脾气的风险很低，而有的家长可能把翻白眼的行为视为等级5，表明他很容易被这个行为触发。根据孩子的困难行为对你的平静状态的触发/威胁程度，将行为填写到对应的栏目中。

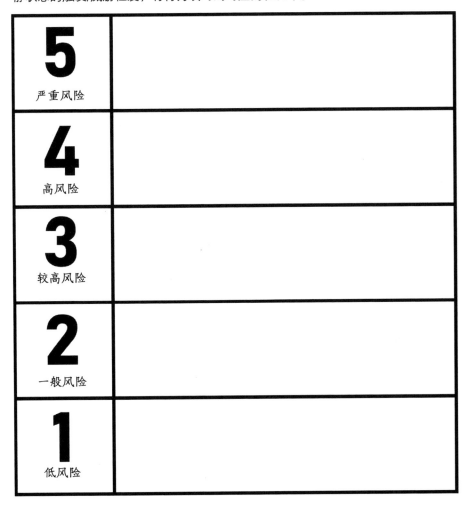

图 4.9　养育威胁等级评估

却没有发短信告知，可能父母就会将该行为评为 5 级。治疗师可以通过以下指导语引导父母思考："你孩子的哪些行为令你恼怒……即一种低级别的烦扰。你不喜欢它，但你可以轻松地接受它。"父母可能会回答，儿子把鞋子脱在客厅里，或者女儿在餐桌上做作业时弹舌头。治疗师接着问："你能找出一种对你来说更难处理的行为吗？面对这个行为你仍然可以保持冷静，但你不得不提醒自己保持冷静。"而最后一级的提示语是："你能否回忆起你真的发了脾气，说了后悔的话，或者自己表现得像个孩子的情况……那是因为发生了什么？你会如何描述让你失调的行为？"

　　帮助父母理解自己，是帮助他们更好地理解他们与孩子之间的关系以及如何回应孩子的第一步。我们始终对"关怀瀑布"予以重视，创伤游戏治疗师在自己的培训过程中体验过所有这些练习，然后再温柔地指导父母完成这些练习，以提高父母的自我意识。这种自我意识的提高有助于父母更好地理解他们自己的耐受窗，并在孩子让他们离开了自己的耐受窗时成为孩子更安全的抱持者。当父母更好地理解对于孩子的一些激烈行为所感知到的威胁程度时，他们便能更容易地对孩子的潜在需求保持好奇心。后续章节将在本章介绍的基础性内省的基础上，提供培养技能的练习。

第五章

帮助父母 SOOTHE

对共同调节策略的深入探索

治疗师在成长过程中会接触到许多关于改变的理论和帮助家庭治愈的模式。治疗受创伤儿童的临床治疗师需要一套技术来帮助来访者从其创伤内容中过滤掉情绪毒性。同时，他们也需要具备增强依恋关系的技术。我常常与其他临床治疗师讨论，孩子是需要先处理创伤事件还是先加强依恋关系。虽然这个问题没有唯一的答案，并且这无疑与"家庭系统可以抱持什么？"这一指导性问题有关，但是在创伤游戏治疗模型中，我们优先加强父母作为儿童治疗伙伴的作用，只要父母愿意，这就需要在处理创伤内容之前进行。我们将儿童当前的养育者视为其故事守护者，我们希望尽一切可能提高养育者抱持故事的能力，同时辅助地建立儿童来访者对养育者这方面能力的信任。本书的另一章将对扩展养育者的故事守护能力进行深入探讨；本章则重点阐述在儿童治疗中父母作为安抚伙伴和儿童生理上的共同调节者的角色。许多父母难以相信，当他们接受自己作为外部"调制解调器"或儿童经历的共同组织者的角色时，他们可以发挥多么积极的力量。

SOOTHE 是一套共同调节策略的缩写，这是我与范德比尔特儿童医院国际收养诊所的琳达·阿什福德（Linda Ashford）和当时田纳西州儿童监护示范中心主任帕蒂·范·艾斯（Patti van Eys）合作制订的一套策略。我们三人都参加了 2007 年由美国范德堡大学资助的一个试点项目。我们都在复杂的创伤系统中工作过，并致力于探索对于经历过多次养育中断且有严重外化行为问题的孩子的最佳实践方法。我们也都于辛辛那提儿童医院接受过亲子互动治疗（Parent-Child Interaction Therapy, PCIT）的培训，熟悉使用技术驱动和以行为为导向的方法来与这个群体工作。我自己深受基于依恋的干预措施的影响，强调父母作为共同调节者的作用。我们就我们的工作应该聚焦于行为还是聚焦于依恋展开辩论，在几次艰难的会议后，我们对此的回答是"是的，我们要持续聚焦于行为"……"是的，我们也要持续聚焦于依恋"。

我们宁愿将这两套技术都教给父母，也不愿意落下其中任何一种。于是，我们开始了 SOOTHE 的策略设计（Goodyear-Brown，2010）。后来，在围绕"父母该什么时候对孩子使用行为管理，什么时候使用 SOOTHE 策略？"这一问题设计应用标准时，我们面临着第二道难关。最后，我找到了一个具有指导性的方法，当养育者在为该选择行为管理还是共同调节策略而左右为难时，他们可以问自己：孩子现在是否在他的"选择心智（Choosing Mind）"状态中呢？

在做现场培训时，我常拿我的女儿麦迪逊（现年 14 岁）举例子。麦迪逊 3 岁时是个讨人喜爱的孩子，但她也很固执，而且有点焦虑，这可能会导致她失调。假想现在是星期五的早上 9 点。麦迪逊睡了个好觉，吃了顿健康的早餐。她现在处于调节状态，我们正在家里的备用房里玩手偶。现在是该出门的时候了，于是我对麦迪逊说："亲爱的，请穿上你的鞋子。我们该去商场了，然后我们要去公园。"她可能会马上穿鞋，但如果她非常磨蹭，或说"不"，或无视我继续玩耍，我就不得不问自己一个问题："她现在是否在选择心智状态中呢？"我回忆过去的 12 个小时，确定答案是"是的"。从马斯洛的需求层次理论来看，她所有的基本需求都得到了满足，休息得很好，与我保持联结且处于调节状态，而且在与我一起用手偶讲故事时有认知参与。于是，我准备给她两个选择。当我对有依恋问题或创伤史的儿童使用该干预方法时会进行调整，我会提供如下两个选择："你可以选择自己穿鞋，或者我帮你穿鞋。"这实际上是让孩子在独立完成行为和让养育者以某种方式提供支持之间做出选择。这种选择规则对寄养和收养孩子来说特别重要，因为他们正在学习去信任他们的养育者会在他们需要的时候提供帮助。而对于已经和我建立安全依恋的麦迪逊，我可能会说："你有两个选择。你可以选择迅速穿好鞋，或选择慢慢来——但如果你慢慢来，我们逛完商场就没有时间去公园玩了。"这时，麦迪逊如果立刻穿上鞋子，这对我们俩都有好处；如果她不穿，这对她来说仍然是很好的学习机会，因为当她在这两个选项中做选择时，她的思考大脑是激活的。她穿鞋磨蹭的自然行为结果就是没有时间在公园玩耍，这仍然是一次很好的学习机会。

让我们将其与下面的情景进行对比：我依旧和 3 岁的麦迪逊在一起，但现在是晚上 9 点，我们已经奔波了一整天，麦迪逊没有睡午觉，我们都没有好好吃饭，我也很累了。我说："麦迪逊，请穿上你的睡衣，该睡觉了。"她磨磨蹭蹭，说"不"，或者无视我。如果我坚持说："你有两个选择。你可以选择马上穿睡衣，或者今晚睡前不能读书。"那么我就是在阻碍她去做目标行为。她已经失去了自我调节的能力，她需要我离她更近一些，和她一起更有效地进行共同调节。在那种情况下，她不具备自主选择的能力。在实践中，当孩子处于压力中时，父母可能需要把儿童视为比他们实际年龄至少小 2 岁的孩子。在晚上 9 点，我打算把 3 岁的麦迪逊看作一个 1 岁孩子，而不是一个学龄前儿童。我要为她套上睡衣，然后说："我想起来你今天没有睡午觉……这真是漫长的一天。妈妈会帮助你——来，把一只脚放进去……好样的！现在把另一只脚放进去……棒极了！现在让我们依偎在一起。"当孩子因为疲惫、不堪重负、没吃饱、缺少拥抱或刺激过度而脱离选择心智状态时，父母要做的就是离他们近一些并为他们提供更强的结构。

SOOTHE 策略由一组共同调节技术组成，当孩子不在选择心智状态中时，这些技术的应用对父母来说至关重要。我将在后文详细解读这些策略，并提供一些具体的工具供父母在实践中应用，但首先让我们来看一下 SOOTHE 的每个字母所代表的含义：

S = 轻柔的语调和表情（Soft tone of voice and face）

O = 组织性（Organize）

O = 提供选择和出路（Offer choices and a way out）

T = 触摸和身体靠近（Touch and physical proximity）

H = 听见潜在的焦虑（Hear the underlying anxiety）

E = 结束并放手（End and let go）

在解释这些策略时，我总是喜欢先告诉大家学习这些内容不需要有多么专业的知识背景。事实上，这些技术中有许多可能是我们常常会用到的，但在需要时，能够有意识地把它们全部用好并不容易。父母通过与治疗师在治疗室进行现场练习，完成家庭作业，并将生活中的真实情景带到治疗室中与治疗师一起解决，他们在孩子情绪升级时使用这些共同调节策略的可能性会大大提高。

轻柔的语调和表情

要做到语调轻柔看似不费吹灰之力，但往往需要你带有很强的意识。当父母给了孩子一个指令，孩子提高声音说："不，我不要。"如果父母此时也跟着抬高声音说："不，你必须要！"那么父母将与孩子的情绪升级状态相匹配，情况只会升级，别无他法。然而，如果父母能让自己稳定，成为孩子的锚，父母才最有可能缓解孩子的压力。当然这并不意味着说话的声音要小到像说悄悄话一样，因为对于一些有性虐待史的来访者，说悄悄话实际上会触发他们的创伤。"成为孩子的锚"的想法对一些父母来说是非常有力量的。重要的是，我们不要低估象征和隐喻对父母和孩子的重要性。我曾与一位母亲工作过，她很难把自己看作一个更强大、更有力量、更智慧、更仁慈的人。当她的孩子开始情绪升级时，关于如何对孩子进行干预，她会陷入自我怀疑，不知所措。她一开始会好好地请孩子冷静下来，但当孩子的行为继续升级时，这位母亲最终还是会吼叫。她委婉地和我说过这种模式。有一天，我请她通过沙盘来展示他们之间升级的过程。然后，我提出了"成为孩子的锚"的想法，并请妈妈从沙盘架子上选择一个锚。当她找到与她产生共鸣的象征物后，她把它握在手里几秒钟。我请她握着锚，留意它在她手中的形状和它的重量。然后她把锚放在了沙盘里。第二周，当她回来时，她说："我不知道那是怎么回事。这一周，每当我想吼孩子的时候，我就会想起那天我握着那个锚，感受它的重量。我一直对自己说'成为这个锚'。"在接下来的治疗中，她说她一直在练习成为她女儿的锚。她说："我想，我需要看见它，从视觉上'吸收'它，然后我才能像锚一样沉静下来。"她学习知识的方式包括看见视觉符号和感受它的重量，这让她感到很惊讶，也启发了我，要把父母教练与父母的学习方式联系起来。

神经语言学研究表明，人们的学习方式有所不同。有些人最容易通过听觉学习（听）来吸收信息；有些人通过视觉学习（看概念的图解、清晰地看见讲课的人、跟随书面讲义，等等）；还有一些人需要有动觉参与，在他们感到完全有能力在考试中应用或背诵这些概念之前，他们需要亲身体验所学的概念。我在早期的文章中强调过通过所有这三种学习通道对儿童进行治疗性干预的重要性，但是为父母提供其他学习方式也同样重要。表达性艺术疗法就能为帮助父母吸收新信息和进行治疗性活动提供多种途径。当父母很难转变他们的模式时，从一种治疗媒介（如谈话）转移到另一种媒介（如书写、参考概念的图示，以及通过艺术或沙盘创作表示治疗重点的象征物），可以实现有力的转变。尤其是做沙盘相关的工作时，父母可以选择沙具来代表情绪、想法或似乎有问题的反应模式，然后他们开始移动这些沙盘中的沙具，将一个沙具移到另一个沙具旁边；将所有的沙具都从沙盘中移走；或加入额外的象征物来改变情绪、想法或反应模式。沙盘中沙具的三维移动可以帮助父母进行内部模式的转变，这正是我们希望给予父母的内在支持。

　　回到"成为孩子的锚"的想法，我鼓励父母让一切都慢下来——说实话，我们会做一些练习，让父母把脚分开与肩同宽，深呼吸，放慢他们的说话节奏，让他们的声音变得低沉。"成为孩子的锚"讲义（图 5.1）展现了这些技术。

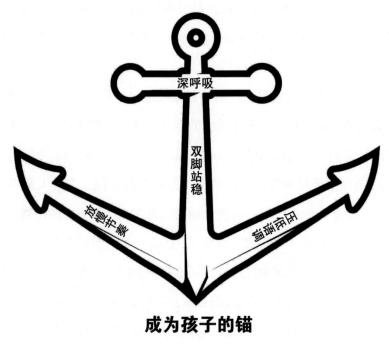

成为孩子的锚

图 5.1　如锚一般的父母

　　我常常让父母把自己想象成动物园里的一只大猩猩妈妈。你观察过大猩猩妈妈吗？她们有一种惊人的能力——在一片混乱中保持沉着。大猩猩宝宝可能会拉着她，跳到她背上，在简陋的房子里相互打闹追逐，但大猩猩妈妈只是躺在那儿，嘴里嚼着植物。什么都影响不了她……除非出现了真正的危险。一旦危险出现，她就会变得凶猛。在我最糟糕的那些时刻，当我就要对我养育的孩子失去耐心时，我会想象大猩猩妈妈的样子，这有助于我保持稳定。

　　有意地控制我们的语调比控制表情更容易。在我了解了塞斯·波拉克（Seth Pollak）的一些相当吸引人的研究（Fries & Pollak, 2004; Pollak, Cicchetti, Hornung, & Reed, 2000; Pollak & Sinha, 2002）之后，我在 SOOTHE 策略中增加了对柔和的表情的关注。塞斯·波拉克拍摄了一个女人做出她最恐惧的表情和最愤怒的表情的照片。然后，他在计算机程序中对这两张照片按百分比做了图像变换，最后得到了一系列含有不同比例的愤怒和恐惧的表情图片，包括 90% 愤怒和 10% 恐惧、70% 恐惧和 30% 愤怒的图片。接着，他向一组有创伤或焦虑的儿童和一组发育正常的儿童展示了整个系列的图片，在多次实验中，受创伤儿童总是比正常发育儿童更快地看到脸上的愤怒。如果我们对伴随创伤的过度警觉症状有丰富的了解，就能理解这项研究发现。大脑对可怕事物的神经生理反应就是对其进行编码，并持续搜寻它，以便在将来能够避免。愤怒的视觉呈现可能意味着更可怕的东西即将出现，比如被吼、被骂或身体伤害。这种不断扫描环境寻找危险的迹象的行为成了一种习惯。柔和的表情对寄养和收养父母来说可能尤其具有挑战性。

　　以伊丽莎白为例，她的 3 个亲生孩子已经成年。伊丽莎白和她的丈夫决定收养一个来自艰难处境的孩子。他们最终收养了罗尼，他是一个在家暴中长大的 9 岁男孩。在伊丽莎白成功养大她的几个亲生孩子的这 27 年中，每当情况变得紧张，她想尖叫或对孩子的行为做出过度反应时，她都会咬紧牙关。咬紧牙关对她来说很有用——她会一直咬紧牙关，直到她能重新控制自己的情绪，这能帮助她成功地调节来度过最艰难的时刻。罗尼有一些挑战性行为，当伊丽莎白需要调节时，她便会咬紧牙关。然而，在罗尼的第一个家里，他的亲生母亲在骂他是"自私的混蛋"和扇他耳光前，也会咬紧牙关。伊丽莎白不知道她咬紧牙关的行为对罗尼而言是一种触发机制。而一旦伊丽莎白明白她咬紧牙关会引发罗尼基于恐惧的警戒反应，她就能够找到另一种调节方式。这项工作的难点在于，有时临床治疗师能做的只有与父母一起探索，设法找出哪些面部表情可能滋长孩子的不安。

针对面部表情的工作需要细致和趣味性，在养育之家，临床治疗师有几种方法来进行这项工作。我们最简单的干预措施之一需要用到一面手持镜子和一些白板笔。这面手持镜子是我在旧货市场上找到的。它镶着金边，一面是普通镜子，另一面则有放大的作用。我们让父母拿着镜子，维持在能映照下他们的整张脸的位置上。然后我们把白板笔给孩子，请她在镜子上涂画，让父母的脸看起来像他们最生气的样子。孩子在镜子上画出的这些元素（镜子上白板笔的印记可以用纸巾迅速擦去）最后往往会使镜中父母的脸看起来很滑稽。这些幽默的元素能为关于父母和孩子如何对彼此做出反应的严肃对话增添一丝轻松（Franzini, 2001; Fox, 2016; Fry & Salameh, 1987; Garrick, 2005, 2014; Isen, 2003; Newman & Stone, 1996; Nezu, Nezu, & Blissett, 1988）。幽默是减少应激激素（通过增加催产素的释放；Kirsch et al., 2005）和改善身心健康（Berk, Felten, Tan, Bittman, & Westengard, 2001; Nasr, 2013; Overholser, 1992）的有效方法。共享幽默可以将人们联结起来，并帮助人们滴定式地处理难题（Fritz, Russek, & Dillon, 2017; Hasan & Hasan, 2009; Gladding & Drake, 2016; Goldin et al., 2006; Wild, Rodden, Grodd, & Ruch, 2003）。孩子给父母脸上添加的最常见的愤怒表情元素是一对愤怒的眉毛。

我们在养育之家还有假眉毛和假胡子，我们经常使用这些道具来进行关于 SOOTHE 策略的这部分父母培训。

在我自己家里，在一次关于我们用脸交流的谈话中，我 6 岁的女儿说："妈妈，我喜欢你闪亮的眼睛……但有时它们会变得像火一样红，我不喜欢你火红的眼睛。"孩子体验到父母面部表情所带来的情感影响后便会用话语表达出来。我们无法真的向孩子隐藏我们的身体状态，因为孩子能感觉到他们的安全老板当前是否可以接近。"面具活动"可以与父母单独进行，也可以与父母和孩子一起进行。我最喜欢的一种关于柔和表情的面具活动提示语是"把面具的外侧设计成你认为孩子在你生气时看到的你的表情"。等父母完成了这项任务后，我会提示说："设计面具的内侧，以展示你在做这个表情时内心的所有感受和想法。"同样，从围绕柔和表情概念的言语交流转向象征性工作，往往能帮助父母放慢速度，从而对可能被投射为愤怒的更脆弱的情绪产生好奇。即使孩子在身体上已经安全了一段时间，他们也可能很难体验到安全感。临床治疗师可以同时针对两个方面进行工作：（1）帮助父母更多地意识到自己的面部表情，并学会如何使表情变得柔和；（2）培养父母所照护的受创伤儿童在需要时寻求安慰的能力。与我一起工作的许多养父母，以及有着焦虑的亲生孩子的父母，都有在开车接孩子放学回家时陷入沉思的经历。当孩子明白寻求安慰是可以的，他可能会说："妈妈，你看起来很生气。你生气了吗？"有时他甚至会冒险问："你在生我的气吗？"我们训练父母以这样的方式回应："哦，孩子，谢谢你让我知道我的表情让你感到困惑。我现在一点儿也不生气。我只是在思考我正在努力解决的一个工作上的问题。"治疗师会和父母说很多关于构建健康的大脑所需的付出与回报式交流。然而，父母和治疗师都倾向于将这些交流集于言语沟通的形式。当婴儿微笑时，我们也回以微笑，这就是一种召唤和回应（serve-and-return）式的互动交流。我们大脑中的镜像神经元的作用就是在人际互动中产生共同的经验。因此，当父母微笑并且婴儿以微笑作为回应时，婴儿不是简单地反射性抬起嘴角（即字面意思上的收紧特定的肌肉以做出微笑的表情），而是很可能经历了多巴胺和催产素的激增，镜映了父母的神经化学体验。这时，父母和婴儿正在分享一种喜悦的体验。如果神经生物反应真的能以这种方式分享，在我们与情绪升级的儿童交流时，柔和的表情就具有更加重要的影响作用。我们的镜像神经元很可能会对他们的不安表情和内部状态做出反应，本能地与之相匹配。

我想起了几年前在养育之家等候室的一个故事。一位妈妈告诉我，她的 8 岁孩子在来治疗的路上大发脾气。这个孩子是妈妈在埃塞俄比亚收养的。这个小女孩蜷缩成一团，把脸紧紧贴在长椅的垫子上。我从旁边走近她，用轻柔的声音向她问好，然后说对她说："你的身体告诉我，你现在很难受。妈妈，你能帮助我了解发生了什么事情吗？"妈妈被激怒了，僵硬地坐着，咬牙切齿地和我讲述着。我听着，并逐步帮助妈妈去理解，她的女儿一直期待着能在租来的蹦蹦床上跳一跳，这是她课后的一个特别活动，直到她要被接走时才想起这次治疗的预约。当我讲述孩子可能会失望、困惑以及难以向妈妈表达这些感受的时候，孩子的姿势变得更放松了。我问小来访者是否愿意冒个险让我看看她的脸，她用力地摇头，仍然将脸埋在垫子里。然后我说："我会柔和地看着你。"她透过手指偷看我，这时妈妈哭了起来。在我与妈妈的下一次会谈中，妈妈谈到那一刻对她来说是多么的难忘，她在努力为女儿创造安全感的过程中，一直在反思自己的表情有多么冷酷或柔和。

当爸爸和妈妈是健康的、相互信任的合作型父母时（即他们真的喜欢对方且站在同一战线上），那么一些与柔和表情相关的工作可以由双方共同完成。我与之工作过的很多父母，都会拿对方生气时的一字眉来打趣。如果父母之间的关系是安全的，合作型父母可以成为反馈准确且有帮助的盟友，来帮助对方让表情变得柔和。

组织

SOOTHE 中的第一个"O"代表"组织"，包括组织孩子的外部环境和组织孩子的内部经验。在摄入性会谈中，我们经常要求父母描述孩子的晨间日常活动和（或）睡前日常活动。很多时候，当我们说出指导语"告诉我你们的睡前日常活动"时，总会换来父母的沉默，然后他们会说："你懂的，我们尽可能让孩子在 9 点左右睡觉。"这对我们来说是一个危险信号，因为这表明这个家庭在创建日常活动和执行日常作息方面比其他家庭需要更多的帮助。有时，父母和孩子之间缺乏良好的配合，可能是因为孩子很焦虑，而父母仅凭直觉行事。父母可以得到支持，为需要结构的孩子提供更多结构，我们能让它变得越有趣，对双方来说就越容易。有时，父母需要得到支持来进行反思，然后调整当前的早晚日常活动。当父母在会谈中告诉我们，早上的生活绝对是一团糟，我们就会开始帮助他们调整当前的晨间日常活动。

父母可能会解释说，孩子 7 点起床，边吃早餐边看电视，但到了该穿衣服和鞋子的时间时，孩子却不理会父母，或最后彻底崩溃。在这种情况下，也许只需要重新安排一下日程：先穿衣服、穿鞋；然后才可以边看电视边吃早餐。在一些家庭中，也许在晨间日常活动中不应该包含看电视或使用电子设备的时间。在另一些家庭中，只有当孩子背上书包上车后才能开始使用电子设备，比如在去学校的路上看两个有趣的小视频。一个帮助父母（或父母和孩子一起）安排日程表的有趣方法是为家庭创建一个个性化棋盘游戏。治疗师可以在一次会谈中协助家庭完成。棋盘游戏的空白模板可以帮到一些家庭，我们创建了一个从起床开始，到睡觉结束的棋盘模板（见图 5.2）。这份讲义可以根据需要

一起创建棋盘游戏

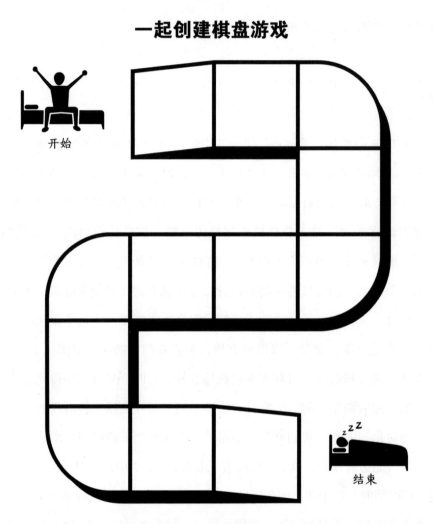

使用上面的棋盘游戏模板创建一份日程表。关于你的孩子的一天，从醒来到睡觉，在每个格子上用文字或图画来代表早餐、刷牙、阅读、屏幕时间，等等。如果可能，邀请你的孩子来帮忙创建它。好好享受给它涂上颜色的乐趣。

图 5.2　日程表的棋盘游戏模板

多次复印，在设计日程表时，孩子可以要一份自己的副本。当然，我们的目标是为孩子制订一份全家人（包括孩子）都能接受的个性化日程表。有些家庭会想一起创建一个他们自己的棋盘；有些家庭喜欢选择一个家里有的旧的棋盘游戏进行二次利用，如"滑梯与梯子（Chutes and Ladders）"或"对不起（Sorry）"。有些家庭希望在这些棋盘上列出他们一整天的日程安排，而有些家庭则只关注一天中最有问题的时段。图5.3是一个棋盘游戏，旨在帮助孩子完成晨间日常活动。

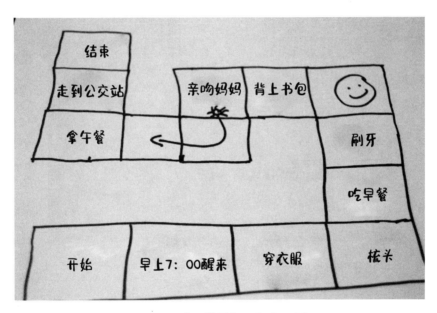

图5.3　孩子的晨间日程表示例

　　这项活动的另一个有趣部分是每个家庭成员可以设计他们自己的棋子。每个玩过"大富翁"的人都有偏爱的棋子（我最喜欢的是高顶礼帽），玩家之间还会争夺最受人觊觎的棋子。在养育之家，我们将家庭带入艺术室，艺术室的玻璃罐里陈列着各种材料，这些罐子的摆放位置刚好与孩子的视线齐平，其他摆放在柜子里的材料也能在父母的帮助下很容易拿到（见图 5.4）。在艺术室，我们让家庭成员使用任何可用的材料来创作他们自己的棋子。在这个过程中通常会出现一些有组织的混乱，整个游戏可以作为一种投射活动。协商哪个家庭成员设计哪种棋子是非常有启发性的，这既涉及家庭成员之间如何合作、决策或共享资源，也涉及每个家庭成员如何以棋子的形式呈现出他想表达和被看见的部分。

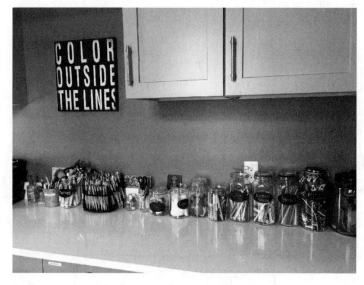

图 5.4　家庭的创作空间

制作棋子的提示语可以包括：

1. 家庭成员可以将自己的棋子设计成超级英雄；
2. 家庭成员可以选择一种动物来代表自己，并创作出这个象征物；
3. 每个家庭成员可以设计一种帽子作为自己的棋子，并创作出这个象征物。

以上探讨的棋盘游戏干预法，以一种有趣的方式，来帮助家庭将繁忙的家庭日程表或孩子的全天日程表的各个部分进行编码，以便为家庭提供支持。但很多时候，对于个别孩子，尤其是那些焦虑的孩子，需要一份能够提醒和陪伴他们一整天的日程表。对于另一些孩子来说，个性化的日程表对他们更有帮助。可以以多种方式来创建日程表，你可以在网上找到创建日程表的很多基础模板。我们还有成套的彩色人形活页本（见图 5.5）。当孩子很难

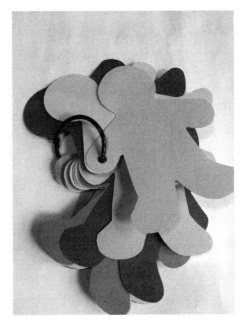

图 5.5　**便携日程表**

遵守日程安排时，我们就会用这种彩色人形活页本帮助她设计一份图片日程表，可以将其挂在她的书包上，如果需要甚至可以挂在她的裤衩上。

如果孩子有分离焦虑，那么这种有形的日程表可以作为孩子的过渡性客体，即使孩子在学校而父母在家，它也能帮助孩子与父母保持联结。我们在制作活页卡片的会谈中会请父母和孩子都参与进来。在这节治疗结束时，我们会给父母一些额外的人形卡片，父母可以在上面写上一些针对性的鼓励语，穿插放在活页日程表中，比如："你的上学时间已经过去一半了。坚持下去，你很棒！"或"还有 1 小时你就放学啦。放学后我去接你，我们可以依偎在一起！"或"迫不及待想见到你！"这些写有鼓励语的个性化卡片可以更换，给孩子带来新奇感，帮助他们维持对这种个性化图片日程表的兴趣。

新经验（最终的过渡）

另一个经常出现的问题，尤其对于养父母而言，是关于如何为孩子创造新经验。在养育之家，与我们工作的许多家庭都在国外收养了孩子。这些孩子可能来自艰难的处境，在那里他们能获得的资源很少。他们来到新的家庭中，住进豪华卧室，甚至还可能拥有一间设备齐全的游戏室或备用房。这些孩子的养父母往往还会为他们报名足球队或其他有组织的运动队，以便"给他们新经验"。问题是，孩子要想在团队中取得成功，需要磨炼多项技能。我想起一个 7 岁男孩，他在 3 岁时被外国家庭收养了。他有一些感觉加工问题，他在身体、认知、情绪和社会方面都发育迟缓，他在 7 岁时仍在玩你追我赶的游戏。他对第一次足球训练的反应是逃跑，跑回车里。他对他的第一场足球比赛的反应是装死，他以胎儿的姿势蜷缩在球队的长椅下，一动不动待了好一段时间。那么，要帮助一个因任何因素（早期忽视或虐待、胎儿时期接触毒素、神经发育障碍）而具有敏感的神经生理特质的孩子为加入足球队做准备，我们需要做些什么呢？这个孩子可能需要在电视上看一些足球比赛；可能需要戴上护腿板，在家里跑来跑去，以适应这种不舒服的新感觉所带来的不适感；可能需要穿上足球鞋，在前院走动，体验鞋钉扎入草地的感觉；可能需要学习比赛规则，认识教练，认识他的队友们，或者在体验足球训练之前，在前院和父母一起踢球——这需要对天气、教练、队友、球、规则和足球装备都进行探索。许多父母会认为这是小题大做，认为我们在提倡"婴儿式"育儿行为。然而，"自力更生的养育文化"对这个孩子来说可能才更加有害。不过，在某种程度上，我确实提倡"婴儿式"育儿行为——如果这种行为意味着回到孩子的早期发展阶段，让孩子体验他错过的经验，以提供他所需的神经连接脚手架，为扩大他的微观世界（其中就包括团队运动）做好准备。

在养育之家双向评估的过程中，常常会进行一项评估任务，这项任务是组织策略的另一个例子，也几乎是整个评估过程的高潮，我们称它为"成人独自离开房间1分钟"。它采用了马尔沙克互动法和治疗性游戏（Theraplay）评估工具（Booth & Jernberg, 2010），但其灵感的源头来自玛丽·安斯沃斯（Ainsworth & Bell, 1970）首次完成的陌生情境实验。我们观察了完成这项任务的数以千计的父母，他们离开房间的方式千差万别。其中我最喜欢的一种方式是这样的：一位母亲首先大声地把任务内容朗读出来（这种做法本身就提供了某种程度的结构），然后这位母亲在看到儿子表现出强烈的焦虑时说："我知道……我不在时你可以数到60，然后我就回来啦。"于是，这个焦虑的孩子紧张地按照妈妈的办法，开始大声数数。他用这种方式调节自己，同时，母亲在门口听着，在他数到60的时候回到了房间。这名来访者在面对没有妈妈在场和他共同组织的情况下，在游戏室里经历了一阵焦虑。他的妈妈正确地理解了他的恐慌，并给了他一个发展适宜的、有节奏的、有结构的任务（即大声数数）让他来完成，直到她回来。这是对任务的一种相当复杂的反应。有许多其他父母在看了卡片后，觉得似乎不应该告诉孩子卡片上的内容，于是他们编造了一个离开的理由，说他们需要上厕所或检查语音信箱。还有一些亲子无法完成这项任务；因为孩子会变得不高兴，紧紧抓着父母，而父母则选择留在房间里陪孩子。对于大多数亲子，父母能够成功地离开房间。然后事情会变得非常有趣。有些被留在房间的孩子会安静地坐在一个地方，假装治疗师不在房间里，等待父母回来，以此处理父母不在场的情况。另一些孩子的处理方式是立刻跳起来，请求玩某些玩具，并在父母不在时将治疗师作为另一个共同调节者来与之互动。还有一些孩子会跳起来，直接去玩玩具，但不会与房间里的治疗师互动。

在现场培训中，我经常播放一个视频片段：一个在 1 岁时从俄罗斯被收养的孩子和母亲一起来参加这项评估。当他的母亲离开房间时，他变得完全无法动弹，在僵住的状态下坐了整整 1 分钟，几乎无法呼吸。当他的母亲回来，用轻快的声音说："好了！我回来了！"的时候，我们看到他整个人瘫软了下来，做了妈妈离开房间后的第一个深呼吸。母亲继续用轻快的语调准备做下一个任务。她完全不知道孩子的状态，直到我们一起看了视频，她才知道她的突然离开对他产生了多大的影响。他失去了他的共同组织者，进入了一种麻痹的恐惧状态，直到她回来。讽刺的是，这对亲子来寻求治疗是因为担心这个 9 岁的孩子会变得多么失调。妈妈在看完视频后立即意识到，她的儿子需要她提供更多的结构，而不是减少给孩子的结构。当她以为自己在努力成为一个"好妈妈"时，其实她给孩子带来了频繁的不协调时刻。

当我们看埃德·特罗尼克的研究和面无表情实验时，我们看到当婴儿的父母停止向婴儿提供他们迫切需要的组织性临在时，婴儿会彻底失调。我发现在观看面无表情实验中母亲和孩子玩耍互动的片段时，我们不可能不笑。一台摄像机对准妈妈的脸，另一台摄像机对准宝宝的脸——两个画面通常以分屏的方式呈现在一个屏幕上，这样我们就可以同时观察到这两个画面。妈妈微笑，宝宝也会回以微笑。宝宝咕咕叫或发出清脆的笑声，妈妈也会做出反应，宝宝或匹配或无意地共同调节着与妈妈玩耍时的兴奋。然后研究人员告诉妈妈要收起她的情绪，保持面无表情的状态，这样她就不会向她的宝宝发出任何信号，无论是积极的还是消极的。

当妈妈突然没有回应的时候，婴儿会怎么做呢？好吧，首先宝宝会更努力地尝试拉回妈妈的注意，好像在说："哦，你分心了。让我重新吸引你的注意力——提醒你我是多么可爱、多么有趣的人。"宝宝更大声地咯咯笑，或发出更长的咕咕声，同时挥舞胳膊、蹬着腿。如果妈妈仍然没有反应，宝宝就开始失调了。他可能开始流口水，视线离开妈妈的脸，可能会盯着墙看。有些婴儿甚至会拉肚子，这是妈妈不再共同组织他们的体验所带来的强烈失调的反应。这让我们明白，完全没有反馈对婴儿来说是非常可怕的。因此，上文提到的那位妈妈需要一些帮助，来了解她每时每刻的反馈对她的儿子是多么重要。我理解当妈妈意识到她的超能力之一是与儿子一起共同组织时，她所体验到的那种惊讶。这个 9 岁的男孩直到 1 岁时才从俄罗斯来到她身边。他在子宫内的所有发育过程都经历着压力。他在一个巨大的大厅里和其他 30 个婴儿一起度过了他生命的第一年。只有他最大限度地去尝试吸引养育者的注意，才能使他获得一定程度的调谐。当 9 岁的他处于压力之下，包括在没有妈妈的情况下进入一个新空间的压力，他比其他那些在生命第一年里得到了调谐、滋养的照顾的 9 岁孩子更需要妈妈的共同组织。令人高兴的是，神经具有可塑性，在某种程度上，随着对早期错过的经验的重复获得，第一次得到他人安抚的神经通路会更深刻地建立起来，最终形成自我安抚的通路。

提供选择

父母在发出指令时，提供选择是一个相当标准化的结构。我首先要介绍两种构建双选程序的方法，因为我们还没有在书中完整地介绍这个概念，随后我们将探讨提供标准的双选程序对失调儿童可能无效的情况。大多数处于选择心智状态的儿童对一系列双选会有很好的反应。而那些早期生活艰难且仍在与养育者建立信任的儿童，会对下面这类双选程序做出积极反应：第一种选择是让他们自己穿鞋，第二种选择是在你的帮助下穿鞋。这组选择告诉我们，来自艰难处境的孩子在一段时间内可能需要更加依赖父母，并且需要父母和他们一起做困难的事情，以此来培养对父母的信任。对于那些有相当程度安全的依恋关系的孩子，无论如何他们都会从他们选择的结果中学习，所以让他们自己穿鞋或体验不穿鞋的自然后果都是合理的。最有可能的是，随着时间的推移，我们照顾的每个孩子都需要两种类型的选择提示组合：一种指令包含需要父母的一些支持才能完成的选项，另一种指令孩子当时可能根本不想完成。对于第一种情况，我们会指导父母抬起手，伸直两根手指（作为视觉提示）对孩子说："你有两个选择。你可以自己系上安全带，或者我帮你系上安全带。"有的孩子，尤其是学龄前儿童，有时会立即选择自己做，因为在这个阶段他们要"自己的事情自己做"。而对于第二种情况，我们仍然指导父母再次伸直两根手指，但这次说："你有两个选择。你可以选择把外套留在车上，你也可以选择穿上外套。但在我们看动物的时候，如果你觉得热，你就得自己拿着。"我们在父母会谈时会和父母坐在一起，处理孩子的激烈行为。我们通过决策树来帮助父母确定孩子是否处于他的选择心智状态。如果是，是否需要为孩子提供第二种情况的选择模式，即提供支持或给出自然或逻辑后果？父母要在"两个选择"讲义上写下可能出现的情况（见图 5.6）。我们还会打印有多个"两个选择"提示的讲义，将其给父母，让父母把它们剪下来，在一周内，当育儿遇到困难时使用这些提示（见图 5.7）。

那些习惯给出指令的父母，只等待一二秒就确认孩子还没有服从，然后迅速重复命令，那么他就会发现自己在不断重复做同样的事情。他们可能会给出四五次指令，每次都变得越来越沮丧，然后勃然大怒，施加不相称的后果。因此，我们给父母的另一个指示是用语言和手势提供两个选择，然后以好奇的姿势等待，等他们在脑中数到 5（也是亲子互动治疗所建议的），再做进一步的事情。有些孩子只需要几秒就能服从，一旦孩子选择了服从，

两个选择：

聚焦于增强依恋和建立信任时

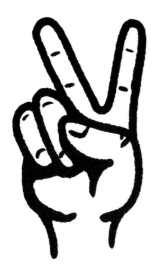

你可以选择去＿＿＿＿＿＿＿，
或选择我帮助你完成它。

　　第一个选择是做你要求做的事情。另一个选择是在你的某种支持下完成这件事。

两个选择：

聚焦于学习选择好的后果时

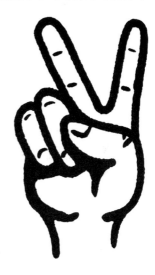

你可以选择去＿＿＿＿＿＿＿，
或＿＿＿＿＿＿＿＿＿＿＿＿。

　　第一个选择是做你要求做的事情。另一个选择是不做这件事带来的自然后果。

图 5.6　两个选择讲义

两个选择:
聚焦于增强依恋和建立信任时

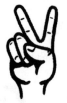

你可以选择去_____,
或选择我帮助你完成它。

两个选择:
聚焦于学习选择好的后果时

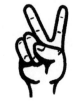

你可以选择去_____,
或_____。

两个选择:
聚焦于增强依恋和
建立信任时

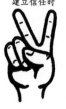

你可以选择去_____,
或选择我帮助你完成它。

两个选择:
聚焦于学习选择好的后果时

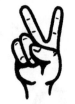

你可以选择去_____,
或_____。

两个选择:
聚焦于增强依恋和建立信任时

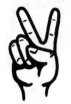

你可以选择去_____,
或选择我帮助你完成它。

两个选择:
聚焦于学习选择好的后果时

你可以选择去_____,
或_____。

两个选择:
聚焦于增强依恋和
建立信任时

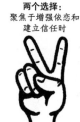

你可以选择去_____,
或选择我帮助你完成它。

两个选择:
聚焦于学习选择好的后果时

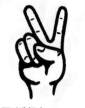

你可以选择去_____,
或_____。

两个选择:
聚焦于增强依恋和建立信任时

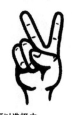

你可以选择去_____,
或选择我帮助你完成它。

两个选择:
聚焦于学习选择好的后果时

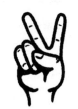

你可以选择去_____,
或_____。

两个选择:
聚焦于增强依恋和
建立信任时

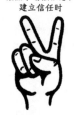

你可以选择去_____,
或选择我帮助你完成它。

两个选择:
聚焦于学习选择好的后果时

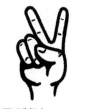

你可以选择去_____,
或_____。

图 5.7 两个选择家庭作业讲义

要感谢她做出一种让大家都欣赏的选择。

亲子互动治疗是一种双向治疗方法。该疗法训练父母发出良好指令并使用双选的管教程序（Hembree-Kigin & McNeil，2013），支持在提供选择时使用手势线索。梅拉比安（Mehrabian）做了两项关于沟通的独立研究，并得出了一些惊人的数据。我们的沟通只有 7% 是由言语内容组成的。哇，只有 7%。亲子互动治疗为父母提供了一份工作表，名为"给出好的指令"。它把向孩子传达指令分解为大约 11 个步骤。这些步骤包括一次只发出一个指令、使指令具体化、积极地描述以及保持礼貌等内容。另外 93% 的沟通包括身体语言（55%）和语调（38%）。现在我们知道，你说话的内容并不如你说话的方式重要。这就是为什么需要用中性的语调来传达指示。从创伤知情的角度来看，即使是以严厉的语气发出的温和指令，也会使容易失调的儿童的基于恐惧的大脑进入警惕状态，并对他的服从性产生消极影响。它甚至会对受创伤儿童的生理机能产生影响，导致副交感神经的崩溃，或刺激交感神经，使心率加快、血压升高或皮质醇释放增多。

在我为养育夏令营培训 20 名志愿者成为儿童的共同调节者时，我会教他们当说"你有两个选择"时，要伸出两根手指。因为我们 55% 的交流是非言语的，使用手势提示可以大大增强你说话的力量，同时也给了孩子一个视觉注意的焦点。此外，手势能帮助给出选择的父母或临床治疗师更有组织性，并且（这只有我们知道）先做出手势让大人有了片刻的喘息时间来决定这两个选择应该是什么！我们有一位经验丰富的同事，也是一位资深的咨询师，她坦言说使用双选程序对她来说是一种挑战。她说，当她举起两根手指，说"你有两个选择"时，她的大脑会尖叫："该死，这两个选择到底是什么？"这种感受在同事间引起了强烈的共鸣，以至我们为此制作了 T 恤衫。正面是"你有两个选择"的提示，背面是"它们到底是什么？"。不过，重要的是要记住，父母正在学习一种新的沟通方式，有时会与不愿意遵从指令的孩子处于应激情境下。图 5.8 中的漫画可以与父母分享，以幽默的方式承认，我们经常一边操作一边在想这两个选择应该是什么。

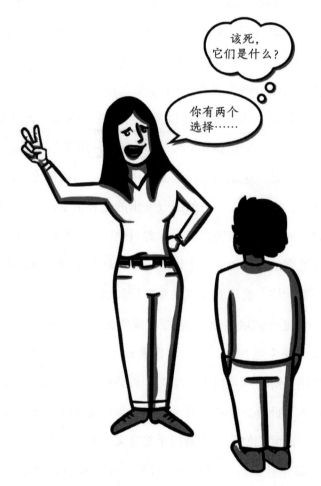

图 5.8　两个选择：它们到底是什么？

　　然而，有时候，两个选择也还是太多。以我自己家的情况为例。在我的大儿子 7 岁时，我每周有 3 天时间在家里自己教育他，而在我去见来访者的 2 天里，会把他送去家庭教育合作社①。他是一个很焦虑的孩子（我在编写"忧虑战争"课程时就是以他为原型的）。有一天我的治疗工作提前结束，我想早点去学校接他，并带他出去度过一段特别的亲子时光，这一定很有趣。我在放学前半小时出现在学校，这让他有些慌乱，因为他没有时间按照课堂惯例来收拾书包。不过，他还是振作起来，当我们上了车，等他系好安全带，我转过身来，眼中充满了兴奋，对他说："你猜怎么着？你和我今天有一个超级特别的约会。我们可以去看新上映的《牙仙》（*Tooth Fairy*）电影，也可以去打保龄球。你更想做什么？"这个选择就像地球那么重，压在他小小的肩膀上。整整 45 分钟，他都在以这种方式纠结该做哪个选择："好吧，如果我们去看电影，但电影不那么好看，我们就错过了去打保龄球的机会。但如果我们去打保龄球，而我打得不是很好，我们就错过了看电影的机会。"我给了他两个选择，但实际上，与我一来就直接告诉他某个计划相比，我让他承受了更多的压力。公平起见，我们还是会花大概 15 分钟进行调节，在这段调节时间里，他要接受今天在时间安排上的变化，因为就算这个变化带来了新的、让人感到兴奋的体验，它也还是变化。这个故事告诉我们，在某些情况下，只提供一个选择才是最能安抚孩子的策略，并且要允许孩子花时间去调节适应。

　　对一些儿童来说，尤其是那些有着大量童年期不良经历的儿童，还有一种情况也会导致他们的失调。前面我们提到过早期创伤会影响我们的爬行动物脑干、间脑以及边缘脑的功能，并有可能损害低级脑区脚手架的完整

---

① 英文为 homeschool co-op，一种由几个家庭以实现某种教育目标而组成的团体。——译者注

性，因为低级脑区对执行功能技能（比如决策）具有支持作用。当没有足够的神经脚手架的儿童被要求在数量庞大的选项中做选择时，他们的唤醒系统可能会使他们进入战斗、逃跑和僵住反应或瘫倒状态。丹尼就属于这种情况。丹尼在他生命的头 4 年里忍受着性虐待、身体虐待和严重的忽视。于是他被带离自己的亲生家庭，并被安置在现在的养母家里。为了给丹尼提供健康的经验，养母为他非常努力地做着相关工作。渐渐地，丹尼和养母在建立安全和信任的关系上取得了很大的进步，并且丹尼最糟糕的行为已经显著改善。妈妈报告说，丹尼每个月只有一两次"全盘崩溃"。我请她收集一些关于这些行为发生的时间、地点的基线数据。在下一次会谈中，她略带自嘲地笑着说："我想我明白了。丹尼的崩溃主要发生在我们每周一次去沃尔玛超市采购杂货时。"妈妈解释说，她一直在执行我们一起练习过的所有策略。逛超市时，妈妈让丹尼靠近着她，给他明确的小任务，当丹尼拿着一盒麦片或一罐汤回来时，她为丹尼的帮助感到高兴。在一次非常成功的、长达 1 小时的购物之旅结束时，妈妈会说："既然你帮了我这么多忙，我们就去糖果区逛逛吧。"然后他们走到糖果货架，妈妈会邀请丹尼从众多糖果中挑选一种糖果。有一天，出于好奇，我数了数沃尔玛超市糖果区的货架上有多少种糖果，至少有 50 种。妈妈没有意识到，在购物时，丹尼在明亮的灯光、嘈杂的噪音和过度刺激的环境中穿梭的那 1 小时，已经耗尽了他所有的执行功能能力……然后还要求他在不缩小选择范围的情况下做出一个对他来说非常重大的选择，这超出了他对压力的耐受窗。有一次，这个选择对丹尼来说太难以承受了，以致他以胎儿的姿势蜷缩在最低的一层货架上，妈妈花了大约 15 分钟才让他出来。

我们意识到丹尼的问题所在后，简单地对他执行功能的使用模式进行了调整。妈妈会在去商店的路上与儿子交谈，让他在他最喜欢的几种糖果中做出选择。这样在他们进入超市之前，就已经做出了认知上的选择，等他一走进商店，就可以把好时巧克力或里斯巧克力放进口袋里。他可以在购物过程中的任何时候通过触摸口袋里的糖果来让自己稳定，当他们开始排队结账时，他就可以吃糖果了，他们会扫描包装纸来付款。选择太多还是太少？临床治疗师作为前来接受治疗的孩子的需求的共同探索者，为孩子设计健康的参数，以继续发展他们对压力的耐受窗，而不是把孩子推进过高或过低的唤醒状态。

提供出路

在 SOOTHE 策略中另一个 O 的含义是我们如何为陷入战斗、逃跑或僵住反应的儿童"提供出路"。我常常会播放另一个视频来讲解这个概念。马尔沙克互动法的另一项任务是这样的："成人和孩子互相涂抹乳液"。孩子不愿意让父母涂抹乳液有许多原因，包括感官敏感性、亲密关系问题、感觉这个任务太幼稚了。然而，观察父母和孩子如何一起应对这种不适，才是我们真正要学习的内容，至少对于希望在这个家庭系统中进行干预的临床治疗师来说是这样的。我之前分享过一个小故事，一位母亲在她需要离开时，让她的高度焦虑的孩子大声数数，直到她回来，以此来组织孩子在游戏室的体验。这名小来访者也不愿意涂抹乳液。下面是他与他妈妈围绕这项任务进行互动的记录。

妈妈：你想把润肤乳涂在哪里？

保罗：（皱着眉，声音中带着挑战）头发！

妈妈：（笑）不行……（同时双手揉搓着乳液使其变暖）我可以在你

的皮肤上涂一些吗？

保罗：（用尖锐、烦躁的声音说）不——

妈妈：你不喜欢这样？

保罗：（使劲地摇头表示"不喜欢"。）

妈妈：在你的皮……身体的任何地方都可以，你愿意涂一点吗？

保罗：不！只可以涂我的头发。

妈妈：（把乳液擦到自己的皮肤上）好吧，但我不能把润肤乳涂在你的头发上，而且你知道吗，我记得你不喜欢润肤乳的。可以让我把这些快快地擦一下吗（把乳液完全擦在自己的手臂上）？这样可以吗？现在我的手上没有任何乳液了。那么，我可以只揉一下你的背吗？

保罗：（怀疑地看着，微微摇头表示"不行"。）

妈妈：我只给你揉背，我们可以假装有乳液。这样你愿意吗？

[保罗向她走去，把背转向她，但是当她触摸他时，他用惊恐的语气说"不！"。妈妈安抚他说："我的手上没有东西。也完全不油腻——所以我可以直接揉你的背。"保罗允许妈妈揉他的背，尽管他的表情仍然很紧张。]

妈妈：揉你的背……然后在我给你揉1分钟的背之后，或许你可以在我身上涂一些润肤乳。这样感觉好吗（她的声音充满了滋养）？你还有哪里想揉一下的吗？

保罗：（小声说）只有背。

妈妈：（小声回应）只用揉背就好？（继续小声说）你想躺下吗，这样你可以舒服些？

保罗：（在她腿上躺了几秒钟后）现在我可以给你涂一些。

在现场培训中播放这个视频片段时，现场的反响有时好坏参半。行为主义取向的临床治疗师经常说："呃，她根本没有让他完成这个任务。她对他完全听之任之。"我总是为这种回应感到困惑，因为在这个片段里，整个互动的过程感觉就像一个作为安全老板的母亲对她的高度焦虑和失调的孩子进行了真正调谐的共同调节。如果这个母亲坚持要把润肤乳涂在孩子的手臂或手上，孩子可能会陷入完全崩溃的状态。她感觉到他多么接近崩溃的边缘了，于是说："我记得你不喜欢润肤乳的。""我记得你"是一个有力的转折。她在向他传达，她是他的故事守护者——她比其他人更了解他。她知道他喜欢什么，不喜欢什么。她能理解那声苦苦挣扎的"不！"，并找到解决问题的办法；她为他提供了一条出路。我认为这是一个非常有魅力的例子，展现了妈妈作为孩子的共同调节者的能力。

当我们照顾的孩子双臂交叉说："不，我不要！！"的时候，我们可以戴上"超级父母"护目镜，在这个叛逆的时刻，我们可以看到，孩子陷入了近 2 米深的土洞里（见图 5.9），如果没有大人的帮助，孩子没有办法出去。

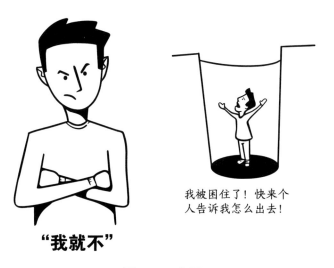

"我就不"

我被困住了！快来个人告诉我怎么出去！

图 5.9　2 米深

有个孩子在回忆最近一周让自己"陷入土洞"的行为时,在沙盘上用四面墙把这个小小的挖掘者围了起来,这些墙和挖掘者一样高(见图5.10)。孩子接着说,他感觉自己只是不断地把这个洞弄得更深。

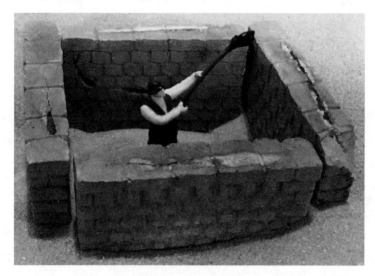

图 5.10 在一个洞里

在这些困难时刻,孩子需要大人向洞里扔一架梯子或建造楼梯。因为儿童或青少年无法自己把自己从洞里拉出来,他们需要安全老板的帮助。你是否记得在童年时期做过那样一些把自己牢牢困住的决断?我清楚地记得,在我青春期的时候,曾三番五次用尖刻无礼的行为对待我的母亲。我还记得她说:"你为什么就不能道个歉?"而我却固守着"不",导致找不到任何出路。我不知道我为什么不能道歉,我就是做不到。当保罗完全陷入对润肤乳的"不"中时,他的母亲找到了一个解决方法。她首先把自己设定为保罗的故事守护者,然后从这个角色出发,提供了另一条通往同一个目的地的道路。所以,我们该如何解救"陷入土洞"的孩子?安全老板会抛下一架梯子。因为挖洞的孩子无法自行爬出来，他需要安全老板提供一条出路（见图 5.11）。而我们则要与父母合作，来确定哪些替代性方法可以作为孩子的出路。

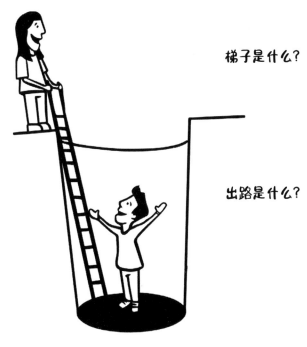

梯子是什么？

出路是什么？

图 5.11　出路是什么？

触摸和身体靠近

你们中的许多人或许都看过一对双胞胎早产儿的标志性照片[1]，这对双胞胎姐妹改变了新生儿的护理方式。20 世纪 70 年代，一对双胞胎女孩在美国马萨诸塞州中部医疗中心早产了 12 周。当时没有把双胞胎放在同一个保

---

[1]　照片名叫《拯救的拥抱》，照片中一个婴儿用左臂搂住了自己的双胞胎姐妹。——译者注

温箱中进行护理的规定，所以这对新生儿被分别放进了单独的保温箱中。其中一个婴儿表现良好，但另一个婴儿有调节困难。她的心率和体温都不稳定，而且她的生命体征在减弱。当时负责新生儿重症监护室的护士打破规定，她完全是出于本能，将两姐妹中更强壮的姐姐与她的妹妹放在同一个保温箱里。几乎是第一时间，姐姐用自己的手臂搂住了她的妹妹，在几分钟内，妹妹的生命体征开始恢复正常。触摸。联结。这是比经验、教育，甚至意识更原始的需求。

触摸是一个非常好的调节工具，尤其当儿童是感觉寻求型的并能从更多的感觉输入中受益时。虽然作为治疗师的我们可以为儿童提供涉及触摸的疗愈性经验，但是，增加父母和儿童之间健康的疗愈性触摸，可以增强他们之间最重要的依恋关系，同时减轻临床治疗师对触摸儿童可能面临的不当行为风险的担忧。我经常在关于儿童虐待的会议上发言。来参加这些会议的有执法部门、儿童服务部工作人员、司法访谈者、法官和儿童治疗师，他们都是为经历过性虐待、身体虐待或严重忽视的儿童提供服务的。当我在这些会议上刚开始发言时，听众中总会有人举手询问关于以任何方式触摸遭受性虐待的儿童会使其再次受创伤的风险。我欢迎这样的问题，因为它给了我一个机会开始转变我们援助社区的模式。对这个问题简短的回答是：我不知道有谁比遭受性虐待的孩子更需要良性、安全、滋养的触摸。如果儿童接受的只有具有性意味的触摸这一种，正如那些被性虐待和被忽视的孩子一样，这个孩子不太可能发展分辨能力来辨别良好、安全、滋养的触摸和不当触摸。我们把这种辨别力称为"脑中的警铃"或"肚子里的提示按钮"（Goodyear-Brown, 2013）。那些接受过大量良好、安全、滋养的触摸的孩子有一个"提示按钮"，当触摸的边界被侵犯时，他们会意识到不舒服的感觉。

当我最初遇到这种现象时，即对号入座地把触摸视为与受创伤儿童工作的危险做法，我就在寻找一个隐喻来帮助转变这种专业范式。我得感谢一位美国联邦调查局特工，是他给了我现在使用的这个隐喻的灵感。在一次多学科研讨会上，我坐在他旁边；他完成了几次有关人口贩卖的卧底诱捕行动。我们详细地谈论了这个问题，然后我问了他关于假币的问题，这是我一直都很感兴趣的话题。我问道："所以联邦调查局特工是如何保持对新型假币的了解的？你们会有关于每一种新型假币的研讨会吗？是否会有人向所有特工发送电子邮件，附上被发现的假币的图片？"他对我笑了一下，说："不，事实上，我们没有花任何时间在假币上。在我们的培训中，所有的时间都花在真正的钞票上。我们把它们对着灯光仔细观察，感受它们在手中的重量，甚至品尝它们的味道。我们对真钞非常熟悉，所以当我们遇到假币时，我们就能知道那是假的。"你是否听出了这种识别假币的训练和训练儿童识别"假冒"触摸之间的相似之处？如果孩子有很多很多健康的触摸经验，当他们感觉到"假冒"触摸时，他们就能识别出来。

有充分的文献能证明健康的触摸对儿童的健康发展是有好处的（Courtney, 2014; Dunbar, 2010; Field, Diego, & Hernandez-Reif, 2007; Field et al., 1986, 2019），但许多临床治疗师对于在治疗中是否使用触摸而犹豫不决（McKinney & Kempson, 2012）。触摸对于促进依恋（Bowlby, 1969, 1988），对于从共同调节到自我调节（Feldman & Eidelman, 2007），对于发展界限，以及对于学习自己的身体和他人的身体的界限都是非常重要的。我知道以下描述可能过于简单，但对于我们培训的大多数父母和教师来说，这是一个很好的起点。我们会向他们展示一个处于暴怒状态的孩子的图像，然后说："这就是皮质醇。"我们继续解释说，当儿童处于强烈的痛苦中时，皮质醇这种压力激素会大量释放到他们的身体里。接下来，我们会展示一张两只黑猩猩依偎在一起的照片，说："如果刚才那是皮质醇，这就是催产素。"我们继续解释，催产素是联结的化学物质。当母亲为婴儿哺乳的时候，催产素会在这对母亲和婴儿的大脑中释放。催产素也会通过其他形式的滋养性触摸、幽默和游戏而释放。如果大量释放的皮质醇对儿童的发展系统是有毒的，催产素就是解药……或者至少是解药的一部分（Thompson, Callaghan, Hunt, Cornish, & McGregor, 2007; Uvnäs-Moberg & Francis, 2003）。我经常把这与游戏室联系起来，把设备齐全的游戏室和调谐的游戏治疗师称为神经化学的"拳击台"。当与父母一起工作时，我们希望他们理解他们自己作为养育者所拥有的超能力，因此他们可以利用滋养性触摸所提供的"美味的神经化学鸡尾酒"来帮助调节和联结。

触摸也可以为需要集中认知能量的孩子提供重要的"锚"。我在前文提到过养育夏令营，这是我们团队为高度失调的收养儿童及其父母提供集中训练的日间夏令营。我们对我们的伙伴和准伙伴都进行了培训，来与他们所照顾的孩子的需求相调谐。这些孩子的内部混乱和他们所产生的激烈行为要求我们将这一周的工作重点聚焦于加强调节和联结。我并不期望孩子能够长时间地集中注意力，因为我们正一同努力在他们的爬行动物脑和边缘脑中铺设新的和更深的神经通路。我们的工作重点不在思考大脑或执行功能上。在养育夏令营的前两天，我甚至都不会尝试给成员们读一本书，但在第三天，我决定开始读《你是怎么剥皮的？》（*How Are You Peeling*）①这本书。我做好了充分的准备，在读前几页的时候就被孩子的失调行为打断，这时候我准备说："你们的身体告诉我，你们需要动起来！"但事实上，我读了前 3 页，然后继续读了下去。最后我读完了这本书，对所发生的事情感到有点目瞪口呆——直到我看到了一张此次读书会的照片。请看图 5.12，看看你能否找出

---

① 一本关于情绪的绘本。——译者注

图中 3 个孩子的共同点。你看到了什么？

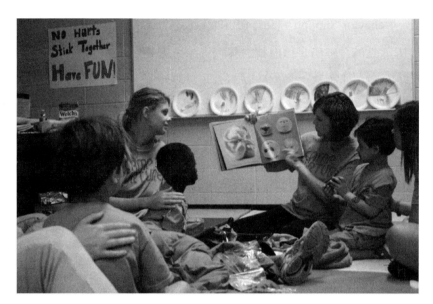

图 5.12　通过支持性触摸来帮助孩子稳定

　　每个伙伴的手都放在了她负责的孩子的背上。我对伙伴们进行过许多培训，但从未提过："在讲故事的时候一定要把你的手放在孩子背上。"我从来没想到过要鼓励这样的做法。我只是教他们如何与他们所照顾的孩子的需要相调谐。似乎对于这 3 个孩子来说，他们需要触摸的支持，来激活他们的认知能力，使他们能专注于故事。

　　另外，我们有时会用身体靠近来代替触摸，因为虽然许多儿童能通过触摸来获得稳定或调节，但仍有一部分儿童在被触摸时会被触发或升级，尤其是当他们已经感到警戒或受到威胁时。因此，在我们做临床评估时很重要的一点，是思考触摸在什么时候能发挥作用，在什么时候会阻碍治疗，这两种情况之间的微妙差别是什么？当我在纳什维尔的学校工作时，我为有行为爆发问题的儿童进行了多项"功能行为评估（Functional Behavior Assessments, FBAs）"，从而因人而异地为他们制订"积极行为支持计划（Positive Behavior Support Plans, PBSPs）"。在许多情况下，这些孩子大多在家里经历过或仍在经历身体虐待、体罚或家庭暴力。德里克是一个7岁的二年级学生，脾气非常暴躁，经常在教室里惹是生非，我为他进行了功能行为评估。当你阅读下面一系列事件时，你会发现老师不断地做出了使情况进一步恶化的选择。一天早上，德里克和班里的其他同学一起参加拼写考试。他的老师罗斯小姐正坐在教室前面的讲桌前，她发现德里克在作弊。于是，她当着全班同学的面把他叫到教室前面，用尖锐的声音说道："德里克，我看到你作弊了。请把你的试卷扔掉。"她在做什么？她在让情况进一步恶化。谁掌管着成绩簿呢？是她。她本可以简单地选择不记录德里克的成绩，但她却让他在同学面前难堪。德里克站起来，慢慢地穿过教室走向垃圾桶，然后拿着试卷在垃圾桶上晃悠，用一脸"你要逼我这么做吗？"的表情看着老师。罗斯小姐站起来，走到他面前。她在做什么？她在使情况恶化。她脸上带着僵硬的微笑说："我说了，请你把试卷放到垃圾桶里。"德里克又站着看了她几秒钟。后来老师报告说，她"轻轻地"把手放在他的背上，"帮助他"扔掉了试卷。德里克转过身来，举起了拳头。他并没有打她，我认为对于我的来访者来说，他已经表现出了非凡的克制力。然后老师把他放倒了，对他进行了全身束缚。他被停了10天课，在停课的正式听证会上，学校认真考虑了开除他并让他明年重读二年级的可能性。然而，当我们一起看功能行为评估报告时，可以看到一条明确的建议：这名学生在接受纪律处分时不能被触碰。也就是说，当德里克处于调节状态时，并没有禁止管教者与他击掌、碰拳和拥抱，甚至这些触碰行为还会得到鼓励。但在作弊事件中，德里克的杏仁核已经处于警惕状态。这本就是一次紧张情况的升级。而在这种情况下，对他背部的"轻柔触摸"再次引发了升级。

当知道身体触摸是一个触发因素时，依恋对象仍然可以保持身体上的靠近，作为一种在儿童需要时带来调节和关注的方式，以此保持亲近。比如，当老师在教室里上社会研究课时，有两个学生在互相说着悄悄话。老师可以选择停下正在讲的内容，对他们说："嘿，你们这些家伙，眼睛看着我。请专心点。"她可能不得不停下来好几次，打断她自己和其他学生上课的注意力。但如果她慢慢地走近那两个说悄悄话的孩子，边走边讲课，直到她的身体靠近他们的桌子，她身体的接近很可能会打断这两个男孩的悄悄话，让他们重新专心上课，而她甚至都不用看他们。

听见潜在的焦虑

SOOTHE 缩写中的"H"指"听见潜在的焦虑"。当儿童的焦虑情绪加剧时，他们往往会努力控制自己。当然，许多接受治疗的儿童在进入治疗时都带有控制基础。当被要求做一些让他们焦虑的事情时，他们可能会回答"不！"，这表面上听起来像一种挑战。然而，往往有一条"焦虑河流"暗藏在该行为之下。更强大、更有力量、更智慧、更仁慈的父母总是在努力辨别孩子什么时候是出于意志说"不"，什么时候是把说"不"作为一种应对潜在焦虑的方式。要辨别这一点并不容易。假设你正照顾着两个孩子。他们已经脱下鞋子，一起在备用房里嬉戏玩耍。到了该走的时候，你对他们说："嘿，该穿鞋了。"他们都说"不"。其中一个孩子说"不"可能仅仅是因为他不想停止游戏。另一个孩子的心声可能是："我还不会系鞋带，尝试着系鞋带让我觉得自己很无能。"如果你能够听见他潜在的焦虑，就可以利用这个时刻来巩固你作为安全老板和孩子的故事守护者的地位，你可以这样和孩子说："我记得你还在学习系鞋带。请把你的鞋子先穿上吧，我来帮你系。"

父母经常被教导，他们给出一个指示或指令后，无论如何都要将其贯彻到底。然而事实并非如此。多年来，我一直尝试想出一个隐喻来帮助父母转变他们的这种模式。我想，这需要我们成为优秀的环境评估者——换句话说，这需要我们成为优秀的领导者——能够认识到我们所下的指令对孩子当前的状态来说确实太多或太难了。最近，有人向我推荐了一个叫"位智（Waze）"的应用程序。这个应用程序非常厉害，因为它时刻监控着交通模式，所以很快就流行了起来。作为一名司机，我有一个要到达的目的地和好几条前往目的地的通行方案。当我驾车在北 65 号公路上飞驰时，突然位智告诉我前面有一场车祸。虽然事故刚发生不久，但该路段已经堵了超过 1.6 千米了，于是位智为我重新规划了路线。对于交通应用程序来说，我们会认为灵活地重新规划路线是先进、复杂的科学技术的体现，但我们却不会这么看待父母对指令的灵活变动。父母可能需要大量的许可、保证和实践，来了解孩子的"地貌"，并提供折中的替代方案，从而更改对孩子来说难度太大的指示。图 5.13 是一份旨在帮助父母进行这种转变的讲义。我们给了父母这份讲义后，会请他们用一周的时间寻找一个养育情境，在这个情境中，他们可以重新规划指示，以获得更好的结果。我们请父母在下一次父母教练会谈中分享这个例子。通过多种实际应用和治疗师的支持，父母可以转变他们的模式，将改变指示视为一种力量，而不是弱势。

指令鸟瞰图

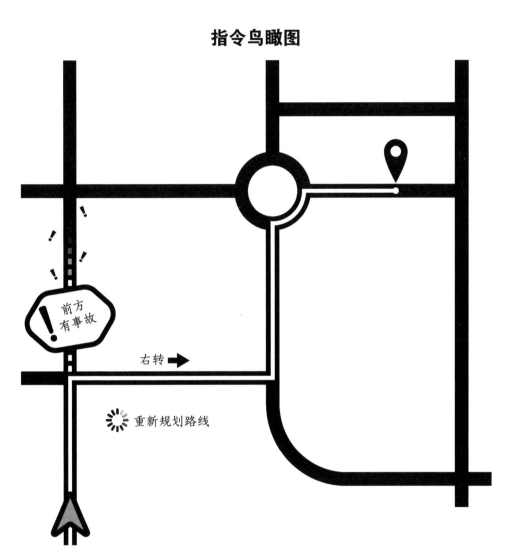

前方
有事故

右转 ➡

重新规划路线

图 5.13　找到替代路线是明智的

结束并放手

SOOTHE 策略中的 E 代表 "结束并放手"。即使是在最好的情况下，结束孩子的情绪升级也是很难的。当我在当地社区心理健康中心的治疗性学前班工作时，孩子们经常会升级，以致不得不对他们进行身体约束。在这里的咨询师每年都要取得危机干预、言语降级和安全身体约束程序的认证。我们被教导，当孩子在束缚时身体是安全的，我们应该重复说："当你的身体安全时，我就会放开你。"然而，我们在实际应用中发现，即使孩子的身体很平静，她的内心仍然是被激怒的状态——有时表现为她的身体很僵硬，呼吸很浅或很急促，或者咕哝着脏话——这种情况下，一旦我们放开孩子，她就会在 1 小时内再次升级，变得具有攻击性，以致她需要再次被约束，如此进入恶性循环。我们也发现，如果我们给孩子更多的时间，并继续与孩子调节和联结，最终从抱住孩子转变为拥抱或其他滋养性互动，她就会完全降级，这样我们在一天的剩余时间里就不会再看到这些激烈行为了。我常常想，这些小人儿，已经经历了这么多来自他人的攻击，并且长时间地体验着恐惧并武装自己来应对危险，他们是否在以他们知道的唯一方式来寻求联结呢？SOOTHE 策略中的 "结束"，旨在帮助父母识别孩子何时真正恢复到基线状态，这往往需要父母在平复了当下的升级状态之外再投入几分钟的时间。

"结束并放手"中的 "放手"与父母如何走出暴怒有关。我们看到的一些孩子的压力 / 焦虑 / 愤怒 / 能量（请选择任何一个对父母来说有意义的词）不断积压，并体现在身体上，直至几乎要 "爆炸"的程度。一旦他们爆发了，就会感觉好一些。他们可能已经重新建立了平衡。然而，所有这些爆发出来的不安的能量现在都充斥在周围环境中。下面展示的两幅图片，是几年前一个青少年来访者画的，它们形象地诠释了这一点。在第一幅图中，他体验到体内压力的增加，就像肚子里刮着龙卷风（见图 5.14）。第二幅图描述了他在爆发后感到更加快乐，但爆发所释放的能量充斥在周围环境中（见图5.15）。

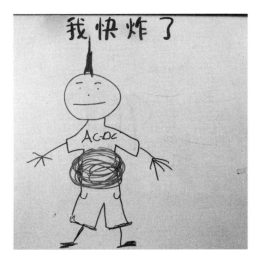

图 5.14　内在的愤怒

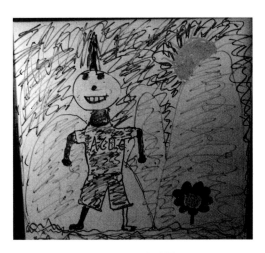

图 5.15　释放的愤怒

当孩子破坏家具、踢打、尖叫、抓挠或以其他方式升级时，一直要处理这种风暴的父母可能已经筋疲力尽了。然而，当孩子从不安中缓和下来的时候，有时是他们最脆弱和最愿意学习的时候。可是，父母可能会感觉他们需要暂停一下。对我们的许多来访者来说，刚经历过不愉快的时候是保持亲密关系的最重要时刻，但此时父母可能会要求留有自己的空间或保持距离，以便他们每个人都能重整旗鼓。我们列了一份简短的书单，请父母随身携带，在情况升级后，父母可以和孩子坐在一起，大声朗读这些书。包括：辛斯·塔巴克（Sims Taback）的《杰克造的房子》（*This Is the House That Jack Built*；2009）；小比尔·马丁（Bill Martin Jr.）的《棕熊，棕熊，你看到了什么》（*Brown Bear, Brown Bear, What Do You See*；1997）；奥黛丽·伍德（Audrey Wood）的《打盹的房子》（*The Napping House*；2015）；以及露西尔·科尔安德罗（Lucille Colandro）的《有个老婆婆吞了一只苍蝇！》（*There Was an Old Lady Who Swallowed a Fly*；2014）。这份书单并非详尽无遗，只是列举了几本书，这些书有令人舒适的节奏，可以通过有韵律的重复来安抚儿童的爬行动物脑干。你是否在想着其他事情的时候大声给孩子读过绘本？我试过。这种策略并不要求父母已经恢复到最佳的唤醒水平，但它可以为父母和孩子提供一个结构化方式，在共同调节的同时保持密切的身体接触。临床治疗师要鼓励父母在至少读完一本书后，再给出行为后果或尝试进一步的管教，这样每个人都有时间让他们的思考大脑进入状态。

SOOTHE 策略并不是复杂的科学，但确实是简单好学的照顾行为准则，可以在儿童和青少年升级时帮助他们调节低级脑区。临床治疗师需要运用他们的临床智慧，将心理教育的进度与家庭系统的需求和能力相匹配。有些父母有吸收信息的渴望，他们本身就是高成就者，会立即努力实施你提供的任何新工具。其他父母可能需要你一次只教一个 SOOTHE 策略，并提供大量支持，包括现实情景练习和布置容易完成的针对性家庭作业。我在这里提供两份讲义。第一份是 SOOTHE 策略的速记法，可以打印出来给父母，提醒他们需要的技能组合（图 5.16）。图 5.17 是提供给父母的家庭作业表，旨在帮助父母在学习了所有 SOOTHE 策略后，实践并跟踪记录他们的照顾行为。

SOOTHE!

S = 轻柔的语调和表情

O = 组织性

O = 提供选择和出路

T = 触摸和身体靠近

H = 听见潜在的焦虑

E = 结束并放手

图 5.16　SOOTHE 讲义

姓名：＿＿＿＿＿　　星期：＿＿＿＿＿

S 轻柔的语调和表情	**O** 组织性	**O** 提供选择和出路	**T** 触摸和身体靠近	**H** 听见潜在的焦虑	**E** 结束并放手
时间：＿ 事件： 效果如何＿	时间：＿ 事件： 效果如何＿	时间：＿ 事件： 效果如何＿	时间：＿ 事件： 效果如何＿	时间：＿ 事件： 效果如何＿	时间：＿ 事件： 效果如何＿
时间：＿ 事件： 效果如何＿	时间：＿ 事件： 效果如何＿	时间：＿ 事件： 效果如何＿	时间：＿ 事件： 效果如何＿	时间：＿ 事件： 效果如何＿	时间：＿ 事件： 效果如何＿
时间：＿ 事件： 效果如何＿	时间：＿ 事件： 效果如何＿	时间：＿ 事件： 效果如何＿	时间：＿ 事件： 效果如何＿	时间：＿ 事件： 效果如何＿	时间：＿ 事件： 效果如何＿

***请记录一周内你使用SOOTHE策略安抚养育儿童的三个时刻。写下几句话，来帮助你记住该事件以及孩子对你的干预的反应。
根据以下等级，在"效果如何"旁写上一个数字：
1=完全没有帮助，2=有一点帮助，3=有些帮助，4=非常有帮助，5=极有帮助。

图 5.17　SOOTHE 父母家庭作业表

第六章

帮助父母变得有趣和完全临在

真的吗？和孩子一起玩耍有那么重要吗？是的。这是可以做到的吗？有时可以。本章将重点阐述父母作为儿童失调和创伤反应的首要缓和者，因孩子感到喜悦以及与孩子一起享受生活的重要性。在我们当前的文化中，这往往需要临床治疗师或教练帮助父母在每天或每周的日程安排中为玩乐留出时间——有意识地培养快乐。作为有 3 个孩子的职场母亲，我有时并不能全身心地与孩子互动。我可能在他们说话时心不在焉地微笑，而只能听进去他们说的一部分内容，或者一边给他们读书，一边思考明天的待办事项。图6.1 展示了一个生动的沙盘形象，由"肯尼迪的沙具（Kennedy's Sandplay Mini's）"通过三维打印机制作而成。它描绘了这样的现代情景：父母沉迷手机，而孩子却拉着父母的腿，乞求关注。

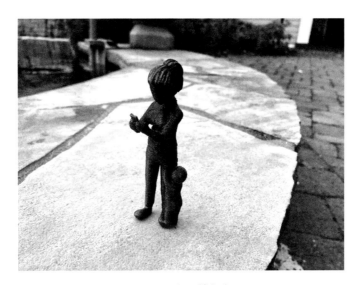

图 6.1　分心的妈妈

在当前文化中，我们的大脑被训练得既要在一天中以极快的速度运转，又要分散注意力。孩子需要时间。他们需要时间坐下来，没有计划，也没有让人分心的事物，直到开始某种创造性的尝试。他们需要空盒子、胶带和多余的麦片盒子。往往要在一段时间的安静和休息之后，最具想象力和创造性的游戏才会出现。我们请父母做的一部分工作是更频繁地与孩子一起消遣。在现代，"消遣（recreation）"这个词，通常指的是娱乐或被动地接收信息——看剧、看电影、看演讲视频。它的根词"创造（create）"，则意味着行动——我们的积极参与。当我们筋疲力尽时，通常会在与我们最亲近的人的关系中重新获得力量。创伤游戏治疗师通过帮助父母和儿童搭建出一个物理的、有边界的娱乐空间来开始这一过程。我们称这些物理空间为"养育角"。养育角包含玩乐区域以及父母和孩子全心全意的参与，来帮助父母专注于此时此地。"一起游戏的家庭不会分开"，这是我喜欢的一句箴言，我们知道游戏可以成为帮助家庭疗愈的重要部分（Gil, 2014）。父母越来越难抽出时间与孩子或伴侣一起享受正念时刻。而游戏本身、关系中的游戏以及乐趣带来的神经化学影响，都是家庭处理困难的缓和剂。无论家庭系统现在是否经历着冲突，每天在家庭"养育角"享受完全临在的点滴乐趣，能够保护家庭，使他们免于一同经历更艰难的时刻。我们的第一个养育角搭建在养育之家的阁楼上（见图6.2），它为需要非常亲密的治愈性工作提供了场地，这样的工作如

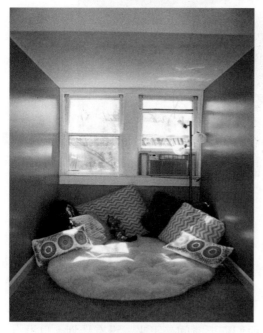

图 6.2   养育之家的养育角

果没有足够小的空间是很难做到的。阁楼的天花板比较低，有一个带窗户的小凹室，大量的自然光可以透过这扇窗户照射进来，还能让人看到窗外的树木，同时也为阁楼中这个独立、更小的空间创造了明确的界限。

临床治疗师可以在他们自己的工作室里搭建养育角，并帮助父母或教师设计适合其独特环境的养育角。养育角是一个与房间或房屋的其他部分分隔开的空间。它应当是舒适的……空间的狭小应该给儿童传递安全的神经觉，而不会让儿童或青少年感到幽闭恐惧（Goodyear-Brown, 2019）。对于许多受创伤的儿童来说，较大的空间会让他们过度警觉，促使儿童无意识地持续扫描环境，寻找即将发生的威胁的迹象。当空间变小时，我们通过儿童的"本体感觉"（他们的身体体验世界的方式）向他们传达他们是安全的。如果养育角能够在白天提供自然光，当需要用环境光将来访者现实的注意力转移到安全空间的中心时提供暖光灯照明，这会是有帮助的。在养育之家，我们有一个可旋转的太阳能水晶灯，当孩子需要童话般的体验时，它会在墙壁和坐垫上投射出神奇的闪光。我们建议准备不同布料的枕头，以满足儿童不同的感官需求，并在孩子需要新奇但有触感的东西时，提供一种新的感官体验，从而使他们在"养育角"中保持稳定。

我们看到许多孩子，他们的大部分时间都处于失调状态。对于一些治疗师来说，请亲子双方在这个更小的、私密的空间里与我们保持联结是一项挑战，这可能需要治疗师在养育角花一点时间来帮助家庭适应。让家庭接触养育角可以是一个滴定式过程，可以在每次会谈的前几分钟或最后几分钟让他们在这里度过。一旦过度警觉的反应在这个舒适的空间得到缓和，受创伤儿童就可以注意来自伙伴的更微妙的线索。二人间社会化但无意识的交流构成了关系的基石。养育角旨在设计为一个不被打扰的，可以进行丰富的、令人满意的沟通循环的空间。治疗师或父母成为这个空间里的主要"玩具"。

当父母和孩子开始使用养育角来加强他们之间的联结，尤其是孩子经历过严重的创伤或忽视时，治疗师最好能在开始就提供大量的结构。创伤游戏治疗师经常谈到"滴定（titration）"的重要性：确保我们以父母和孩子都能接受的进度为他们提供新体验，让他们都能体验到胜任力，因彼此感到喜悦，并享受与治疗师的互动。游戏为人与人之间进一步的联结提供了一种有力的方式，它以科学为基础，应用艺术的方法，最终促使父母和孩子之间的关系产生神奇的转变（Kestly, 2015; Porges, 2015; Stewart, Field, & Echterling, 2016; Wheeler & Dillman Taylor, 2016）。

　　我相信，快乐——当它是充实的，并被具体地传达给父母和孩子时——是家庭开始疗愈的主要因素。大多数家庭刚来接受治疗时，家庭中的个体往往已经厌倦了彼此，父母感到疲惫和无力，而孩子则认为自己在家庭系统中拥有过多或不足的权力或控制权。养育角旨在为一名家长和孩子提供一个方便他们一起享受时光的空间，他们知道治疗师的安全临在将确保他们的成功。有时，家庭系统过于混乱且孩子的行为过于失控，以致那些基本节奏，比如一起看书，都没有建立起来。孩子最早的经历，即出生后第一年的经历，无论好坏，都与养育者息息相关，并且孩子在这一年经历的照顾模式将影响孩子一生的发展（Sroufe, Coffino, & Carlson, 2010）。如果孩子在生命的第一年没有得到滋养的、调谐的照顾，养育角就能为他们提供一个安全的空间，让他们可以在不被干扰的情况下参与到这样的体验中，并从安全老板那里得到快乐、滋养和照顾。养育角是一个让父母和孩子练习如何照顾彼此、依偎在一起、一起学习和安全交流的地方。我们通常会鼓励家庭在治疗师的养育角体验 2~3 次后，然后在治疗师的引导下，开始在家里划出一个一对一的相处空间，来搭建自己的养育角。照料伤痛、分享零食、依偎在一起阅读、玩镜子游戏、做滋养性的双人活动，都可以在养育角进行。正念工作对儿童和成人都有许多有益的影响（Kabat-Zinn, 2003；Shapiro, Carlson, Astin, & Freedman，2006；Burke, 2010），而在养育角，父母和儿童可以一起体验正念训练。并非所有家庭都需要以上每个方面的支持或练习，因此最初的"养育之家双向评估"是一个重要工具，它可以对应不同的治疗阶段调整为养育角设计的不同体验。

　　如果治疗师接受过眼动脱敏与再加工疗法（Eye Movement Desensitization and Reprocessing，EMDR）的培训（Shapiro，2017），养育角会是一个完美的空间来进一步建立或加强与依恋对象相关的资源（Gomez，2012）。起初，一些家庭可能会发现养育角的亲密性具有威胁性，需要在治疗师的支持下进行放松的现实情景体验，然后才能在家里进行。我们在养育之家接诊的许多收养儿童最初都生活在机构环境中。在这样的环境中，儿童与成人之间的滋养性互动是一种有限的资源。因此找到儿童的耐受窗的成长边界需要时间和耐心。这些孩子被抱持的次数远远不及完整的家庭中由足够好的亲生父母抚养的孩子。此外，这些孩子中的许多人在被领养前已经建立了坚固的控制基础（其标志是这样一种核心信念：我必须不惜一切代价控制一切，否则我就会死）。这些孩子会将亲密关系视为一种风险，把对养育者一同休闲的依赖视为难以忍受的不适。为此，我们与收养儿童及其养父母进行的早期工作包含扩大儿童对休闲接触的耐受窗。我们可以做些什么呢？可以简单地让父母和孩子坐在一起，身体靠近，并由父母大声朗读绘本。也许对有些人来说，这可能"太简单了"，甚至都算不上一种治愈性方法。但我们见过许多父母，他们描述说他们的孩子是如此失调，以致在家给他们读书时，他们都无法安静地坐着。对于控制基础已经根深蒂固的孩子，即使她允许父母给她读书，她仍会觉得她在放弃自己的一些权力。这样的亲子双方可能需要在治疗师的支持下获得这种现实情景体验，使得双方能够真正地在休闲互动中得到放松，并在这种双方共同关注的任务中体验到愉悦的反馈。一旦这项任务被双方体验为安静的、愉悦的和安全的，这些安静、联结的时刻可以通过EMDR 进一步加强。

我最近和一个被收养的无法控制愤怒的男孩经历了这种情况。他叫瑞奇，6 岁，在出生的第 3 天被收养，他被诊断为轻度孤独症，由于他拒绝进入治疗中心的大楼，我们在他家的汽车里进行了头几次治疗。我们开始在车内滴定式地讲故事和游戏互动，后来我们终于将这项工作转移到大楼内的养育角中进行。我经常与那些处于类似困境的家庭合作，他们甚至很难想象和孩子一起读一本书。父母要和孩子一起看书，需要孩子有足够的内部调节能力，对故事有足够的好奇心，并且有足够的身体控制能力，能够坐在爸爸或妈妈身边一段时间。

当我接诊有严重依恋障碍的儿童时，起初和这样的孩子坐在一起读书是不可能的。于是我们就会转而采取一些滴定式的故事时间。通常我会坐在父母和孩子之间，由我来读书的前几页。在这之前，我已经把 EMDR 治疗蜂鸣器（EMDR therapy buzzies）放在了孩子的袜子或口袋里，在完成前几页的朗读后，我会与父母交换位置。这样就能让父母和孩子依偎在一块儿，一起阅读。这种联结的感觉、孩子对故事的享受，以及孩子允许父母靠近亲自讲故事的信任感，通过 EMDR 治疗蜂鸣器缓慢、短距离的双侧刺激（bilateral stimulation, BLS）得到进一步发展。

图 6.3 中的照片是在一次治疗中拍摄的，这对母子以保持联结的休息姿势依偎在毛毯下。图中的男孩就是瑞奇，他手里拿着 EMDR 治疗蜂鸣器，这是他喜欢的双侧刺激方法，此时，妈妈正在阅读。这是这对母子第一次一起读完一本书，而在治疗最初的时候，治疗师对他们是否能完成这项活动有所怀疑。值得注意的是，这其实已经是妈妈第 5 次为孩子读书的成功现实情

景体验了。前面的几本书都是引人入胜、轻松愉快的，这些书的图片很容易吸引小男孩的注意力，用冒险和发展适宜的刺激作为缓和方法来实现亲子间轻松的关系。在这几次治疗中，我们一直在滴定式地增加阅读时间，提高内容的难度。这天的故事讲了一只被收养的带刺豪猪。当妈妈读完故事书的最后一个词"剧终"时，妈妈和儿子看起来很高兴。在其他人看来，这可能是正常的亲子互动节奏，但对我们三个人来说，这是一次走向治愈和信任的重要进步。

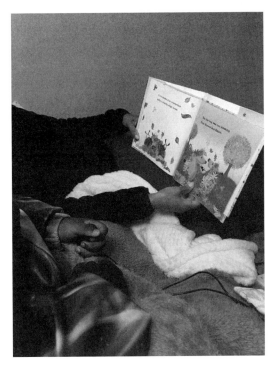

图 6.3 用 EMDR 享受休息和依偎

父母还会说，他们对自己能在孩子身上倾注多少联结时间、投入多少精力、给予多少鼓励或提供多少滋养感到困惑——他们可能一整天只用来关注孩子接下来想做什么，结果孩子两小时后就说她"从来没有"与父母在一起的时间，或者她"从来不能"能看她想看的东西。其实这种体验在我们的家庭中太普遍了，为了使这种体验正常化，我们为其设计了一张图。我们称这张图为"受损的容器"（见图6.4）。如果我们回顾第二章中讨论的有关大脑发育和神经生理系统的概念，我们会想起，大脑的需求如果在爬行动物脑区域有所需的脚手架，那么个体即使在面对压力时也能保持调节状态；如果在边缘脑区域有所需的脚手架，那么个体即使在面对压力时也能保持情感联结。这样，当孩子必须做困难或无聊的事情时，如写家庭作业或准备睡觉，他的思考大脑也可以记住良好的、有联结的时刻。我们的大多数来访者的发育中的大脑都有损伤，要么在母体中受过威胁，要么被忽视、被虐待，要么有遗传易感性失调。对于这些大脑来说，快乐如昙花一现。而对于大脑发育正常的儿童来说，每周几次的快乐事件和情感联结的时刻可能就足以支撑他们度过单调的学校生活，而有创伤背景的儿童往往只能活在当下，他们无法回顾和重温其他快乐的时刻。所有那些他们曾有过的美好感觉，都会在压力再出现的那一刻消失。我常常把父母对这些受创伤儿童的体验比作被戳了洞的塑料杯。父母在帮助孩子培养健康的生活技能的同时，还要不断输入滋养和乐趣。但是，母亲或父亲输入的东西好像又直接流走了。孩子没有能力保留父母输入的东西。我们会为父母提供一份"受损的容器"讲义，并请他们找出他们有意在养育中传输给孩子但孩子却无法留存的东西。然后我们讨论每天向孩子输入这些经验的重要性，并开始为这些家庭设计养育角。

一个受损的容器

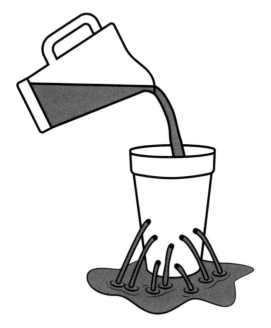

图 6.4　一个受损的容器

创建家里的养育角

一旦亲子二元关系或更大的家庭系统在养育之家的一个养育角有过几次得到支持的成功联结体验，我们就可以开始一起头脑风暴，讨论如何让他们在家里也能获得这种体验。治疗师提供给父母如图 6.5 所示的讲义。这份讲义旨在帮助亲子双方设计他们的家庭养育角。养育角包含几个规定的参数：它必须能提供可以依偎在一起的空间、柔软的织物和毛绒材料（虽然我

设计你的养育角

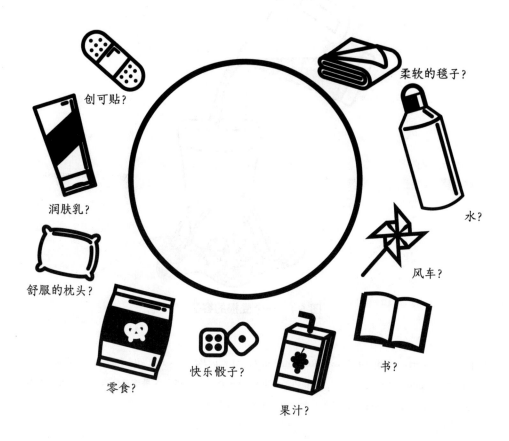

创可贴？

柔软的毯子？

润肤乳？

水？

舒服的枕头？

风车？

零食？

快乐骰子？

书？

果汁？

圈出你的养育角需要的物品

在圆圈内画出你需要的其他物品

图 6.5　设计养育角

们治疗工作的一部分是在办公室里一起制作这些东西）。养育角必须是有一定界限的小空间（Goodyear-Brown, 2019），这个空间有助于孩子感受到安全和平静。

即使是经验丰富的治疗师也无法避免的一个陷阱是向父母提供大致的想法，让他们在家庭环境中加以应用，但没有为他们提供足够的结构让他们能一步一步成功地实施。为此，本讲义旨在围绕以下几方面提供结构支持。

1. 你想在家里的什么地方设置养育角？

2. 养育角的边界将如何界定？

3. 你想在这个空间里支持哪些感官体验（例如，织物的质地、灯光、气味、声音）？

4. 你想在养育角重建哪些关系模式 / 体验？

让我们逐一看看这些问题。要求父母和孩子决定养育角的位置，将有助于双方解决在将这个互动转移到家庭环境中时可能出现的潜在问题。要想养育角发挥最大作用，最好不要把它设置在繁忙的房间里，如客厅、备用房或厨房。它也应该有别于家庭用来计时隔离的空间，或用于冷静或反思的空间。因为这些空间的目的是为孩子减弱环境刺激，鼓励他调节身体，有可能还会帮助他思考他的行为——这意味着这些空间可能被家庭用于计时隔离或计时陪伴 ①，其中任何一种都是在孩子做出了一些负面互动、激烈行为或表现出强烈情感之后发生的。另一方面，养育角是父母和孩子之间纯粹地享受愉悦的联结的空间。它有可能成为一个能够让人预期亲密和关系的乐趣的空

---

① 英文为 time-in，引导孩子到一个安全的空间，帮助他们平静下来，处理情绪，反思自己的行为。——译者注

间，不应该与任何形式的后果或纪律相混淆。

第二个问题，养育角的边界将如何界定？这个设置有助于父母进一步了解如何给孩子设置养育角的视觉标志。比如可以铺上一条特定的毯子，为养育角的空间创造边界。也可以用一张圆形坐垫，或者空卧室里的一张床。如果需要一个更具封闭性的环境，可以使用游戏帐篷，甚至悬挂帐篷。许多孩子天生喜欢建造堡垒，那么就可以用旧床单和山形夹固定在家具上做成一座半永久堡垒来作为养育角。

对于第三个问题，虽然因为孩子们的感官需求各不相同，但也都和他们与周围世界的联结感息息相关，所以了解哪些材料的织物将为这些养育角提供最具调节性的输入，是值得亲子一起探讨的问题。使用超柔软的布料？还是粗糙的天然纤维布料？或是如丝般光滑的布料？现在很多孩子喜欢那种覆盖着亮片的枕头[1]，孩子可以从不同方向拨动枕头上的亮片来创作图案，这种材料可以提供深刻的感官输入。当孩子抚摸枕头时，她的动觉调节就像一个锚，让她的边缘大脑接收爱的信息，并让她的思考大脑开始在滋养和同一性之间建立连接——诸如"我很高兴"和"我值得被滋养"这样的想法就有了成长的空间。

当这些后勤问题得到确认之后，就可以进行更深入的讨论：哪些关系模式或依恋增强体验可以在家里再实践。如果临床治疗师一直在使用疗愈性游戏的干预措施，那么这对亲子可能最需要一个在家进行的"小伤口"程序[2]，因此准备好创可贴和润肤乳非常重要。一些特定的书可能需要放置在养育角，因为孩子会反复要求读这些书。还有一些满足直接需求的工具，如最喜欢的零食、带软吸管的水瓶或口香糖，可能会被确定为需要随身携带的

---

[1] 从不同方向拨动枕头表面的亮片，亮片会显示不同的颜色。——译者注

[2] 英文为 boo-boo routine：一种处理小伤口的游戏方式。——译者注

物品。在帮助父母设计家里的养育角时，我们要求父母将手机调至静音模式并放在养育角之外的地方。另外，除非孩子的感官需求需要通过穿鞋来满足，否则父母和孩子在进入养育角之前都要脱鞋。

父母会对围绕设计他们的家庭养育角的实际支持表示很感激。如果对一个家庭来说，镜子游戏（用于增强亲子双方之间的调谐）很重要，那么确保养育角里有一些乐器，这一点可能很重要。首先由治疗师带领父母和孩子在游戏室进行节奏游戏，为他们每人提供一个鼓或一对沙槌，然后让孩子用手中的乐器创造节奏，并请妈妈用自己的乐器配合。二人在音乐创作中轮流进行创造和跟随配合。还有一些家庭可能需要更多地关注感官调节，这可能就需要在养育角中放置一些加重毯子或加重膝垫，以及一些咀嚼项链（Chewelry）。经济条件较好的家庭可以直接购买属于自己的懒人坐垫，以及许多新的书或创可贴，以便在养育角使用。而经济条件不那么好的家庭，可以在治疗过程中制作许多养育角可能要用到的物品。例如，对两个卫生纸纸筒进行装饰，然后在里面放一些干豆或大米，并用密封保鲜膜封住两端，一对沙槌就做好了。可以在游戏室里制作沙槌，在治疗过程中治疗师可以请父母和孩子用它们做一些游戏，然后他们可以把它们带回家继续玩。

有些家庭喜欢在游戏室里制作养育角袋子或篮子，用来装家里的养育角所需要的所有供给品。一个装满毛毡布、布片、丝带的物料箱，以及针线、热熔胶枪，父母和孩子用这些材料就可以制作养育角袋子了。在这个活动中，亲子可以发挥他们的超级创造力。

来自机构环境的儿童往往缺乏关于我们如何彼此照顾的内化模式。在大多数情况下，婴儿一出生就具备建立关系的能力，也就是说，他们拥有在与他人的关系中发展同理心和深度关怀所需的所有要素。如果他们有一个足够好的养育者——即在孩子生命的第一年里能够满足孩子成千上万次需求，至少在某些时候能够因孩子感到喜悦，能够有规律地开启或关闭沟通循环——他们就能为孩子搭建神经脚手架，为孩子提供无形的支持，从而使孩子在以后的生活中能够接受照顾并给予他人照顾。我们所谈论的"自然"养育能力与我们在生命早期所得到的各种照顾密切相关。当临床治疗师与那些在缺乏养育关怀的环境中长大、被忽视或虐待的儿童一起工作时，这些儿童可能没有内化关于足够好的照顾的模板或心理图式。出于这些原因，受创伤的儿童可能认为直接照顾，包括养育性触摸、语气和照顾，都是不舒服的、侵入性的，甚至是可怕的。因此，我们可以把疗养他们的伤痛延伸到照顾安抚布偶或需要修复的过渡性客体上。我们看到的一些孩子在接受治疗时无法直接从他们自己的父母那里得到滋养，但他们可能会选择其他需要照顾的脆弱的小东西，然后仔细观察养育者和（或）治疗师是如何照顾他们的。有时，父母需要指导来理解如何使用养育角的间接滋养物品作为与孩子建立安全感和获得孩子信任的方式。父母甚至需要学习如何以他们想提供给他们警惕的孩子那样的爱的语调和滋养水平，直接与毛绒动物玩具、小模型或安抚布偶说话。有些父母已经具备游戏的倾向或假装能力；有些父母则对假装游戏、声音变调、角色扮演等感到非常不舒服。这些父母可能需要在与孩子一起参与会谈之前，先与你在辅助会谈中进行角色扮演，来提高他们的游戏能力，因为孩子在会谈中可能需要他们与安抚布偶或手偶对话。

在创伤游戏治疗中，我们称这种方式为"代理滋养（Nurture by Proxy）"。吉米是一个在美国被收养的 8 岁男孩，多年来一直无法直接从他的妈妈那里得到滋养。我们 3 人花了几节治疗的时间，以沙盘为焦点进行工作。我们精心挑选了一些小模型来表达婴儿早期需要的各种照料——用微型食物代表膳食，用柔软的布片代表安抚布偶，诸如此类。吉米也开始说话了。开始，我和妈妈会相互向对方讲这些故事，问对方关于"婴儿需要什么"的问题。然后，我们开始大声猜测，如果一个婴儿得不到他所需要的东西，会发生什么？经过几次这样的治疗，我开始把来访者的早期生活与这些问题联系起来……我想知道那时妈妈是如何尝试抚慰他的。吉米插话说："她给我买了安抚布偶！"妈妈宽慰地笑了笑，讲述他在 1 岁生日时得到安抚布偶的故事。最后，吉米还提到了一条毛毯，吉米谈到安抚布偶是如何"受伤"的，以及毛毯是怎么被撕破的。我问妈妈能不能在下一次治疗时把破损的安抚布偶和毛毯带过来，再带一些针和线。吉米似乎为这个主意感到非常兴奋，在下一次治疗中，他们带来了一袋需要缝合或修补的破损玩具。我首先解释说，由于针会伤人，吉米需要他的安全老板来帮助他穿针引线和使用针线。曾多次拿着尖锐物体表现出攻击性的吉米，在拿着针头时却难以置信地小心翼翼。这让我想起了蜘蛛侠的口头禅："能力越大，责任越大。"吉米和妈妈先从他从家里带来的安抚布偶开始修补。他们一边修补，一边讲述起这些可爱的玩具从哪里来的故事。他们把布料裂口（里面的填充物会从这里掉出来）缝合起来，以此修补这些安抚布偶。当一圈又一圈的线穿过"伤口"的两侧，把它们越拉越近时，吉米内心也发生了一个平行过程。他开始让自己越来越靠近妈妈，无论是在情感方面，还是在允许妈妈把他讲述的故事补充得更为连贯方面。这是一项有力量的工作。他们完成修补后，吉米说："我看到你的一个枕头上有个洞。你愿意让我们把它缝起来吗？"我非常高兴地接受了这个提议。吉米和他妈妈找到一些灰色的线，合作缝合了养育角的枕头（见图 6.6）。吉米正经历着胜任力的大幅提升，这只有在他能够勇敢地让他的安全老板帮助他的时候才可能实现。他能感觉到自己与妈妈的关系非常密切，在他提出由他们一起修补我的枕头的提议时，他使用的主语是"我们"。

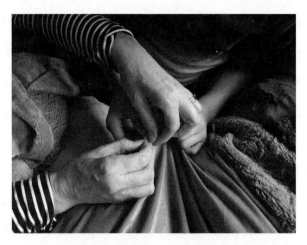

图 6.6　养育角的滋养修补

许多来自艰难处境的孩子没有体验过被父母以爱的方式哄睡。一些孩子只能通过间接的方式接受滋养，这一认识给了我关于游戏治疗空间的一些启发。我经常会提供婴儿玩偶、枕头和毯子，帮助父母在孩子的注视下将婴儿放到床上（见图 6.7）。在孩子看着妈妈和（或）我充满爱意地照顾婴儿玩偶后，他们便能够尝试更直接地向父母寻求滋养。

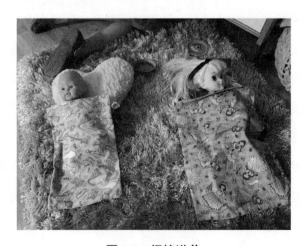

图 6.7　间接滋养

爱的语言和快乐骰子

我们在养育角玩的游戏之一是一种骰子游戏，在这个游戏中父母和孩子能练习以各种形式给予爱和接受爱。与大多数需要孩子参与的新活动一样，我们首先会让父母与我们合作，了解如何进行活动，以及为什么要进行这个活动。有些父母在来治疗前就已经阅读过关于"爱的语言"的内容。这些父母将能够很快识别出他们自己和孩子的主要的爱的语言。而其他父母则需要时间来对此进行探索。爱的语言是由盖瑞·查普曼（Gary Chapman，1995）提出的。他认为我们给予爱和接受爱的方式主要有 5 种：品质时间、肯定言辞、身体接触、服务行动，以及礼物。我们要为该游戏准备一个可擦写的大白板方块，它像骰子一样有 6 个面。我们一边对每种爱的语言进行描述，一边将其写在方块上（第 6 面可以自由选择）。该活动可以作为这类游戏的入门活动。如果家庭对爱的语言的相关内容并不熟悉，我们会花一些时间用有趣的方式来概述"爱的语言"。内容可以由一系列短句构成，比如"我为你打扫了房间""亲一个""你是个了不起的孩子！""我们一起玩游戏吧""快看看你的床底下有什么特别的惊喜！"。我们会把短句打印出来，并把它们剪成小条，就像你能在幸运饼干里找到的幸运字条那么大。父母和孩子每次轮流选择一张纸条并大声朗读纸条的内容。然后父母和孩子一起当"侦探"，探索孩子最常选择的短句属于哪种类型的爱的语言。一旦家庭成员确定了他们主要的爱的语言，就可以使用白板方块了，更小一点的泡沫骰子也可以，要确保参与治疗的每个人都有一个。另外，治疗师要给每个人都发一张如图 6.8 的讲义，请他们在讲义中写上他们主要的爱的语言，然后想出他们希望接受爱的 6 种个性化方式。

快乐骰子讲义

每个人都有一种给予爱和接受爱的主要方式。
使用下面的骰子，确定你接受愉悦的主要通道。

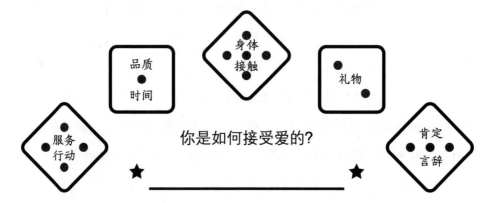

你是如何接受爱的?

★ _____ ★

列出6种其他人爱你的具体方式

1) _____

2) _____

3) _____

4) _____

5) _____

6) _____

图 6.8　快乐骰子讲义

比如，一个孩子主要的爱的语言是身体接触，他的 6 种爱的行为表达可能是：拥抱、击掌、依偎、碰拳、揉背和拇指摔跤。当完成该讲义后，治疗师可以指导家庭成员创作自己的快乐骰子，对这 6 种行为表达方式进行个性化处理。图 6.9 展示了一些快乐骰子的例子。

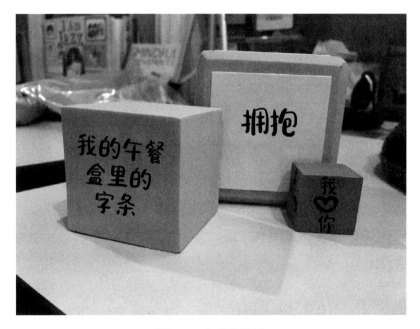

图 6.9　个性化骰子

当我们致力于增强亲子的依恋关系并帮助父母和孩子相互调谐时，一旦我们协助确定了孩子吸收滋养的最佳方式，就可以最大限度地增加快乐的剂量。给予爱和接受爱可能比家庭成员想象得更复杂。比如，一位母亲在接受身体接触时感到被爱。于是她可能会以她自己接受爱的方式把爱给予孩子。比如，她可能会经常拥抱孩子，尝试和孩子依偎在一起看书，或者在他们逛商场时试图握住她儿子的手。如果孩子也是通过身体接触来接受爱的，这些方法对建立联结会很有效。然而，如果孩子实际上偏向于通过肯定言辞来接受爱，这个孩子可能无法从妈妈那里获得他所需要的爱。而如果孩子还有一些感觉差异，触摸会让他感到不舒服，就会出现更严重的不匹配。也就是说，这个孩子可能会把妈妈的"爱"体验为一种痛苦。还有一种情况是，给予孩子大量身体触摸的妈妈可能有一个潜伏期的孩子，这个时期的孩子很不喜欢在公共场合被触摸。任何这些不匹配的情况都可能导致依恋关系的进一步断裂——因此，帮助父母和孩子练习用对方的爱的语言来满足彼此对爱的需要是非常重要的。

一旦所有的参与者都完成了快乐骰子，我们就轮流掷每个骰子，在会谈中练习爱的行为表达。然后，我们会布置一个家庭作业：请父母和孩子每天抽出 5 分钟时间和孩子在家里的养育角中玩快乐骰子游戏。这种会谈中和会谈后的练习，有助于父母和孩子巩固他们的爱的联结。

快乐故事

我们在养育角与家庭共同进行的另一项标准活动是"快乐故事"。这项活动有 3 个目标：（1）当孩子听到父母讲述关于她的快乐故事时会感觉很好；（2）父母使用积极内容来练习讲故事，为以后可能涉及连贯表达更艰难的内容的故事做准备；（3）在家庭中建立讲故事的文化，父母晋升为孩子的故事守护者。图 6.10 展示了帮助父母创作"快乐故事"的讲义。

快乐故事的开头

在每节治疗中，我们会请你讲一个故事，在这个故事中你可以做以下一件事：

（1）赞扬你的孩子培养的一种新能力或获得的一项成就。比如：
    a. 学会骑自行车
    b. 大声阅读 20 分钟
    c. 自己做早餐或午餐
（2）重演本周的一个幽默或高兴的时刻。比如：
    a. 他们讲笑话的时间
    b. 那天晚上他们在睡前跳了一段愚蠢的舞蹈
    c. 那次你们玩了三轮拇指大战，他们每次都赢了
（3）详细描述一个孩子主动选择的亲社会行为或自我控制行为，这个选择对孩子来说很难但还是做到了。比如：
    a. 他们的妹妹在打扰他们时，他们来和你诉说
    b. 他们和你坐在一起吃了很久的晚餐，然后礼貌地要求离开
    c. 他们本可以拿走最后一块饼干，但却与他们的兄弟分享
（4）详细描述一个照料时刻。比如：
    a. 当他们受了小伤，来找你处理伤口
    b. 你们两人一起照顾宠物
    c. 你做了他们喜欢的食物，他们把它吃光
（5）任何一次他们用话语来索要他们需要的东西。

故事可以以这样的方式开头：
（1）当你还是个婴儿时，我常常和你依偎在一起，你会……
（2）我需要夸夸约翰尼……他一直很努力……而就在这周……
（3）本周早些时候，我们一起度过了一个超级愚蠢的时刻，约翰尼……
（4）约翰尼和我一起烤饼干……我打了鸡蛋，他把它放在面粉里搅拌……
（5）本周早些时候，当约翰尼真的需要_____而我却不理解的时候，他能够好好说话来索要他需要的东西……

图 6.10　快乐故事的开头

哼哼虫

这是另一项容易在养育角进行的干预措施，它有助于提高父母和孩子一起参与正念练习的可能性。这种可爱的干预措施结合了呼吸法和共同哼唱（它能刺激迷走神经，并促进父母和孩子之间更多的社会性联结的建立）。艾莉亚·海厄特（Eleah Hyatt）是一位才华横溢的游戏治疗师，也是我们养育之家团队的一员，她设计了这种名为"哼哼虫"的干预措施。治疗目标包括：

1. 介绍正念和通过迷走神经刺激获得平静的好处；

2. 通过某种形式的迷走神经刺激教授自我调节；

3. 帮助亲子双方意识到如何通过激活迷走神经，来达到专注的放松和平静的状态；

4. 增强自我赋权和对自己身心的控制感；

5. 为来访者和一名安全的成年人提供共同调节的机会，这名成年人可以和来访者一起参与这个自我调节活动；

6. 帮助来访者加强对心身连接的理解和欣赏。

哼哼虫游戏的程序如下。

学习并使用正确的呼吸技巧是对短期和长期身体和情绪健康最有益的事情之一。腹式呼吸有助于放松神经系统，减少压力和紧张，降低血压，并使心灵得到平静。练习腹式呼吸还可以按摩和调理内脏，尤其是消化器官。

控制呼吸触发副交感神经系统的方法与刺激迷走神经有关——迷走神

经从大脑底部延伸到腹部，负责调节神经系统反应和降低心率，以及其他功能。

　　迷走神经会释放一种叫作乙酰胆碱的神经递质，它能够促进个体提高注意力和保持平静。增加乙酰胆碱水平的一个直接好处是能减少焦虑感。刺激迷走神经也可能在抑郁症的治疗方面发挥作用，甚至能作用于对抗抑郁药物有抗药性的人。有许多方法可以刺激迷走神经活动并增加心率变异性。其中一些方法包括唱歌、哼唱、唱诵、唱赞美诗、欢快有力地歌唱，以及"Om"唱诵①。哼哼虫是一个创造性活动，有助于孩子将一个具体的物件与他们所学的正念和自我调节技术联系起来，并进一步作为一种视觉提醒，让他们在治疗之外的家里或学校也能进行正念或自我调节。

　　这项活动首先为来访者提供了一个发展适宜的自我调节和正念技术的基本原理。治疗师还可以围绕身心连接及其在人的总体幸福和健康中的作用来开展一些心理教育。

　　创作哼哼虫要从挑选石头开始。如果你的实践场地允许，或许你与来访者一起在外面正念行走的过程中能找到石头。或者，也可以在当地的工艺品店或一元店购买石头。应该挑选小一点的石头，可以放在裤子、外套或背包的口袋里，并且应该给来访者两块石头，每只手拿一块。另外，还要为来访者提供各种不同颜色和质地的手工材料，让她用来制作她的哼哼虫。鼓励来访者保持正念状态来挑选手工材料，并确保她选择的材料能尽可能多地满足 5 种感官。当哼哼虫制作完成并晾干后，治疗师与来访者一起头脑风暴，讨论她在家或学校里可能需要平静和调节自己的情境。然后应用她已经学到的关于迷走神经的知识，以及一些通过哼唱或 Om 唱诵来激活迷走神经，帮

---

①　一种发音方式，包含 3 个音节，分别是 A、U 和 M。A 的发音是 Ah；U 的发音是 Ooh；M 的声音是 Mmm 的收口音。——译者注

助身心恢复平静的方法。当来访者专注地和你或和安全的养育者或父母一起哼唱或做 Om 唱诵时，请来访者用两只手分别轻轻握住她的哼哼虫。来访者也可以通过视觉上关注她所创作的哼哼虫的颜色和纹理来练习让自己平静下来。经过几轮的哼唱或 Om 唱诵后，和孩子一起加工这个活动对身心的影响。图 6.11 中展示了一对制作完成的哼哼虫。

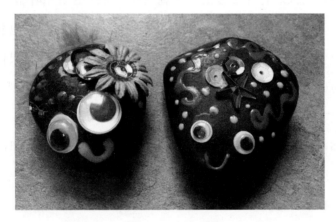

图 6.11　哼哼虫

叙事玫瑰

我很喜爱来访者教给我的东西。最近，我正为一名收养儿童及其母亲进行依恋加强工作。我们在养育角安坐下来，我带了一块硬板和一些雕塑黏土，想邀请他们一起用黏土创作一些东西。然而我心中并没有具体的计划，也正是这样，神奇的事情发生了。这个男孩名叫丹尼尔，他在学校度过了艰难的一天，而当他到达养育角时，还没有真正从困境中脱离出来。他沉默不语，不愿意与人进行眼神交流。我在游戏治疗师的"工具箱"中搜索（Goodyear-Brown, 2019），思考他可能需要什么来帮助他摆脱困境。动觉参与往往是最有效的方式，它可以把孩子从僵住或退缩的反应中轻轻"摇晃"出来，于是我邀请妈妈从丹尼尔的立场出发，叙述当天令人沮丧的事件。在她讲述的时候，我拿出一大块黏土放在妈妈面前，然后拿出第二块黏土放在丹尼尔面前（他马上把它扔到一边）；接下来我给自己也拿了一大块黏土。我相信，当我们帮助父母和孩子放慢脚步，依偎在一起，并在一个轻松和包容的环境中相互联结时，神奇的事情就会发生。在操作黏土的过程中增加了动觉参与这一选项，并将黏土作为视觉关注的焦点，可以减少基于恐惧的大脑可能害怕的威胁感。

　　妈妈开始揪下一个个小泥球，把它们压扁。她说她在做一些东西，并向丹尼尔眨了眨眼。我看着她把一团揪下来的黏土块揉成一枚硬币大小的扁圆片。紧接着她又做了三个黏土圆片，然后开始把一个圆片叠在另一个上。丹尼尔伸出手说："你做错了！"并准备移动她做的一个圆片，我提醒他，他有自己的黏土，所以他需要问妈妈是否可以改变她正在做的东西。他叹了口气，翻了个白眼，然后伸手捞回他扔在一边的那块黏土。我说，我不确定他们在做什么，但非常期待他们做出来的成果。在丹尼尔和他的母亲继续揪下小泥球，压成圆片，然后把它们一层一层铺成长链的同时，我们更多地谈论了今天的艰难。在他们各自做了8~10个圆片之后，妈妈对我笑了笑，说："等着吧。"她和丹尼尔进行了眼神交流，丹尼尔也有了几分笑意；然后从他们黏土片链条的一端开始，把它们卷了起来。卷完后，他们将黏土作品举了起来：他们创作的是一朵还没有怒放的美丽玫瑰。他们简直太酷了。

　　我感叹道："哇！你们的花真了不起……看着你们制作它的过程，我觉得这可以作为一个很好的干预措施，帮助父母和孩子为彼此而庆祝。你们愿意帮我设计这个干预措施吗？"丹尼尔急于向我展示如何制作圆形黏土片，当我做的圆片太大或太小时，他会高兴地提醒我。我介绍了其他颜色的黏土，并请他们每人为对方做一朵玫瑰。每一片花瓣都代表他们各自对对方感到感激的东西。丹尼尔一开始有些困难，但在我的帮助下，最后他一边制作圆片，一边说了"感谢你给我买了三明治"或"谢谢你这周给我买了一个'堡垒之夜'的游戏皮肤"等话语。该来访者的做法是假装他讨厌待人友善或被视为善良的人，同时他又暗地里享受被人积极地谈论以及赞美他人的感觉。母亲和丹尼尔都把自己的玫瑰花带回了家，我们决定称之为"复述玫瑰"，因为这些花鼓励他们大声复述他们关系中的积极方面（见图 6.12）。

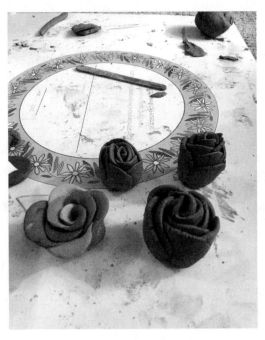

图 6.12   复述玫瑰

企鹅赞扬

我并不喜欢虚情假意的表扬，也不喜欢老师可能会对两三个孩子提出的波莉安娜①式表扬——"谢谢你坐在自己的座位上，谢谢你坐在自己的座位上……"——而她其实只想让一个不愿意坐下的孩子坐下。不过，我非常喜欢对我们为彼此所做的友善之事表达真诚的欣赏和感谢，尤其是在家庭系统中，这种做法可能需要练习。最近，在中国旅行时，我发现了一对美丽的企鹅摆件（见图6.13）。我被它们深深地吸引了，因为它们很明显是互相依偎在一起的，但经过一番探索我才知道，它们的背部可以打开，中间是空心的，

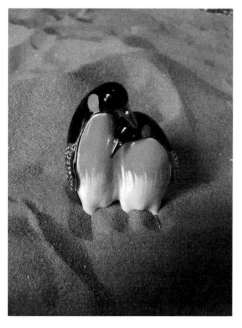

图6.13　紧紧依偎在一起的企鹅

这样每只企鹅都提供了一些储存空间（见图6.14）。我被这对企鹅摆件迷住了，并立即开始在养育角中使用，将它们作为治疗开始程序的一部分。我会邀请父母和孩子平静片刻，回顾这一周，想想这一周他们为彼此做的一件事。孩子可能会想出妈妈给她讲故事，爸爸为她把热狗切成碎片，以及妈妈送她去学校。父母可能会想出儿子帮忙倒垃圾，女儿给妈妈泡茶，或者两个孩子在晚饭后打扫卫生。我会给他们每人一本小便笺簿，让他们写下自己在本周感谢对方的一件事。然后鼓励孩子和父母把小纸片折得更小，并把它们放进企鹅摆件里。然后我们把企鹅摆件放在一边，期待着在一会儿的会谈中能读到赞赏的内容。在一些家庭的治疗中，这已经成为不容错过的开始和结

---

① 小说《波莉安娜》（*Pollyanna*）的主人公，她身处逆境但永远保持乐观的心态。引申词义为盲目乐观的人。——译者注

束程序的一部分。

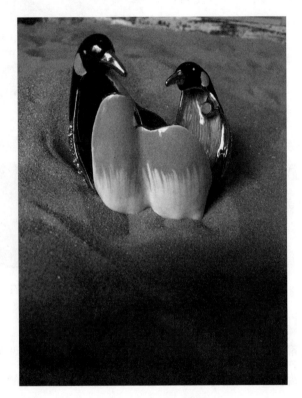

图 6.14　打开的企鹅

　　到目前为止，本章提到的所有为增强父母和儿童的愉悦体验而提供的治疗性干预措施，都可以在养育角完成。还有几个其他干预活动，我们的来访家庭也很喜欢，但需要更多空间。其中一个活动是"纸飞机上的爱意留言"。我们深深地相信感恩和感谢的力量。当父母和孩子写下他们对彼此的感谢并以纸飞机的形式传递给对方时，这可以增添许多乐趣。我们的督导小组最近一起完成了这项活动。我们给小组的每个人都发了一张色彩鲜艳的纸，并请大家想一想他们对团队中其他人的感谢；然后数到 3，我们一起把

纸飞机上的爱意留言

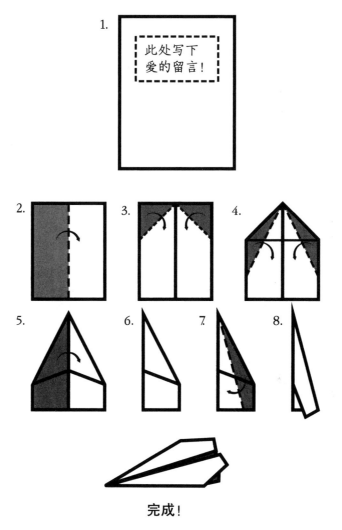

完成!

图6.15 纸飞机上的爱意留言

自己的纸飞机投出去，让纸飞机在房间里"盘旋"。我们让父母和孩子各选一张纸，折一架纸飞机，然后将它们在走廊里放飞，或到后院的室外空间进行一场纸飞机比赛，也都是有趣的活动。图 6.15 是一份讲义，展示了折纸飞机的步骤，如果像我一样，你照顾的父母或孩子从未学过这种技能，你可以使用这份讲义。

美丽的手形画

《美丽的手》（*Beautiful Hands*）是凯瑟琳·音史（Kathryn Otoshi）和布雷特·鲍姆加滕（Bret Baumgarten）合著的一本令人惊叹的书（2015），书中展示了如何用我们的手、手指和指纹来创作花、鸟、蝴蝶、瓢虫，甚至龙。我最喜欢的一件双人作品是一只蝴蝶，由父母的两个摊开的手印和孩子的两个手印排列而成，代表蝴蝶的翅膀。可以用一个单独的手指印构成蝴蝶身体的中部，也可以画出蝴蝶的身体，然后用一个拇指印作为蝴蝶的头部（见图 6.16）。很多时候，如果太过公开地给孩子提供滋养性抚摸，孩子会不愿意接受。但如果为对方的手涂上颜料是一起创作艺术作品的一个步骤，这种必需的触摸通常会缓和甚至最不喜欢抚摸的来访者对这项活动的态度。我们的许多父母也渴望为他们的孩子提供这种直接的滋养，而且在这项活动中，无须多言就可以创作出对家庭系统来说独一无二的东西。

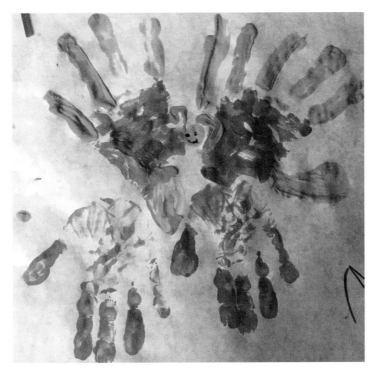

图 6.16 一起创造希望

我们首先会在养育角中一起阅读《美丽的手》这本书。然后治疗师推进对话，让父母和孩子一起选择他们想制作的图案。由于我们接诊的许多孩子注意力持续时间很短，因此我们需要提前准备好要进行这项活动的空间，提供颜料、纸张、画笔和供活动结束后洗手的水源。家长问孩子想在他的手上涂什么颜色，给孩子示范如何提供选择并跟随孩子的引导。在给孩子的手指涂颜料时，家长轻轻地握着孩子的手以提供支撑。在为孩子的手涂颜料时，父母和孩子的目光通常都集中在孩子的手上，这减轻了活动中的亲密程度（见图 6.17）。图 6.18 展示的是一整个家庭一起创作的美丽手形画作品：成为一只鸟。我们的许多家庭会把他们的作品带回家，并装裱起来。

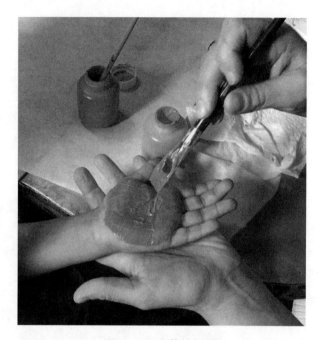

图 6.17 滋养的触摸

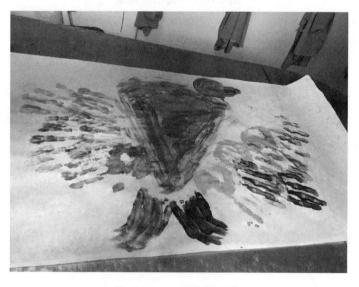

图 6.18 一只美丽的鸟

快乐后果

父母在关于自我、消费主义和娱乐的文化信息之海中抚养孩子。在这种文化中，大多数父母勇往直前地向他们的孩子灌输一套价值观：努力工作，对抗拖延，强调作为团队的一员以及每个人都参与其中的重要性。父母往往已经学习了关于奖励和行为后果的基本知识，并善于将这些知识传达给他们的孩子。比如，为考试而学习的回报是你能得到优异的成绩，这将为你进入好大学以及最终拥有有意义的事业奠定基础。而不学习的后果是，你无法通过考试，得到低分，愿意录取你的大学的范围缩小，而你可以选择的职业范围也会缩小。在家庭生活的日常节奏中，当儿童没有履行自己的家庭责任时，父母经常提供额外的后果。比如，如果你不洗碗，你就不能在晚餐后使用电子设备。在有高成就成员的家庭中，孩子会完成学习任务，也会洗碗。每个人的表现都很好，而且家庭也普遍很和谐……但这与家庭乐趣不同。如果我们要在家庭成员没有完成家务活时给予后果，那么当每个人都完成了需要做的有难度的任务时，我们难道不应该也提供快乐后果吗？"快乐后果"是全家人一起参与的一个家庭活动，尤其是在所有人都完成有难度的任务之后。有难度的任务针对不同年龄的孩子来说有所不同。分别拿3岁、9岁和12岁的孩子来举例。对12岁的孩子来说，阅读一本书的两章可能是个有难度的任务；而对于9岁的孩子，有难度的任务可能是每天晚上记得在计划表上签字，并为第二天做午餐；3岁的孩子的任务可能是在如厕训练时，每天能够多次坐在便盆上。所有的孩子都有任务——需要他们完成的有难度的事情。那些重视孩子的辛勤工作并为所有家庭成员的辛勤工作而庆祝的父母，比那些对此不重视的父母更有可能在工作和游戏之间发展出健康的平衡。

就我自己的家庭而言，最近一周，我的大儿子萨姆，现在是一名高中毕业班学生，他要完成毕业论文的初稿；我的女儿麦迪逊是高一学生，她要背诵一首古希腊诗；我的小儿子尼古拉斯是四年级学生，他要撰写、记忆并背诵一篇面向整所学校的演讲稿；而我自己有 2 天的外出演讲，要向几百人介绍创伤游戏治疗模型，并为下一本书写 10 页内容，还要照顾许多来访者或受督者；我的外出意味着我的丈夫必须调整工作日程，同时承担起接送孩子的责任；我们家的两个大孩子要帮助照顾最小的孩子，所以当我不在家的时候，他们的额外责任也加重了。重大责任、最后期限，这些对我们每个人来说都是很难的任务。如果我们中有人掉链子，那么对我们各自都会有现实的后果；如果我们中的某人或所有人都掉链子，那么对我们整个家庭单元也会有现实的后果。那么，当我们履行了各自的义务时，作为一个家庭的我们难道不应该有一些现实的快乐后果吗？

我们把这些活动称为"家庭快乐后果"，在一次家庭出游时我们在一家当地咖啡馆发现了迪斯尼歌曲挑战桌游，于是以此设计了这个活动。我们家把星期天作为神圣的家庭时间，并且我们有一份要一起完成的活动清单。这些活动本身很有趣，但一起做这些活动能让我们专注于创造乐趣的家庭单元。家庭运转的速度非常快，家庭成员抽出时间进行"家庭快乐后果"活动可以加强各成员的家庭意识———一起游戏的家庭不会分开。有时，要找到对所有家庭成员来说都很有趣的活动可能是个挑战。在这种情况下，临床治疗师要推进关于"快乐后果"的对话，同时指导来访者确定每个家庭成员最先提出的"快乐后果"，使用图 6.19 所示的"家庭快乐后果门票"，有助于家庭走向成功。

快 乐 后 果

家庭快乐后果

该门票授予＿＿＿＿＿＿＿＿＿＿家庭

去 ＿＿＿＿＿＿＿＿＿＿＿＿。

敬赠 ＿＿＿＿＿＿＿＿＿＿

（此处填入家庭成员的名字）

家庭快乐后果

该门票授予＿＿＿＿＿＿＿＿＿＿家庭

去 ＿＿＿＿＿＿＿＿＿＿＿＿。

敬赠 ＿＿＿＿＿＿＿＿＿＿

（此处填入家庭成员的名字）

家庭快乐后果

该门票授予＿＿＿＿＿＿＿＿＿＿家庭

去 ＿＿＿＿＿＿＿＿＿＿＿＿。

敬赠 ＿＿＿＿＿＿＿＿＿＿

（此处填入家庭成员的名字）

该工具旨在帮助家庭聚焦于合作，并帮助他们一起庆祝合作成功。邀请你的孩子参加一个家庭会议。列出可以帮助家庭获得快乐后果的各种行为/成就/沟通模式的清单。邀请所有家庭成员在备选的"快乐后果"列表中添加内容。以下是一些示例：下午去湖边野餐；玩1小时的棋盘游戏；做一次烘焙；一家人在树林里散步。

图 6.19　快乐后果

第七章

帮助父母训练三重脑

在本书第二章，我们介绍了三重脑的图示，分析了对大脑自下而上发展特征的理解，以此为确定父母应该在哪里设定标准奠定了基础（Rothschild，2000）。在本章中，我们将介绍一些策略，来帮助父母尽可能地支持儿童三重脑的三个区域。为此，父母必须知道，他们在任何一个特定时刻所养育的是孩子三重脑的哪一个部分。如果孩子处于崩溃状态，是不是因为他的爬行动物脑在对他呐喊：他需要吃饭、睡觉或者需要依偎在一起？孩子的崩溃是不是因为他感受到了被伤害，而此时与父母建立联结来跨越这一巨大的情绪体验可能是最有帮助的？又或者，这种不舒服是孩子认知扭曲的结果——但孩子确信是真实的，那么此时最有帮助的养育策略可能是面质这种扭曲？训练父母快速扫描孩子的需求，可以简单地通过问以下问题来进行：这种行为背后的需求是什么？这是一个调节问题吗？这是一个联结问题吗？或者，这是一个思考大脑的问题吗？父母对这些问题的回答不一定正确，但至少，训练父母带着这一系列问题思考，有助于他们能更常切中要点。

感觉加工问题

感觉加工问题是导致父母和孩子在进入治疗时出现分歧的较隐蔽的原因之一。很多父母会为他们所认为的孩子的激烈行为或强烈情绪寻求精神健康上的解答，此时，职业治疗师的评估可能是最需要的。但事实上，在听了家长对他们孩子的初步描述并询问了一些关键问题后，我们往往会建议将职业治疗评估安排为比较靠后的步骤。询问孩子是否有任何感觉加工问题，是我们摄入性程序的一个标准部分。父母一开始几乎总是说"没有"，但当我们开始询问更多问题或进一步探讨他们之前对孩子的评论时，他们可能才能意识到感觉问题。当儿童的一种或多种感觉功能失调（功能过度或功能不足）时，儿童对"安全"的神经觉，即我们对父母说的"感到安全"，会受到极大的损害（Kranowitz，2005；Payne, Levine, & Crane-Godreau，2015）。例如，一位妈妈正在对孩子进行如厕训练，但孩子拒绝坐在便盆上。这位妈妈可能会把孩子对便盆的回避视作一种反抗："他就是不愿意。"又或者，这位妈妈可能准确地察觉到孩子在面对上厕所这一任务时体验到恐惧，但却误以为孩子是不敢把尿液排到马桶里；但其实，对孩子来说马桶冲水的声音才是难以忍受和令人恐慌的。当涉及听觉编码时，这个孩子可能有感官防御性。响亮的声音会导致他失调，当父母能从这个角度来理解孩子时，对孩子才有帮助。

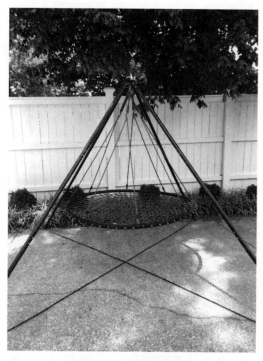

图 7.1　旋转秋千

我们大多数人只知道 5 种感觉，但其实我们有 8 个经确认的感觉系统，更深入地了解自己身体和感觉需求，将有助于我们共同调节我们养育的孩子。我们的养育之家有好几个秋千，而孩子总是喜欢使用的、次数超乎我预期的秋千就是图 7.1 中的那个。孩子们坐在这个秋千中间，转啊转……转啊转……换作我可能早就晕倒或呕吐了。他们的本体感觉和前庭需求与我的显然非常不同；他们对周围世界的感觉印象往往也与他们父母的不同。一起学习孩子的感觉需求，是帮助父母成为儿童治疗的合作伙伴的工作之一。

理解感觉

我清楚地记得带着刚出生的萨姆——我们现年 18 岁的大儿子——从医院开车回家的情景。我们用心地为他安装了汽车安全座椅，甚至在我临产前还让专业服务机构对这个座椅进行过检查。我们买了特殊的颈枕包裹在婴儿安全带的肩带上。我们小心翼翼地给萨姆系上安全带，他的头会歪到一边垂到胸前，这个姿势在我看来非常不舒服。他立刻就睡着了，似乎没有受到影响。然而，我记得我当时惊恐地想：在医院把孩子交给我们之前，我们是不是应该先做一些父母测试？我早就听过这样的玩笑：你需要先有驾照才能开车，但任何人都能有孩子。但直到我们驶离医院的专业支持时，我才明白自己的准备是多么不充分。为人父母，首要的是了解你的小家伙的需求，然后赶紧满足他们。大多数父母很快就明白，孩子什么时候饿了，什么时候害怕了，什么时候冷了，什么时候该换尿布了。而当父母为满足孩子的需要或为安抚孩子所做的事情得到了预期中的回应——孩子得到了安抚，孩子得到了温暖，孩子得到了满足和联结时，父母会深深地感到欣慰。然而，感觉加工问题给父母和孩子之间关系的这种互惠性带来了巨大的伤害，而这有时会被认为是理所当然的。有感觉偏差的孩子，在吃完饭后可能还会继续哭闹很久，或者拱开试图拥抱和安抚他们的父母。如果我们在成为父母前确实没有学习过基本的育儿课程，那么我们肯定也没有接受过任何关于感觉加工偏差的专门培训，然而每 20 人中至少就有 1 人受感觉加工障碍（Sensory Processing Disorder, SPD）的影响（Miller, Fuller, & Roetenberg, 2014）。感觉加工障碍与其他诊断如注意缺陷／多动障碍（attention-deficit／hyperactivity disorder，ADHD）、孤独症和超常儿童的共病率高于普通人群。让父母理解孩子的感觉偏差可能是有挑战性的，而心理健康专业人员往往是最先看到这些孩子的人，当感觉体验导致孩子出现激烈行为后，这便促使父母前来寻求咨询。作为临床治疗师，我们是传递孩子感觉需求信息的使者，通常也是第一个推荐孩子接受专业治疗的人。

在与新的家庭进行摄入性会谈时，临床治疗师可能会问："你是否发觉你的孩子有什么感觉问题吗？"如果每一次父母都是最初回答"没有"，但在被问及更多问题时将回答修改为"有"我就能得到 25 美分，那么我会变得非常富有。重要的是，儿童治疗师跟随父母的陈述，询问一些问题，例如"你的孩子是否抱怨过他的衣服穿着不舒服？""她是不是只愿意穿牛仔裤或只穿裙子？""你的孩子是否抱怨过声音太吵或灯光太亮？""你的孩子是否拒绝吃某些食物，或抱怨某些食物的口感？""当你的孩子在一个繁华的大场所（如购物中心）或在一个非常小的空间时，他是否会开始失控？""你的孩子是非常黏人／喜欢亲昵的身体接触，还是不喜欢被触摸？"在治疗早期准确理解孩子的感觉需求，有助于我们帮助父母成为孩子的共同调节者，也有助于孩子更好地理解他们的身体需要什么。在养育之家，我们有各种各样的工具来帮助来访者调节他们的本体感觉和前庭信息输入。当孩子们开始能够告诉我们他们需要调节什么时，这一切都是特别有意义的。

我认为谈及儿童的感觉偏差最简单的方法，是描绘出两个过程的交点：儿童如何接收信息以及儿童如何应对他们所接收的信息。儿童无时无刻不在接收所有感官的信息。有些儿童的神经阈值很低，或对感觉输入的耐受窗很窄，那么这些儿童可能会觉得微波炉的哔哔声也是一种无法忍受的巨大声响。还有一些儿童的神经阈值很高，或对感觉输入的耐受窗很宽，他们可能会对某些刺激反应不足，在专注做一件事时可能甚至都注意不到微波炉的哔哔声。在神经阈值连续谱的高低两端，布满一系列感觉体验，它们代表了儿童加工环境信息的方式。第二个维度与儿童如何处理他们所接收的信息有关，我们通常称之为"自我调节"，它可以定义为从消极到积极的行为连续谱。被动自我调节的儿童，会积压不舒服的感觉体验，然后变得具有反应性。这样的孩子可能会继续待在阳光明媚的操场上，即使阳光强烈得让他觉得无法忍受。

　　我想起一个 6 岁的孩子，他叫爱德华，被诊断为孤独症和感觉加工障碍。他在一所私立学校上学，学校要求他把衣领纽扣扣上。在妈妈早上给他扣领扣时，他会被动地接受；但在度过一天的前 2 小时后，他必然要经历一场崩溃，以致不得不回家。在他一回家脱掉了衬衫之后，当天就不会再出现激烈的行为了。经过仔细的数据收集和充满好奇的探索之后，我们发现他在一天的前几小时里会经历一种兴奋又紧张的感觉，但是随后他用以自我调节的内部资源很快就因为要应对这种触觉体验而被消耗殆尽了，以致他已没有应对一天中第一个压力事件（例如，拼写考试、遇到一个他不认识的单词、在操场上另一个孩子拒绝和他一起玩球）所需的资源。而能够积极自我调节的孩子会离开阳光明媚的操场，以应对感觉上的不适。

　　邓恩的感觉加工模型启发了我对理解儿童感觉特征重要性的思考（Dunn，2007）。神经阈值和自我调节这两个维度的连续谱相交，将感觉加工障碍儿童的行为表现分成 4 类。第一类是**感觉寻求型**。这类儿童的神经阈值较高，也就是说他们需要更多特定种类的感觉输入才能感知到它，同时他们是主动的自我调节者。第二种表现是**感觉防御型**，或称感觉回避型。这类孩子的神经阈值较低，标准量的感觉输入被感知为太多或太强烈，同时他们也是主动的自我调节者。第三种是**感觉敏感型**。这类儿童接收感觉数据的神经阈值较低，自我调解模式是被动的。他们可能会一直待在不舒服的环境中，并最终在没有突发事件的情况下看起来悲伤、焦虑或抑郁。多数孩子属于第四种表现类型，典型的较高神经阈值和被动的自我调节策略。我们很少从第四类儿童身上看到明显的压力或激烈行为。

临床治疗师给父母解释这4种类型时，可以使用图7.2中的讲义。但这4个象限无法直接呈现出许多经历过复杂创伤的儿童所表现出来的混合类型，这些孩子有时可能是感觉防御的，有时又可能是感觉寻求的。他们的敏感程度，可能随着一天的不同时段或一年的不同季节而变化；还可能因感觉系统的不同而不同：也就是说，这些孩子可能在某个领域是感觉寻求的（比如他们可能想要大量的触觉接触），但在其他领域又是感觉防御的（比如他们不喜欢穿有接缝的袜子或讨厌别人咀嚼的声音）。图7.2也适用于向父母解释这些连续谱。

当我看到亲子双方对于感觉加工的运作方式及其重要性感到困惑或不屑一顾时，我的第一个目标是增加父母和孩子双方的知识、加强他们的意识。我们会通过游戏性心理教育来解决知识传授的问题。首先我会问他们是否知道我们有多少种感觉。大多数人都知道最基本的5种感觉并能列出其中的大部分，但他们不知道另外3种感觉系统。我们总共有8个感觉系统。我们最熟悉的5个系统如下。

1. 触觉：当我们触摸某物时，我们所感知到的；
2. 嗅觉：我们所闻到的；
3. 听觉：我们所听到的；
4. 味觉：我们所尝到的；
5. 视觉：我们所看到的。

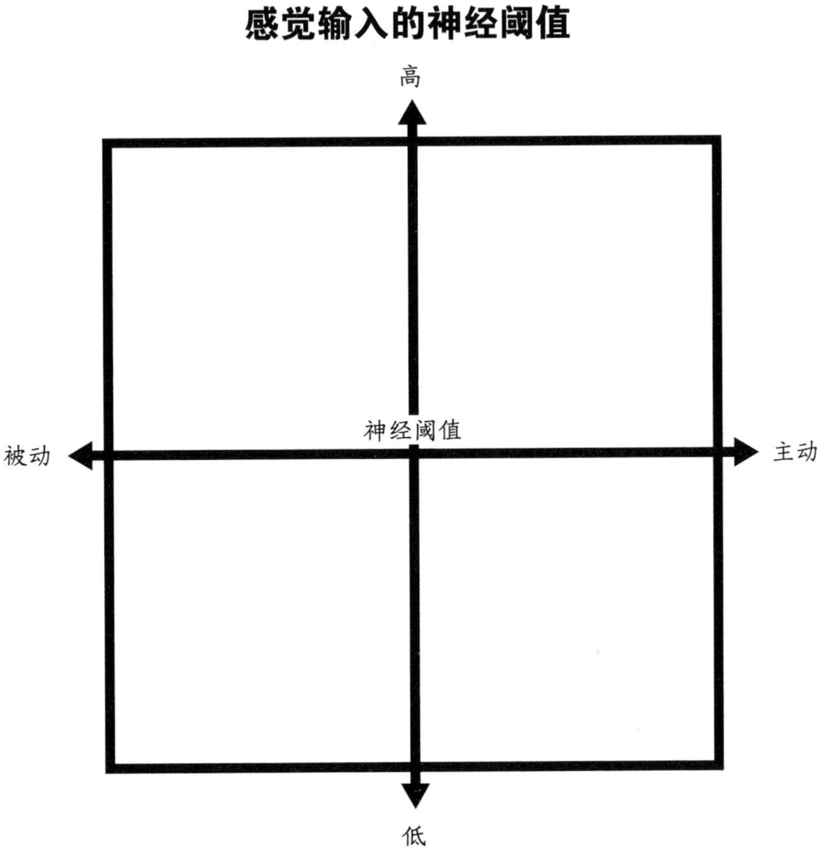

感觉输入的神经阈值

你是如何体验这个世界的？在介绍了我们对待感觉世界的不同方式后，在最能描述你的象限内做个标记吧！你可以添加其他标记来代表你的每个孩子。

图 7.2　神经阈值讲义［改编自邓恩（Dunn，2007）］

父母和孩子不太熟悉的感觉系统如下。

6. 本体觉：身体在空间中感知自己的能力；

7. 内感受：身体从内部感知自己的能力；

8. 前庭觉：主要负责感觉平衡。

在你的协助下，图 7.3 中的讲义可以用来帮助父母为自己的孩子建立个性化感觉特征描述档案。结合上面的感觉加工模型（维度连续谱象限），父母可以回想孩子的 8 种感觉的倾向性（寻求或防御）。借助这一视觉辅助，可以发展具体的环境塑造策略以满足这些孩子的需求。

让父母作为治疗伙伴参与到这项工作中的第一步，是帮助他们理解所有的 8 种感觉。我们把代表每种感觉的物品放进一个牛皮纸袋。请孩子和父母轮流把手放进袋子里，选择一个物体拿出来，然后一起猜测这个物体所代表的是哪种感觉。这也是第一次对触觉的锻炼，因为它要求每人去**感觉**袋子里的东西是什么。这需要他们能够轻松地触摸这些物品，对其进行准确的编码，并对其进行肌肉运动控制，这似乎是基本的能力，基本到我们认为这是理所当然能做到的。然而，对一些儿童来说，触摸物体所引发的触觉可能会引起强烈失调，尤其如果物体的质地对他们来说是陌生的或令他们讨厌的。有些孩子不能忍受在他们身上涂抹润肤乳。还有些孩子如果被袜子的接缝硌到脚，他们会完全"崩溃"。

那些已经接受了孩子特有的感觉痛苦的父母会做出一些调整。他们学会购买没有接缝的袜子；他们学会在冲马桶前给孩子一个口头提醒，甚至可能主动帮孩子捂上耳朵。最难的是那些在一个或多个领域有感觉防御，同时在其他领域有感觉寻求的孩子。"感觉之手"讲义有助于父母思考，他们的

你的孩子的8种感觉

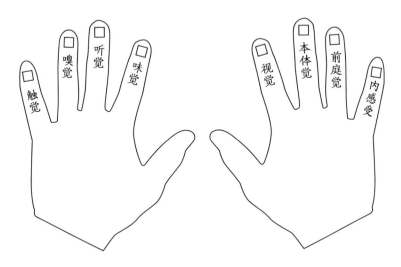

你的孩子可能需要增加某些感觉输入，而避免另外一些
感觉输入。回想孩子的感觉系统，用红色、蓝色和绿色
记号笔在每个指甲上涂色——红色代表感觉寻求，蓝色
代表感觉防御，绿色代表平衡。

图 7.3　感觉之手

孩子在哪些感觉领域可能是感觉寻求型的，在哪些感觉领域可能是感觉防御型的。

　　一旦我们扩展了家庭对孩子感觉需求的理解，我们就开始拓宽孩子体验每种感觉的耐受窗。我们常常创建游戏性暴露反应 / 预防的不同等级，使孩子从厌恶某些食物的味道或气味转变为能够容忍甚至享受它们。只要可能，我们会在这项工作中融合游戏疗法和 EMDR 疗法，使用"忧虑战争协

议（Worry Wars Protocol）"技术作为将围绕感觉体验的焦虑进行外化的一种
方式（Goodyear-Brown, 2010b, 2011）。

在这项工作中，我们还尽可能早地开始利用对孩子有支持作用的感觉
体验。我们为父母和孩子创建"感觉安抚菜单"。在家庭会谈期间为每个家
庭成员创建一份感觉安抚菜单可能非常有益。我们首先识别出一顿大餐的 5
个部分，然后将这顿大餐的每个部分与我们的 5 种主要感觉中的一个配对，
并在每个类别中识别出一种令人愉快的、平静的感觉体验。图 7.4 和图 7.5
分别展示了一份菜单的封面和菜单内容的示例。图 7.6 提供了一个与家人一
起创建菜单的模板。

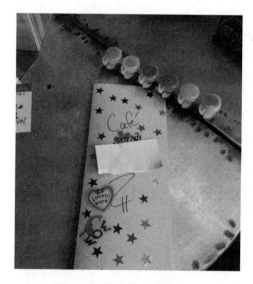

图 7.4　感觉菜单封面

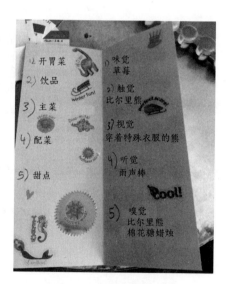

图 7.5　感觉菜单示例

感觉安抚菜单

开胃菜：	写下一种让你内在感觉良好且安全的味道
面包篮：	写下一种让你内在感觉良好且安全的气味
主菜：	写下一种你喜欢触碰、感受或握住的、让你内在感觉良好且安全的东西
配菜：	写下一种让你内在感觉良好且安全的声音
甜点：	写下一种让你内在感觉良好且安全的图像或视觉景象

图 7.6　感觉菜单模板

帮助父母培养情绪粒度 ① 和与孩子的共同语言

一旦我们开始处理儿童感觉调节的需求，以及满足他们的基本需求，我们就要帮助父母扩展他们的工具包，使其陪伴在孩子边缘脑旁，即他们的情绪素养（emotional literacy）中心。儿童需要接受命名情绪和驯服情绪的训练。这种情绪素养的发展始于婴儿期，并且需要父母的支持（Goleman, 2006; LeDoux, 1996）。当孩子通过哭声、笑声和尖叫声来强烈地表现情绪时，足够好的父母会让这些交流变得有意义。以一个婴儿为例，他正安静地睡着，突然一辆大型环卫车停在婴儿卧室窗外的街道上，一个垃圾桶在被举起和倾倒时发出了巨大的撞击声。婴儿被吓醒并开始号啕大哭，哭得喘不过气来。全心全意专注于安抚婴儿的母亲会跑上楼，把他抱起来，轻摇着安抚他，说："嘘，嘘，嘘，没事的。"然后婴儿会平静下来，很快一切都归于平静。而同时既专注于安抚婴儿的生理，又专注于增加婴儿的情绪词汇量的母亲，也会跑上楼，抱起婴儿，轻摇着安抚他，但是可能会向婴儿说类似这样的话："没关系的。那个巨大的声音吓到你了。你本来睡得那么安稳，突然间有一阵那么大的声响。那真是太可怕了，但你现在安全了。妈妈抱住你了。"然后婴儿会平静下来，一切都平静下来；但反馈回路现在包括了针对全脑的学习——对爬行动物脑的安抚，对边缘脑的情感匹配，以及，对新皮层输入的情感词汇——赋予词汇以描述婴儿从低级脑区所接收的全身信息输入（见图7.7）。

---

① 英文为 Emotional Granularity，指个体在情感体验和情感陈述上的个体差异，以及把相似的情绪状态区别得更精细、更细致入微的能力。代表情绪体验的精确性和特异性倾向。——译者注

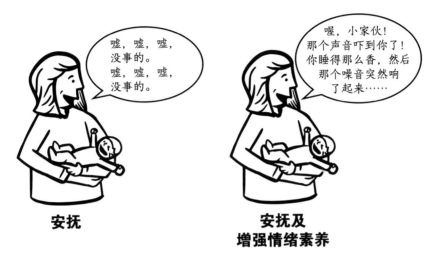

安抚　　　　　　　　　　**安抚及
增强情绪素养**

图 7.7　安抚并增强情绪素养

在图 7.7 中，第一种回应的目的只是为了让孩子安静和安心，这是父母的典型目标。当孩子刺耳的哭声触发了父母自己的交感神经系统、父母自己的内在平衡状态受到威胁时，这种回应方式可能就成了父母最紧迫的目标。然而，第二种回应最可能达成双重目标，即：既使孩子安静和安心下来（尤其如果是以调谐的语气并带着共情），又通过以下方式扩展了孩子的情绪素养：（1）给孩子正在经历的情绪以语言表达；以及（2）将情绪反应与特定情境联系起来。我们在养育之家有很多这幅漫画的空白复印件，上面的对话气泡是空着的。当父母提出一种情境时，对孩子情绪升级所涉及的感受进行命名，可能有助于父母和孩子保持更多的调谐；同时，帮助父母以尊重大脑"自下而上"发展特征的方式对孩子的经验进行组织，我们就能够协助父母围绕这种情境周密制订出另一种回应。我们发现，为父母提供具体的工具，让他们在特定情境中对自己的回应进行角色重演，这能为应对将来会出现的情境奠定基础。这也是对我们鼓励在家庭系统中进行的"平行过程"的另一种支持。父母首先在纸上制订出回应方式，然后与治疗师一起实践练习全身心参与的角色扮演，以支持父母简要回顾所发生的事件，并将事件（比如，积木塔的倒塌）与情绪状态联系起来。在治疗师的支持下，父母在治疗中使用这个工具处理2～3种情境之后，就可以把剩下的漫画空白复印件带回家，作为治疗性家庭作业。临床治疗师可以请父母识别出一周内的一个时刻，在此他们能够将孩子的情绪反应与对客户（指父母）来说具有情绪挑战性的情境用语言联系起来，并将自己说的内容填写在漫画上，然后将其带到下一次治疗中与治疗师一起处理。

当婴儿进入学步时期，他们的活动能力增强了，可以探索更大的环境领域，父母则继续帮助孩子在不断扩大的微观世界中获得意义。比如，一个刚学会走路的孩子正在离妈妈几米远的厨房地板上用积木搭一座塔。妈妈听到积木倒塌的声音时，正忙着搅拌锅里的食物。孩子开始尖叫，双手在地上捶打。专注于安抚孩子的爸爸会跑过去说："没事的。你没事的。"爸爸的情绪可能很平静，语气柔和并（或）轻快，希望能哄女儿进入平静的状态。虽然这种反应可能是为了缓和孩子的情绪，但它也可能与孩子的实际感受不一致。如果孩子的情绪状态没有被父母在他们的回应中（作为他们回应的一部分）给予确认，那么孩子的情绪最终不太可能得到安抚。爸爸可能把女儿抱起来，安慰她，等她平静下来把她放回原来的地方，让她的注意力转移到积木上，把一块积木叠在另一块上为她做示范，然后递给她一块积木，让她也这样做。一旦孩子重新投入游戏中，爸爸就回去继续帮助妈妈准备晚餐了。

而同时注重安抚和扩展情绪素养的爸爸，则会给予另一种方式的反馈。当孩子尖叫时，这位爸爸也会冲过去帮忙，但他会更贴近地匹配孩子的情绪，并尝试用他的声音来镜映孩子的情绪强度。他把孩子抱起来，说："哦，小伙计，你听起来很沮丧！你好不容易搭了座积木塔，可是当你要继续把它搭高时，它全倒了。我也觉得很沮丧。"这样，爸爸就解释了孩子所感受到的情绪。这种情绪可能是沮丧，可能是失望——情感词汇的细微差别会随着时间的推移而拓展；而给情绪命名，即使你只是从情绪类别词汇中选择，即使你不是每次都能 100% 准确地命名，也比让孩子处于信息真空中要好得多。在第二种情境中，爸爸抱着孩子、安抚她，同时也命名了她的感受，并将其与他所观察到的她努力搭积木和积木倒塌给她带来的破坏感联系起来。通过镜映孩子的痛苦，爸爸向孩子传达了：爸爸看到了她，感受到了她……并且最终（尽管 2 岁的孩子还不会这种措辞）理解了她。

　　临床治疗师可以将上述例子作为治疗时的角色扮演场景，来帮助父母为孩子锻炼这些情绪素养技能。经过与养育之家的家庭多次的试验和试错，我们意识到，我们始终把重点放在为家庭系统中的儿童和成人双方提供对"自下而上"大脑发展的支持，而父母却常常是因为以"自上而下"的方式获得了新的反应模式而得到抚慰。因此，父母频繁地被头脑中的知识所安抚。对他们来说，与另一个成年人进行思想交流，感觉自然且正常。这种传统的谈话形式——语言上以及借助某种形式的视觉辅助，即某种记录工具，来分享我们希望融入父母心中的观点——激活了父母的思考大脑并调动了他们的执行功能；尊重父母反思概念的愿望，尊重他们将其应用于与孩子的日常生活经验中，同时与他们建立融洽的关系。重要的是，在整个过程中，临床治疗师都要对当前由父母与儿童来访者建立的反应模式赋予积极的意向，同时真诚地欣赏父母。平行过程，创伤游戏治疗师认为它是我们工作中的一个核心机制，开始于临床治疗师喜欢父母，给予父母一剂我们将会要求他们给予孩子的"药"。

　　一旦父母的思考大脑被调动起来，而且有足够的时间来计划和排练自己的反应，治疗师和父母就可以在治疗中将图 7.7 漫画中的互动进行现场角色扮演。父母有时会对角色扮演感到尴尬，但全身心投入的实践练习、克服尴尬（翻译过来就是交感神经系统的潜在唤醒），在治疗师的支持下，父母可以练习健康的副交感神经系统反应。我们希望父母进行足够的实践，这样当他们开始在家里对孩子做出不同于以往的回应时，他们才会有能力保持理智清醒。前几次练习治疗师应该设置得很容易，以使父母能够体验到胜任力的提升。然后治疗师可以略微提高标准，但要明白，父母可能会因此感到无所适从，或者开始在角色扮演的过程中变得不知所措。他们可能会进入一种僵住或迟缓的反应状态。这种情况的出现是一件好事，因为这可能反映了当他们在家里不确定该如何回应孩子时的生理反应。临床治疗师希望做的一部分工作，是以小的、渐进的、可管理的步骤，将父母在应对孩子时感到的痛苦，带入与治疗师相处时的积极时刻。换句话说，我们希望把父母有问题的神经生理反应——那些他们与儿童来访者在一起时所经历的神经生理反应——带入治疗室，首先与治疗师一起经历，以便我们能够开始对此进行工作。

在另一个平行过程中，我们要让父母体验到我们的临床空间是安全的，他们才敢于冒险风险尝试新的行为、应用新的想法，并体验与孩子新的情感联结。我们要求父母扩展他们作为孩子的安全老板的技能，而这一过程的第一步是我们在与父母的互动中保持调节和清醒理智。当父母带着难以承受的无助或绝望感出现时，临床治疗师自己可能也会体验到一种无助感。因此治疗师必须培养一种自我的二元性，为了能够既在父母的痛苦中与他们在一起，又不落入自己的无望情绪或叙述中。这种二元性，正是最终我们要求父母能培养出的，而我们必须为他们带路和示范。如果父母想要帮助情绪旋涡中的孩子，那么不和孩子一起被卷入旋涡是尤为重要的。这是一个令人困惑的概念：我们要求父母同时做到既能确认孩子的强烈情绪，又不进入其中。

在心理治疗领域，无条件积极关注的技能被视为理所应当，在提供其他东西之前，要赋予积极的意图并确认来访者的体验，但大多数养育者（父母、教师、日托护理人员）没有接受过这些技能的直接指导和实践练习。在学习抱持并镜映孩子的强烈情绪就可能化解它们的过程中，大多数父母需要得到支持。

在治疗中对游戏过程的观察，可以获得大量关于情绪状态的信息——父母可以忍受和不能忍受的。有时，父母难以忍受孩子所展现出来的某种情绪，是因为他们曾经体验过与这种情绪展现有关的负面联系。设想一下杰西卡，一位有 3 个孩子的 33 岁母亲。当杰西卡自己还是个小女孩时，她的母亲很抑郁而她的父亲一直在工作。从二年级开始，杰西卡自己去上学，独自回家、做作业，并为家人做晚饭。有时妈妈无法离开沙发，杰西卡就会照顾她；给她拿水，给她讲笑话，给她揉脚。有时，杰西卡可以让她的母亲笑起来，但其他时候，她做什么似乎都没有用。她的无助感来自她被默默地分配了本应该由成年人来完成的任务，以及被默默地要求照顾成年人，而作为一个孩子，她不可能具有做好这项工作所需的技能。她应该被照顾，而不是承担照顾者的角色。杰西卡学会了如何抑制自己的感受，如何表现良好，如何监察别人的感受。现在，当她的女儿看起来很伤心或者有重大的需求时，杰西卡会感到不堪重负和愤恨易怒。因为这触发了杰西卡的那个小女孩的部分——作为一个孩子，觉得自己毫无准备、没有能力（并且确实如此）去照顾别人。这位母亲可能需要一些治疗性支持，引导她更多地自我关怀，这样她才能给予女儿更多的同情。我们如何做到这一点呢？慢慢地，随着我们帮助杰西卡发展她对自己与母亲间的依恋关系的反思能力，她自己那个年幼的部分与悲伤共鸣，并将这悲伤与她母亲的抑郁症联系起来。杰西卡小时候的任务是把她妈妈从悲伤中拉出来，这样杰西卡自己的需求就可以被这个"无法获得"的妈妈满足。杰西卡仍然认为悲伤是危险的，一方面因为悲伤可能会把她的女儿从她身边带走，另一方面因为她在悲伤面前感到无助，甚至可能会僵住。于是，杰西卡可能会试着哄她女儿开心，就像她试图哄她母亲摆脱悲伤一样。

几年前，我和蒂莫西一起工作，他是一个患有脑癌但得以幸存的 10 岁男孩。他经历了多轮化疗和放疗，现在处于缓解期。他的父母全心投入于照顾他，他的母亲永远是带他去看医生、在他需要住院时留在那里陪他过夜的那一个人。他的头发已经开始重新长出来了，像桃子的茸毛；当我去前厅迎接他时，他的母亲常常在抚摸他的头。在他们的双向会谈中，蒂莫西和他妈妈看上去是联结着的。当妈妈讲述他小时候的故事时，她的眼睛里涌出了泪水；蒂莫西伸手摸着妈妈的手说："没事的，妈妈。"直到我和蒂莫西完成了几次个体治疗，他才开始让我看到他的内心世界。我想知道，他是否带着与所有那些医疗程序有关的潜在焦虑。我画了一个姜饼人的轮廓（我经常画这个，因为我的绘画技术非常有限），然后向蒂莫西介绍了"焦虑按钮"游戏［改编自"愤怒按钮"游戏（Goodyear-Brown, 2002）］。他把按钮推开，并要了一些记号笔。我把记号笔放到他面前。他想了一下要画的东西，然后选择了一支橙色的记号笔，画了一颗心，这颗心有一双眼睛、一个鼻子和一张好像皱眉时向下撇着的嘴。然后他画了一个箭头指着他画的心（以防我可能会忽略它？），我指了指那颗心，说："和我说说这个吧。"他回答说："那是我的心。他的名字叫'藏藏心'。"我重复念着这个名字，我们俩都看了一会儿这幅画。然后蒂莫西说："是的，它是躲藏起来的心。"我被吓了一跳。这个小家伙已经能非常熟练地隐藏他的强烈情绪了。尽管我还不了解他们亲子系统中的所有动力，但我想知道，当他表达痛苦、恐惧或悲伤时，他是否感觉到了母亲的痛苦，所以在经历所有那些治疗程序的过程中学会了调整自己的表达。蒂莫西那天带着他创作的画回家了，不过我后来也有机会为其他来访者重新创作了藏藏心（见图 7.8）。他已经成为一个宝贵的"工具"，帮助父母开始理解儿童有可能如何调整他们的情绪表达，以保持与养育者的联结，而不压垮他们，这种原始的依恋行为使儿童能够与父母保持亲密，尤其是在发生巨大动荡或遇到威胁的时候。

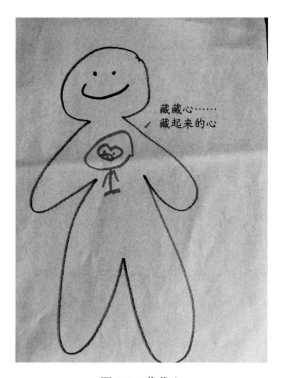

藏藏心……
藏起来的心

图 7.8　藏藏心

"给你的心上色（Color-Your-Heart）"游戏（Goodyear-Brown，2002）已经成为创伤游戏治疗中的一个常用评估工具，一方面因为它可以快速量化大量的情绪信息，另一方面因为它有助于在治疗早期帮助父母形成对孩子的内在情绪生活的觉察。父母通常需要转换模式，从"我的孩子总是生气"转变为能够意识到：愤怒是最有力量的感受——因此当孩子处于压力之下时是最容易分享的——但实际上可能也是另一种"藏藏心"现象，只是这一次，孩子的真心被隐藏在持续愤怒或烦躁的表象之下。有时，父母在看到孩子的"给你的心上色"作品上有一半被担忧、恐惧或孤独所充斥之后，他们便开始做出这种转换。当父母将这种情绪的量化呈现与孩子的行为做比较时，他们就开始能看到其深层隐藏的情绪动机通常是更为脆弱的。

愤怒的二元性

如果父母和孩子共享同一种情绪表现或情绪倾向——都是倾向于愤怒，当他们开始探索通常会导致愤怒的其他更脆弱的感受时，一种类似的转变就会发生。在图 7.9 中，你可以看到两座愤怒火山：一座由一个十几岁的儿子创作，另一座由他的家长创作。这个家庭之所以被转介来，是因为一些家庭成员没有如父母所希望的那样联结在一起，而且几个家庭成员的主要情绪表现都是恼怒或沮丧。我使用"混合情绪卡（Mixed-Emotion Cards）"来帮助这个青少年识别他愤怒背后的情绪。在图 7.9 中可以看到，这些深层潜藏的情绪包括愧疚、不确定、有压力、焦虑、不堪重负和痛苦。我对这位家长的愤怒体验也感到好奇，请她也创作自己的愤怒火山。我再次使用了混合情绪卡并再次发现，在愤怒情绪的背后是诸如不堪重负、失望、担忧和有压力等更为脆弱的情绪（见图 7.10）。

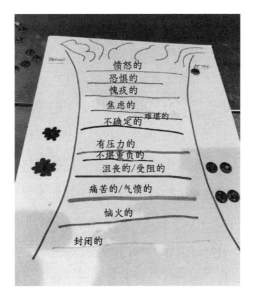

图 7.9　青少年的愤怒火山

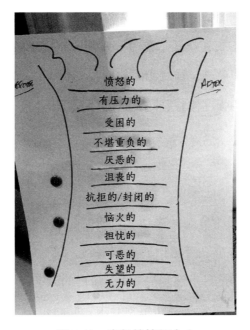

图 7.10　家长的愤怒火山

我请这位家长和这位青少年在接下来的一周完成一个作业，即因为挫折而行为爆发之前或者甚至之后，对自己的情绪进行更多的觉察。我为这两位家庭成员都各提供了一套标签贴纸，请他们在表达愤怒之前或之后，把贴纸贴在他们能够识别出的情绪旁边。这位青少年的情况是，与愤怒表达相关联的是广泛的压力感；而对这位家长来说，与愤怒相关联的是一种失望感。这第一周获得的信息，在家庭中建立了一个共同的理解：更脆弱的情绪是可以沟通的，在有毒的愤怒表达接管一切之前，其他家庭成员可以提供帮助。

父母和孩子还可以一起工作，以理解在同一时间拥有几种不同的情绪是可能的。混合情绪卡也可以作为帮助他们理解这一点的有用工具。我会和父母还有孩子坐在一起，像要玩记忆游戏那样摆放混合情绪卡。然后我们讨论一个家庭记忆（总是先从较轻松的记忆开始，只最后才转而去谈较艰难的内容）。我会给家庭提供一大篮彩色石头，并请孩子和家长先后选择一把石头，放在与我们识别出的记忆有关的任何情绪上。有时父母和孩子有共同的情绪体验，他们的石头便会几乎覆盖住某些卡片的图像。而在其他情况下，父母或孩子会开始了解到，针对相同的事件，其他人有着与自己不同的情绪体验，或者以不同的强度体验着同样的情绪（见图 7.11）。

当情况变得复杂

对于一些情况最为复杂的来访者，他们的感觉体验是在情绪层面上被编码的，而情绪又能够在感觉层面上被编码。图 7.12 展示的画，是我能找到的这种复杂表现的最好示例。一个小学阶段的孩子，一直以来都在应对混合出现的不同强度的感觉防御和感觉寻求，同时也一直在问一些核心问题（"我好吗？""我是被爱的吗？""这个世界有我存在的地方吗？"）。这天这

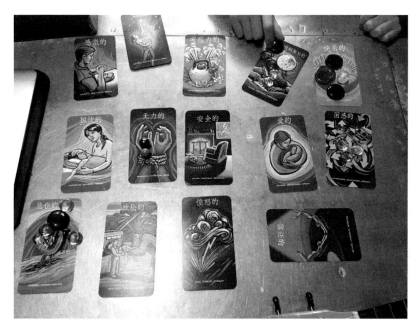

图 7.11　对同一事件的两种情绪反应

个孩子感冒了。他的身体感觉不舒
服。妈妈让他留在家里，于是他在
这段时间画了图 7.12 中的画。他是
一个非常聪明的男孩，经常为我画
一些身体内部的解剖图，但这一天，
他画了自己的身体，包括所有器官，
从大脑开始一直向下到骨盆，都在
流血。他问妈妈是否可以把这幅画
发给我，母亲问他想给他的画起什
么名字，他说："我感觉我的内脏正
在熔化。"我不相信这是一个纯粹感

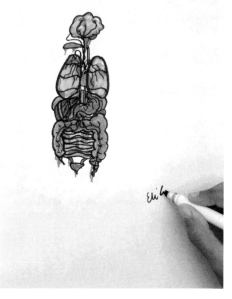

图 7.12　内脏熔化

觉或纯粹情绪层面上的体验，而展现了一种躯体体验和感受的惊人交织。

一旦父母对于如何支持孩子的爬行动物脑的调节需求、边缘脑的情绪素养需求，以及孩子对联结的需求有了更多了解，治疗师就可以花一些时间帮助父母更深入地了解这个孩子的思想世界、孩子的思想世界与他们的情绪和行为如何相互作用，以及他们自己的认知和孩子的认知可能如何相互作用。

我们在此引用我们会向父母和孩子都介绍的"认知三角（cognitive triangle）"来谈这项工作。我们每个人的想法、感受和行为都是密切相连的（Goodyear-Brown, 2010a）。当父母的想法引发了某些针对孩子的感受和行为……然后孩子对父母行为的想法又显现在他自己对父母的感受和行为中，此时，情况就会变得特别复杂。孩子的认知三角与父母的认知三角相互重叠，这种情况是持续发生的；而对于能够减缓这个过程的家庭来说，其中一些互动模式能够被梳理出来。为此，下面展示了一个孩子认知三角的模板（见图 7.13）和一个稍大的父母认知三角的模板（见图 7.14）。勇敢的临床治疗师可以识别出养育过程中那些偏离轨道的时刻，并探索父母和孩子的想法、感受和行为。在某些情况下，当你把孩子的三角形倒过来叠放在父母的三角形之上时，这些家庭过程中强有力的相互关联就会呈现得非常清晰。我们最终得到的是一颗六角星的图案，它包含了父母和孩子与一个艰难家庭事件有关的想法、感受和行为。我们的认知形成了故事，也定义了自我。

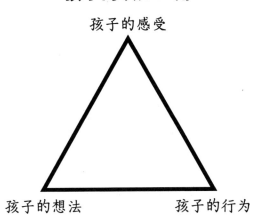

孩子的认知三角

孩子的感受

孩子的想法　　　　　　孩子的行为

描述一次你做了并不引以为豪的行为的情境

图 7.13　孩子的认知三角

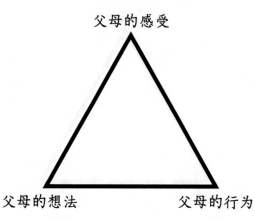

父母的认知三角

父母的感受

父母的想法　　　　　　　父母的行为

描述一次你做了并不引以为豪的行为的情境

图 7.14　父母的认知三角

第八章

帮助父母设定界限和
处理激烈行为

在确认了强烈情绪之后，紧接着就要围绕如何管理和表达这些情绪提供健康的界限。只有在孩子既知道限制是什么，又确定他们的安全老板能够守住限制时，他们才会感到最安全。如果父母很容易手足无措，孩子最终会觉得自己比父母更强大。这种自己比父母拥有更多权力的感觉，会让孩子感到非常不安全——尤其是当他们自己经历着失控，却没有人能够帮他们缓解或约束他们时。

繁杂的工作

大多数治疗师一致认为，婚姻治疗不能代替父母教练或共同养育工作，但这些治疗师也同意，这其中的界线有时会变得非常模糊和混乱。儿童治疗师通常会通过两个成年伴侣之间关于养育实践根深蒂固的感受、信念和沟通，最终来处理他们婚姻中的核心关系问题。任何有问题的沟通模式，往往都会因育儿压力而加剧。因为大多数父母都真心希望自己的孩子得到最好的，而当他们认为对孩子最好的东西没有得到伴侣的支持或拥护时，他们最终会以失调的方式沟通他们的需求。

儿童治疗师在与父母合作时，尤其是目前没有就养育达成一致意见的父母，往往要提高警惕，避免踩到愤怒、怨恨、抛弃、评判、权力争夺和控制的地雷。帮助父母处理触发点所采取的行动步骤和心理教育，可能会因为父母双方意见不同而做出更改，而这种僵局往往折射了父母双方分别是如何对待其伴侣及子女的。当临床治疗师首次进入一个养育系统时，可能很难觉察出分歧是什么。父母中的每一方都可能有不同类型的"钩子"，如果这些"钩子"在家庭系统内被了解，将对父母双方都有帮助。如果父母双方都在家庭系统中，那么他们对于界限的设定非常有可能存在差异，这也需要诚实地进行探索。让我们先从"钩子"开始。

钩子

在我们所能感知到的父母和孩子之间沟通交流的表面下，很多事情正如暗流般涌动。有一些沟通循环不断地发生在父母和孩子之间。这对双方来说既是好消息又是不太好的消息。孩子会自然而然地进行基于依恋的亲近寻求行为。当父母是稳定的和在场的，父母和孩子会一同享有很多爱的时刻，但当父母被触发时，他们就无法提供这样的爱的回应。有几个练习可以帮助父母更全面地探索他们是如何被孩子触发的。许多父母与治疗师的对话都集中在孩子最糟糕的行为上。在治疗的评估阶段，经常听到这样的问题："你孩子的哪种行为最容易触发你？"但如果我们把这个问题反过来，开始审视自己与父母呢？如果我们的问题变成"当你经历着你最糟糕的育儿时刻……在这些时刻中你不喜欢自己的行为方式，希望能收回。在这个过程中你和你的孩子之间发生了什么？"我们问问题的方式，我们对家庭系统各部分表示好奇的方式，开始为父母更多的心智化和更深入的反思打下基础。在成年人的生活中，我们和孩子的关系比我们和其他人的关系更容易触发我们未愈合的那部分自我。

孩子为了实现个性化会抵制控制，因此当感到失去控制而经历痛苦的那部分自我，很大程度上是由我们的孩子触发的。孩子带着天真无邪、脆弱无助和混乱无序来到这个世界。许多父母都曾为号啕大哭、满脸通红、动个不停、极度需要睡眠却无法从清醒状态进入睡眠状态的婴儿裹上襁褓，他们中的任何一人都可以证明父母提供的组织功能。当婴儿饿了，他们就会哭着要吃东西；当婴儿需要拥抱时，他们哭着要抱抱。这些痛苦的表现是完全健康的亲近寻求依恋行为。但是对于那些自己有未解决的伤痛的妈妈来说，如果她小时候经历过食物匮乏，或者在她需要的时候没有人抱她，那么这位妈妈身上最早的依恋创伤就会被孩子正常的依恋行为表现所触发。在一段健康的亲子关系中，当孩子表达需求，父母就会满足。如果孩子一次又一次地表达需求，而父母似乎对这种需求没有兴趣、生气或不知所措，孩子就开始发展自己的防御。在幼儿一次又一次尝试着走近妈妈，抬起手臂向正与产后抑郁做斗争的妈妈寻求拥抱而未果时，这个幼儿就会开始把妈妈的需求放在比自己的需求更重要的位置上。

儿童早期是一段本能地以自我为中心的时期。婴儿一出生就有一个坚定不移的使命，那就是活下去，因为他们还不能为自己做任何事情，所以他们必须致力于邀请、吸引或训练他们周围的成年人为他们提供他们所需要的一切。他们的工具虽然是有限的，但功能很强大。婴儿天生就具备依恋能力，和一整套帮助他们满足需求的词汇。哭声、笑声、咕咕声、无牙的笑、愤怒的尖叫声——这些都是婴儿寻求需求满足的词汇的一部分。然而，这些早期依恋词汇的哪些部分被巩固，哪些被放弃，哪些被错误地取代，都与养育者如何接收这些亲近寻求表现有关。当我们刚来到这个世界时，调节几乎只发生在关系之中。最具成长性的经验——婴儿会把关系感知为调节——是那些关系与资源相匹配的时刻。例如，当婴儿饥饿时，她会哭着找妈妈，而妈妈会把她抱起来喂食。乳房或奶瓶为婴儿提供了实际的营养物质来为他们补充能量，但这些营养物质都搭配着依偎拥抱，爱的轻抚，轻柔、高频的母语和爱的凝视。哺乳之后，婴儿感到满意和饱足，因为在她被给予食物资源的时候，她对联结的情感需求和身体需求都得到了满足。在理解了"调节发生于我们最早的关系中"之后，我们经常与父母说到要成为孩子神经生物上的共同调节者。然而，这些只是漂亮话，因为说这些话并没有考虑到，虽然父母是亲子关系中的领导者，但父母和孩子是相互共同调节的……或相互地使对方失调。

使用"你孩子的哪些行为会让你上钩？"讲义（图 8.1），请父母列出当孩子表现出这些行为时，会触发父母迅速做出激烈回应的前 3 种行为。孩子的这些行为可能包括翻白眼、深深地叹气、无视指示、摔门等。在同一节会谈中与父母双方一起做这项活动可能特别有趣。治疗师先请他们分别填写讲义，然后比较他们填写的内容。

你是如何看待行为的？

在确定了"钩子"有哪些之后，我们要进一步了解让父母被触发的认知扭曲。在这个活动中，父母可以在真正的太阳镜上写字，或使用我们提供的图 8.2 的讲义。该讲义中有两副眼镜。第一副眼镜代表父母对这个"钩子行为"的第一个想法，即他们对这个行为的第一眼解读。第二副眼镜代表从孩子潜在的需求出发，对该行为的重构：需后退一步，从更大的视角看到更大的画面。这可能涉及帮助父母从过去的角度来看待这个激烈行为。这可能需要他们对孩子的基本调节需求进行自我检查。他吃饱了吗？是否喝了足够的水？是否有充足的睡眠？感官需求得到满足了吗？

如果我们不把"他这样做是为了获得关注！"看作孩子的一种消极的，甚至黑暗的动机，而是以轻松的态度去理解它，对自己说："好吧，如果他需要更多有意关注或联结，我们可以给他！"那会发生什么呢？用"他真的需要联结"来代替"他这样做是为了获得关注"这一消极想法，使我们不再把孩子的行为视作一种操控，而是将其视为一种需求的表达。然后，我们作为安全老板的工作就是帮助孩子用真实的声音来表达自己的需求。对于那些

你孩子的哪些行为会让你上钩？

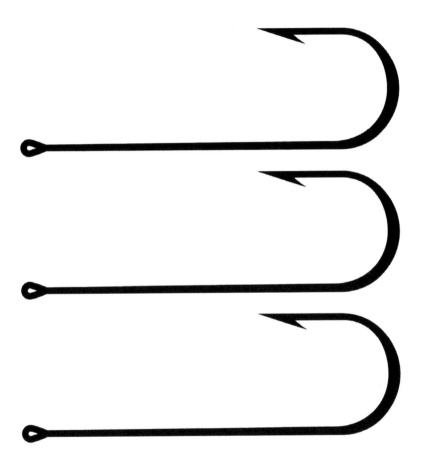

分别在上面的3个钩子上写下
3种最容易触发你的行为

图 8.1 是什么钩住了你？

你怎么看待行为？

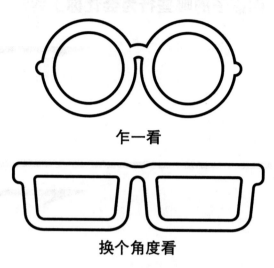

乍一看

换个角度看

图 8.2　**你怎么看待行为？**

用消极动机来解释孩子行为的父母，我首先会使用图 8.2 的讲义。当我们确定了孩子的"钩子行为"，就可以对其进行逐一检查，并帮助父母反思他们对这些行为的解释过程。请父母在讲义上方的眼镜上写下她对某一行为的第一反应，即下意识的反应。比如孩子执行父母的指令时拖拖拉拉，父母会立即想到"他就是想让我不高兴！"，然后父母就在第一副眼镜上写下"他就是想让我不高兴！"。把这句话写下来的过程会开始为这个看法带来一些新的觉察，随后父母和治疗师可以一起探讨其他的替代性看法。也许孩子需要更多的帮助来集中注意力。也许因为房间里有好几个人，所以孩子需要父母在发出指令前先叫出他的名字，并和他进行眼神交流来明确这是给他的指令。通常，当父母承认了她对"钩子行为"最初的解释后，可能会探索其他的好几种解释。我们可以为父母提供任何有必要的心理教育、反思性依恋工作或作为父母的故事守护者，来帮助他们从其他视角看待孩子。我们会和父母一起设计第二副眼镜，帮助加强父母对任何身体策略、模式转换或共同调节的理解，父母需要以不同的方式看待和回应孩子的行为。

铺设新的神经道路

父母对儿童行为的看待方式大多集中在他们希望孩子不要做什么上。他们希望孩子不再大喊大叫、撒谎或自私。我通常会帮助父母，甚至在摄入性会谈中就这么做，开始把他们看待这些行为的模式从他们想要压制某些行为，转变为他们想要助长某些行为。我会解释说，大脑就像高高的草：如果你只走过一次，这些草就会弹回来；如果你沿这条路走得多了，就会铺出一条新的道路（Hebb, 1949）。这一神经可塑性的隐喻（Jackson, 1958; Kay, 2009; Mundkur, 2005; Siegel, 2010）往往能帮助父母（或教师）重新把注意力放在他们更希望看到的行为上。我会提供如图 8.3 所示的美丽图画，询问父母，他们希望在孩子的神经道路中看到什么类型的行为。

然后，我们会用到"神经通路"讲义（见图 8.4），首先帮助父母更深入

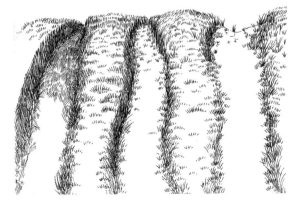

图 8.3　高草地上的道路

地确定一条孩子已经根深蒂固的适应性神经通路。例如：他已经能够在需要时提出需求了。然后，我们请父母确定一条孩子已经在开拓但仍然需要父母支持的神经通路。例如：在我的提醒下，他可以做到每天早晚都刷牙。最后，我们请父母确定一条希望看到孩子开拓的神经通路（与一种行为相关），但目前在日常生活中孩子很少能做到。例如：我想让他在打开电视前先征求我的同意。确定好这 3 种行为后，请父母把每种行为分别写到"神经通路"讲义的 3 条路径上。

神经通路

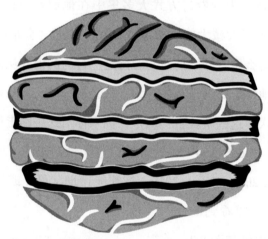

在最深的通路上写下孩子已经掌握的行为。然后依次写出一个他们仍在努力掌握的行为，和一个需要刻意练习以奠定新的或更深的神经通路的行为。

图 8.4　神经通路

养育之家的规则和友善的文化

"团结一致。玩得开心。禁止伤害。"这些简单的规则，可以容纳其他许多规则。我在一次治疗性游戏的培训中第一次听到了这些规则；我们把这3条规则应用在了养育夏令营中，同时，在养育之家，我们也把它们贴了出来（见图8.5）。

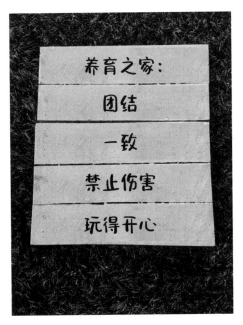

图 8.5 养育之家的规则

在我看来，这些规则中最重要的是"团结一致"。因为团结一致，恐惧才得以平息；因为团结一致，我们才能读懂非言语线索；因为团结一致，问题才得以解决；因为团结一致，我们才会感到被看见、被倾听，知道我们并不孤单。一旦父母将这些规则放在心里，他们便会发现在许多情况下都能使用它们。在杂货店里，孩子跑到另一条走道。父母说："记住，在这里我们要团结一致！"当孩子在停车场跑得离妈妈越来越远时，妈妈一般的反应是"停下来！""不可以！"或"快回来"。而"团结一致"则提供了一个正向的提醒，同时也支持了依恋关系作为持续、安全的"锚"的重要性。家庭是儿童经历的第一个团队。"团结一致"加强了团队精神。

即使我们有分歧，我们也会团结在一起；即使我们处于困境中，我们也要团结起来；尤其是当我们感到害怕时，我们要团结在一起；当有值得庆祝的事情时，我们一同欢庆；当有困难的事情要做时，我们一起做；越困难，我们就越要像胶水一样黏在一起。我们在养育之家开展了许多活动，来帮助孩子和他们的父母学习并实践这些规则，直到它们成为家庭常用词汇的一部分，更重要的是，成为家庭文化的一部分。情感伤害、言语伤害和身体伤害都属于"禁止伤害"规则的范畴，而对所有规则的缓解措施就是一起"玩得开心"，因为父母和孩子彼此之间的关系越紧密，纪律就越像雷达屏幕上的一个光点。有时，父母很难迅速纠正，于是转而寻求乐趣，感觉就像通过游戏来压抑情感或联结应该作为一种后果，并创造一个良好的学习机会。帮助父母理解"分享乐趣"实际上是优先规则，可能需要一些时间。我们让家庭一起制订他们自己的一套规则。通常家庭会选择使用养育之家的规则，但在家庭规则讲义上还有额外空间，留给家庭在上面添加额外的规则——如果有我们希望看到家庭去突破的特别的成长边界。这份讲义可以在本章后面的图 8.9 中找到。

冰块

这是我的朋友和同事艾米·弗鲁（Amy Frew）开创的干预措施。具体是这样的：治疗师从冰箱里拿出几块冰块（至少有几块是冻了很久的非常凉的冰块），请父母和孩子把冰块粘在一起。冻了很久的冰块叠在一起后很容易滑落。但如果等几分钟，再试一次，当冰块开始慢慢融化时，它们就会粘在一起——其中包含一个强有力的隐喻：当父母和孩子都变得不那么僵硬（而是我们可以开玩笑的人，这个人首先必须是父母），父母和孩子就更容易成为一个团队，团结在一起。

静电黏合剂

这个行之有效的实验，有助于强化"团结一致"的规则。我们都知道，当你拿一个气球在头上用力摩擦时，会产生静电。这本身就很有趣、很好玩，而且往往会引导父母、孩子和治疗师一起分享快乐和滑稽的时刻（我们知道这会释放催产素，即联结的化学物质），并增强我们之间的联结。一旦产生了静电，气球通常会粘在我们的头发上、衣服上，有时甚至会粘在墙上！这在孩子看来几乎是一种魔法，但对于成年人来说，我们知道摩擦起电的原理。这也是一个强有力的隐喻，因为父母在提醒大家要团结一致的时刻，通常是父母和孩子之间发生了摩擦的时候。

贴贴书签

在养育之家，我们有一个透明罐子，里面存放了各种各样的胶带。治疗师邀请父母和孩子在所有的胶带中各自选择一种有着独特图案或颜色的胶带。然后从他们选择的胶带中剪下相同长度的胶条，并将两片胶条粘在一起，做成书签。在制作过程中，我们会讨论孩子和父母的一个独特的品质

（见图 8.6 和图 8.7 ）。

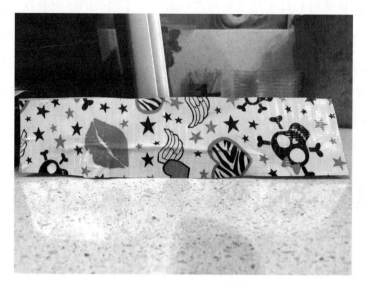

图 8.6　孩子选的图案

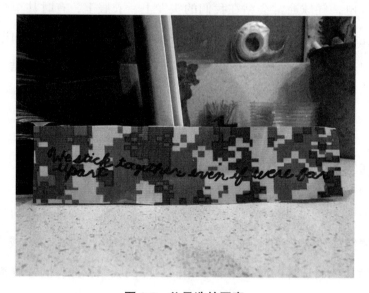

图 8.7　父母选的图案

黏在一起游戏

这套名为吸吸乐（Squigz）的搭建玩具，在一段时间内彻底改变了我的实践。尤其对于儿童来说，完美的道具可以帮助他们掌握一个原本可能难以理解的概念。制造商智库玩具（Fat Brain Toys）将这些玩具称为"有趣的小吸盘"。它们很有趣。每一个吸吸乐的中段都是可以弯曲的，而两端各有一个吸盘。有些是短的，有些是长的。较大的吸吸乐可以安在父母和孩子的额头之间，这样能拉进他们，让他们的鼻子保持十几厘米的距离。还可以把这些吸吸乐吸在一起，变得更长，然后再安在父母和孩子的额头之间，让父母和孩子有更多的活动空间，但他们仍然是连接在一起的！图8.8是我的嫂子惠特尼（Whitney）和我在南卡罗来纳州查尔斯顿的街道上用吸吸乐连接在一起的照片。在游戏室里，我向父母和孩子提供这些吸吸乐，等他们连在一起之后，我就请他们移动到房间的另一个地方，或者在不破坏他们已经建立的物理连接的情况下完成一项游戏任务。对于年龄较大的儿童和青少年，我会在活动之后对活动中的困难之处进行工作。这可能会引出一些非常丰富

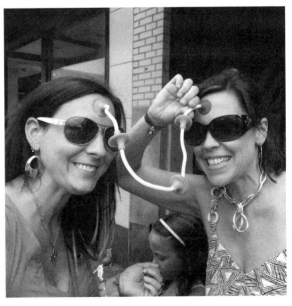

图 8.8　通过吸吸乐连在一起

的对话，能揭示出这个家庭系统在一起生活的过程中，既要维持联结，又要确保个人自主权的核心难题（见图 8.8）。

磁铁

你可以使用一大堆闪亮的磁铁，让父母和孩子一起探索磁铁的引力和斥力的特性。如果你把两块磁铁转到同一个方向，它们会因为同极相斥而弹开。孩子会试着把两块磁铁推到一起，并会感觉到斥力，一种无形的力正致使两块磁铁相互远离。然后，我们会转动磁铁，让它们相互吸引。这种吸引力可能非常强大，以至很难将两块磁铁拉开。在养育之家，我们的沙盘室里有一张金属桌。父母和孩子喜欢把其中一块磁铁放在桌子下面，另一块放在桌子上面。当你移动下面的磁铁时，上面的磁铁会跟着移动，简直就像施了魔法一样。我们会讨论，当我们团结一致时，我们可以做神奇而有力量的事情。这也可以作为隐喻，暗示即使父母和孩子分开，他们之间的无形力量也不会消失。

我深信，一起游戏的家庭不会分开。在我们家，当我们在收拾杂物的时候，会打开劲爆的音乐，然后在厨房里跳舞，虽然不是每次都这样，但我们这么做的次数足以让我们形成这样一种感觉：当我们团结在一起做困难的事情时，事情会更容易。在制订家庭规则时，哪些家务最值得一起做是值得好好讨论的；如果能够将趣味性与任务融合在一起，我们就能更快地完成任务，同时强化这样的信息：我们在一起可以做难事。"家庭规则讲义"（见图 8.9）可以支持家庭探索他们想在家里创造的文化。

在家庭系统中，父母往往非常努力地维持公平。找到父母与养育相关的关键认知扭曲也非常重要。父母可能会有的一个核心认知扭曲是"好父母

家庭规则讲义

我们希望我们的家里多一些什么？

我们希望我们的家里少一些什么？

哪些规则能够帮助我们实现这些期望？

（1）

（2）

（3）

家庭规则：

（1）在我们家，我们要

（2）在我们家，我们不要

（3）

（4）

图 8.9　家庭规则讲义

就要确保一切都公平"。比如，如果曼努埃尔可以看 20 分钟的视频，那么玛丽亚也应该有。如果曼努埃尔可以熬夜到晚上 9 点，那么玛丽亚也应该如此。我们将"在我们家，什么都是公平的"这句话替换为"在我们家，每个人都得到他所需要的"。有时，一句简短的、全家人都能记住的准则，能够稳、准、狠地转变关键的认知扭曲。我们养育之家的指导原则之一就是这句话："在我们家，每个人都能得到所有我们需要的和一些我们想要的"（即图 8.10 中呈现的准则，我们会为来访者打印出来）。

图 8.10　家庭准则

当治疗师与父母在讨论满足每个家庭成员的"需求"和满足一些他们的"愿望"意味着什么时，我们的对话会更加深入。曼努埃尔周五要交一篇学期论文，他需要在棒球训练结束后每晚花 2 小时写论文。玛丽亚比他小 4 岁，需要更多睡眠，而且她上学的时间比哥哥早。她的睡觉时间是晚上 8 点，有

30 分钟的时间可以与妈妈依偎在一起看书。两个孩子都得到了他们所需要的一切。此外，妈妈可能意识到写学期论文需要非常专注，并决定在曼努埃尔做完学校作业后给他 20 分钟看视频的时间，尽管这样会有些晚，但这个活动可以给他带来一定的安抚。同样，妈妈可能决定再给玛丽亚读一本图画书，作为和她进行额外的 10 分钟联结的方式，因为她的睡觉时间要早得多。

家庭会谈往往有助于探索对这一准则的实际应用。我们有一张"需要与想要"讲义（见图 8.11），我会使用它来向家庭介绍这一概念。我们会给

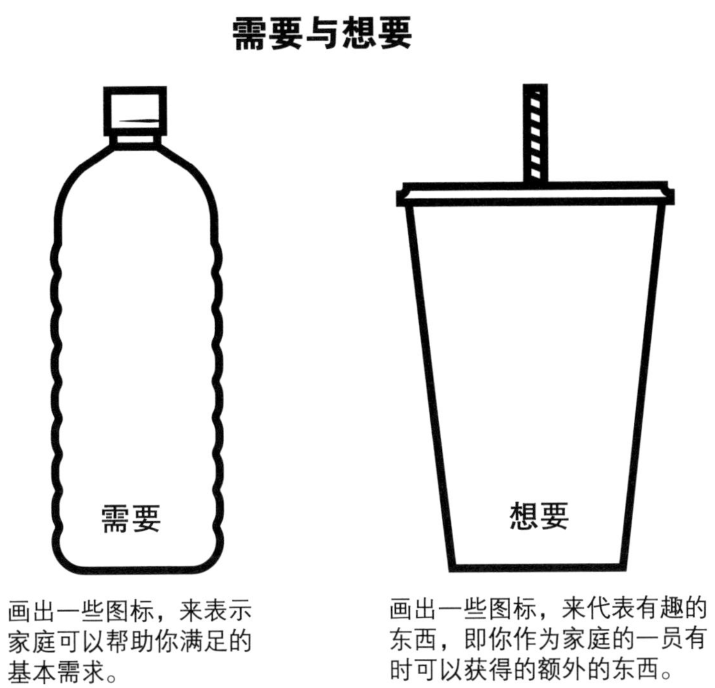

需要与想要

需要	**想要**
画出一些图标，来表示家庭可以帮助你满足的基本需求。	画出一些图标，来代表有趣的东西，即你作为家庭的一员有时可以获得的额外的东西。

图 8.11　需要与想要

每个家庭成员都发一份讲义。我们谈到每个人都需要水才能生存，以及我们多么喜欢喝各种饮料。每个儿童或青少年可以决定给带吸管的杯子装入什么饮料。有时是草莓奶昔，有时是可口可乐。大多数孩子都愿意承认，如果他们一直喝奶昔或可口可乐，会觉得很恶心，口渴，血糖也会不健康地升高。因此，得到所有你需要的东西（在你特别需要水分的日子里多喝水）和一些你想要的东西，才能维持平衡。给一些时间让每个家庭成员在水瓶内画上象征物来表示他们认为是家庭需要的东西，并在纸杯内画上象征物，表示一些有时可以被允许的额外愿望。

在养育之家，我们发现沙盘工作也有助于我们辨别需要和想要。我们给每个家庭成员一个小的圆形沙盘，并请他们用代表他们个人愿望和需求的沙具来装点它。然后我们给他们一个更大的沙盘，让他们一起创作。大多数家庭发现，如果他们把所有代表自己需要和想要的沙具都倒进大沙盘里，看上去就会一团混乱。这个活动要求所有的家庭成员都同意将每个需求放在沙盘的什么位置。也许他们同意是因为他们都选择了代表食物的沙具，他们可以把所有代表食物的沙具放在沙盘的一个区域，甚至只用一个食物象征物来代表这个所有家庭成员的共同需求。每个家庭成员的"想要"象征物也必须经过协商，在大家同意之后才能将其放在沙盘内。这个活动可以引发丰富的对话，并使家庭成员在治疗师的协助下，对如何满足需求进行协商练习。

在设限的同时确认情绪

治疗师往往需要告诉父母，如何在设限的同时确认孩子的情绪。有时，父母认为如果他们确认了孩子的情绪，就会导致没有空间再设置限制。事实上，确认孩子的强烈情绪反而有助于化解情绪。丹尼尔·西格尔（Dan Siegel,

2020）把这个过程称为"具名以驯服（Name It to Tame It）"。如果我们让父母回顾他们对三重脑日益深入的理解，我们可以就边缘脑产生的情绪，通过语言来表达，以及因此建立一架从低级边缘脑区到新皮层即思考大脑的桥梁，来谈论这个问题。仅仅这个过程就可以缓解情绪的强度。我最喜欢的关于调谐和反映儿童深度情绪的案例是在阿黛尔·法伯（Adele Faber）和伊莱恩·玛兹丽施（Elaine Mazlish; 1980/2012）在第一版《如何说孩子才会听，怎么听孩子才肯说？》（*How to Talk So Kids Will Listen and Listen So Kids Will Talk*）中给出的。他们用漫画的形式举了一个例子。一个孩子下楼吃早餐，他想吃麦片。不幸的是，麦片盒子是空的。作者展示了两种不同的父母反应。在第一种回应中，父母承认他们确实没有麦片了，并鼓励孩子选择其他东西吃。孩子升级了，于是父母对其行为进行了限制，但孩子大发脾气。在第二种回应中，孩子要求吃麦片，而父母则匹配孩子对麦片的迫切需求，在设置限制前说"我希望我们有麦片给你吃……我希望我们能给你盛满满一碗麦片"。可以说，这种回应中满足愿望的部分对孩子起到了一定的调节作用，但更重要的是，父母对孩子因为没有麦片而产生的失落和失望的情绪给予了重视。

特别是对那些来自艰难处境的孩子来说，想要和需要之间的平衡非常难以维持。对于一个在缺失的环境中长大的孩子来说，当我们用强硬的"不行"来回应他的"想要"时，我们无意中会让这个孩子将"想要"与"需要"混淆。"会有足够的东西提供给我吗？"面对这一核心问题的孩子很难接受强硬的"不行"。使用温和的"不可以哦"而避免使用"不行""不要停""停下"和"不"等实际词汇（Hembree-Kigin & McNeil, 2013），并尝试给予孩子各种形式的"可以"。其中一些"可以"是通过对情绪的确认来给予的，确认那个东西对于孩子来说是有必要的，无论孩子想要的是麦片，还是他在杂货店结账时看到的玩具。在设定必要限制的同时，确认"想要"

的强度可以维持孩子与你的联结。

教养方式

　　在家庭中设限的数量和种类与父母双方的教养方式有关。父母之间的教养方式差别很大是很正常的，而执行子系统最终可能会定义谁是好警察、谁是坏警察的角色，这通常会导致父母双方在扮演他们自己的角色一段时间后感到怨恨。戴安娜·鲍姆林德（Diana Baumrind, 1989）对教养方式的研究影响着 40 年来的育儿实践，研究将教养方式分成了 3 种基本类型：放任型（permissive）、专制型（authoritarian）和权威型（authoritative）。放任型父母不会为孩子设定界限，允许孩子在家里做主；专制型父母对孩子施加的几乎是军事化管理，"我说什么就是什么"，没有谈判或折中的空间；相比之下，权威型父母就是我们在培训父母对孩子的管教策略时所说的"安全老板"。这些父母有一些基本规则和界限，但也会为孩子留有大量的发言空间。父母会做出最终决定，但也乐意倾听孩子的愿望、需求和喜好。专制型父母的孩子往往会变得过于顺从或叛逆。放任型父母的孩子可能成为小小的自恋者，认为父母就是为他们服务而存在的。这些孩子没有内化界限，也很少尊重他人。在教养过程中，结构和滋养的平衡能让孩子感受到自己是被爱的，但也尊重他人的需要。之后人们又提出了第 4 种类型，不参与型或忽视型（uninvolved or neglectful），指父母只满足孩子的基本需求，但几乎给孩子完全的自由，即使这可能将孩子置于危险之中。这些父母往往是冷漠的、反应迟钝的。他们没有规则，但也没有滋养，他们似乎并不太关心孩子的情况。这类父母的孩子最后往往会有成瘾行为或自杀的念头或实际行为。教养方式的象限图（见图 8.12）可以帮助父母反思他们在结构和滋养的维度上的位

你是哪种父母？

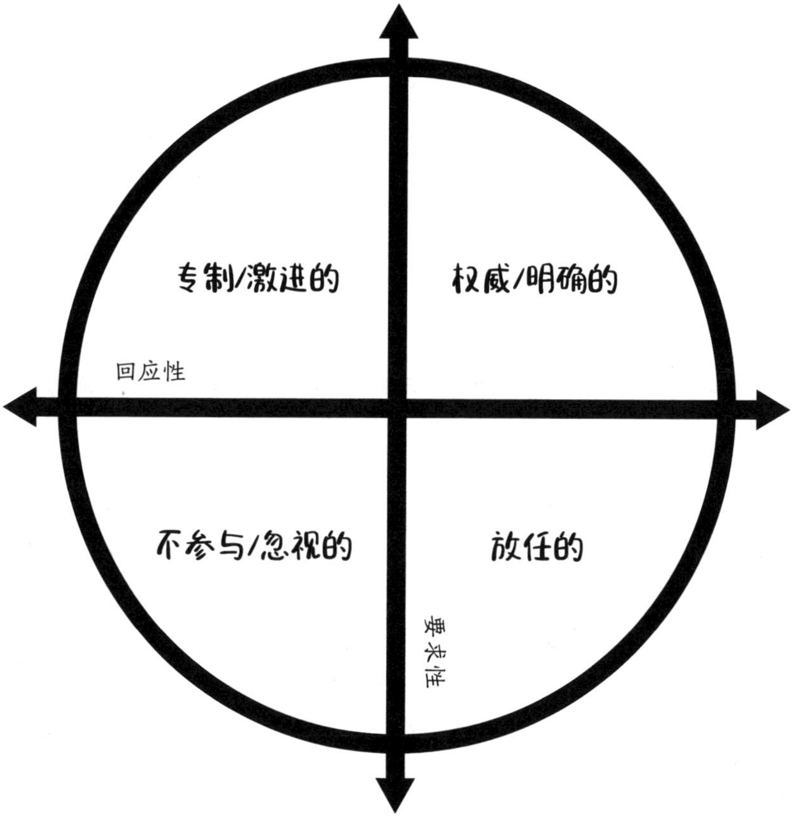

大多数教养都是在回应性和要求性的维度进行的。虽然大多数父母不希望自己被认为是苛刻的，但设置健康的期望，并在这些期望没有得到满足时，设置界限或后果，这都是教养工作的一部分。把你的名字写在最符合你的教养方式的象限里。然后，反思自己的童年，在最能描述你妈妈的教养方式的象限里写上M，在最能描述你爸爸的教养方式的象限里写上D。

图 8.12　教养方式象限

置。在会谈中向父母双方提供这张图,能开启反思性对话,就以下问题进行讨论:父母各自倾向在哪个象限内运作?这对他们的教养子系统有何影响?以及父母双方是否有想要努力改变的倾向?

受到父母所承受的压力大小,他们的育儿伴侣功能不足或功能过剩的程度,以及其他因素(比如是否有养育观点不同的姻亲来家里拜访)的影响,父母的教养方式可能会在两个极端之间摇摆。因此,我们向父母介绍的另一个工具是我们的"教养钟摆"讲义(见图 8.13)。父母在会谈中玩过实

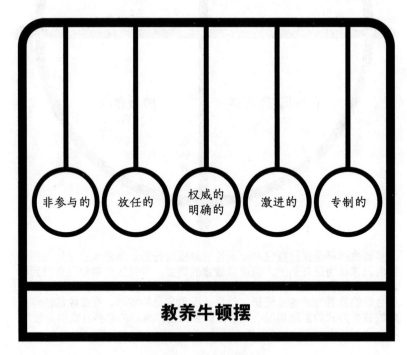

图 8.13　教养牛顿摆

际的钟摆，尤其是牛顿摆之后，再将讲义作为工具带回家，这个过程非常有趣。我们为牛顿摆悬挂的每一个摆球制作了贴纸——各两张（每边一张），分别写上以下描述词：非参与的、放任的、权威的、激进的、专制的。我们喜欢使用牛顿摆，因为每个球的运动和与其他球的相互作用会产生力和影响。这隐喻了，父母每一方的教养方式都会影响到另一方的教养方式以及整个家庭环境。

老实说，没有人愿意被看作专制主义者；它意味着专横、傲慢。同样地，很少有人愿意被看作"软蛋"或"受气包"（其他一些父母给放任型教养方式贴上的标签）。为此，让父母先在与他人的关系中使用这些维度，然后再将这些维度应用在他们自己身上，这样做会有帮助。许多父母能够使用这些形容词来反思他们的原生家庭，沿着这些维度去确认他们自己的父母的教养类型。我们在摄入性会谈中就可以粗略了解父母的教养方式。在我们的评估表格中，需要父母填写目前的教养实践，并进一步了解父母认为来访者需要多少纪律管教，以及他们目前是如何执行这种管教的。在评估时，我通常会向父母解释说："在教养伙伴关系中，父母中通常有一方比较放任，一方比较专制"，并问他们会如何描述他们的教养伙伴关系。由于这是与父母的第一次见面，我们还处于治疗的信息收集阶段，同时也在建立初步的友好关系，所以我只是简单地记下父母回答的要点，我也知道我们以后会再讨论这个问题。

有时，与父母谈论他们在家庭生活中最重视的东西可能更容易。有些父母重视规则和遵守规则，因为规则提供了结构，会确保每个人都安全，还有助于事情顺利进行；而有的父母最看重的是关系和亲密，并可能将规则的执行视为联结的障碍；还有一些父母可能认为"无论如何都要做困难的事情"很重要——这是我们在养育之家经常用到的表达方式——因此，在玩游戏或联结之前，必须先完成家庭作业、家务和类似的困难的事情。这些对话有助于父母以轻松的方式探索自己的"教养钟摆"，帮助父母反思他们在教养反应维度上的位置（见图 8.13）。我们喜欢使用牛顿摆，因为我们相信工具的力量，这些工具可以让父母亲身参与，帮助他们持续巩固心理教育和反思性工作。

"不"的微妙差别

有些人认为，对孩子说"不"会导致孩子产生有毒的羞耻感，并阻碍他们学习。我认为，如何说"不"，为什么说"不"，以及什么可以替代它，会对孩子的学习和发展产生不同的影响。父母在说"不"的时候，应该清楚明确地表达出来，并在设置限制的特定时间与孩子的发展性需求相匹配。在某些情况下，"因为我说了算"这种老式的教养回应方式可能还有一定的适用性，但如果太过频繁地使用，就剥夺了孩子学习和获得整体发展的空间。那么，我们该怎么做呢？在养育之家，我们会教授父母由创伤游戏治疗研究所开发的三管齐下设限法。创伤游戏治疗是一种治疗受创伤儿童的序列灵活的游戏治疗方法，其核心价值观之一是强调在治疗过程中跟随儿童需求的重要性。当父母必须设定或执行限制时，这一准则同样适用。当孩子违反限制时，首先要考虑的问题是"这里需要什么样的纪律？"维果斯基的工作以及他提出的最近发展区理论给了我很多指导。"纪律（discipline）"这个词源于拉丁语"disciplina"，意思是"指导和训练"。根词"discere"的意思是"学习"。创伤游戏治疗师认为，当纠正至少能够促进一种童年发展过程时，它才是最有帮助的。大多数父母都同意，在一些非常危险的时刻，孩子必须马上服从。当孩子要追着球跑到街上时，父母大喊"站住！"，我们都希望孩子这时能服从指令。然而，这种形式的管教只适用于极度紧急的时刻。帮助孩子成长为他们注定要成为的独一无二的成年人，就像把树苗培育成大树。我们想让他们的根深深地扎进土壤，我们想把他们种在最滋养的土壤里，以获得最佳成长。为此，我们会与父母一起完成一份讲义，该讲义展示了孩子在需要管教时可能会表达的 3 种需求（见本章后面的图 8.14）。

"也许"陷阱

许多父母在设限时会犯的一个错误是没有足够明确地说"不"。事实上，在回答失调儿童的问题时，"也许"可能是一个更加危险的词。我们治疗中的许多儿童都有焦虑问题、思维僵化和强迫倾向。这些孩子大多都需要大量结构性的支持。当一个男孩问今天晚些时候能不能出去看电影时，父母可能认为用"也许"来回答孩子会显得通情达理，甚至友好。但这种模糊的回答看似在为后面去看电影的可能性留下了余地，实际上很可能触发我们焦虑的来访者的一种持续反应。比如，这个男孩在处理这个回应时，可能会在内心反复思考这个问题，过度关注是否可能出去看电影，这使他在写作业、做家务甚至和朋友玩耍时都无法集中注意力。或者，他会继续要求父母给出一个明确的回答，一遍又一遍地追问父母，或在父母需要专注做其他事情时，积极尝试和父母协商。于是，父母很可能会以恼怒的态度来回应这些没完没了的打扰，而他们之前给出的"也许"的回答，最终变成"好吧，既然你不能耐心等待"或"因为你一直在叨叨"……所以"不行"。而问题是，这时候，父母很可能会感到沮丧，并用尖锐、无理的语气说"不行"，他们的目的可能是为了惩罚孩子，因为他们在这个问题上花费了大量的精力。然而，这是最常见的育儿错误。父母的矛盾心理，或对做"坏人"的犹豫不决，会促使父母给提出要求的孩子创造一个最有希望的幻想，而最有爱心的安全老板应该做的事情是明确地表明态度。因此，对于需要明确回应的儿童、青少年来访者来说，当父母对问题的回答是"行""不行"或"你要完成……才能……"时，会使他们最大限度地获得平静。

给予"可以"的回应

当父母给出"可以"的回应时，能在很大程度上增加孩子的信任，尤其是孩子在早期经历过忽视或虐待的情况下。"基于信任的关系干预（Trust-Based Relational Intervention）"是得克萨斯克里斯汀大学儿童发展中心开发的一个治疗模型，他们称该模型是一种给予"可以"的方式（Purvis, Cross, Dansereau, & Parris, 2013）。丹尼尔·西格尔在《和孩子一起说好！》（*The Yes Brain*；Siegel & Bryson, 2018）一书中用科学数据支持了我们在得到"可以"这个回应时，经历的神经生物愉悦。我不想提供任何我自己作为父母都不愿意尝试的策略，所以当我第一次学到要给予"可以"的回应时，便把它作为那一周我的教养重点。而我的体会是，我更有可能说"不行""现在不可以""晚点再说"和其他消极回应，只是因为比起想出一种创造性方法，来给予孩子至少部分的"可以"回应，这些消极回应更容易，而且需要更少的精力，特别是当我需要投入地思考其他事情时。

冬妮娅是一个从印度收养的小女孩，她让我深刻地理解了以"可以"来回应孩子有多么重要。她在 2 岁时被收养；她的养父母突然出现在孤儿院。这家特殊的孤儿院有一条规定，不允许有意向的收养者离开主会客室，但这天比较特殊，所有的护理人员都忙着吃饭，没人顾及他们。于是，这对养父母走进了一个房间，里面至少有十几个孩子在争抢刚刚直接倒在水泥地上的一桶饭。当这样的孩子被美国家庭收养后，与不缺乏食物、建立了安全依恋的孩子相比，要更多地以"可以"来回应他们，并填补他们缺失的信任。如之前所述的案例，有时，由对食物说"不"触发的不安全感或焦虑可能是由于父母的忽视或虐待造成的。对于另一些来访者，他们可能只是因为新陈代谢的速度太快了，以至于需要更频繁地进食。有些儿童对饥饿有着高度的内部敏感性或内感受。饥饿对他们来说是一种全身性体验。因此，在父母了解孩子对与食物问题相关的痛苦的耐受窗的背景下，我们该怎样以及何时用"可以"来回应儿童，可能还与儿童自身的情况高度相关。比如，我正在做晚饭，要到晚上 5 点 30 分才能做好。我的儿子（他对延迟满足的耐受窗很宽）5 点时从外面跑进来，问道："妈妈，我可以吃燕麦棒吗？"因为没有出现过食物不安全的情况，也因为我们的联结是安全的，所以他能轻松地接受"不行"，迅速地抱了我一下，然后跑去又玩了半小时。

　　而那个在孤儿院地板上用手抓食物吃的孩子则无法接受"不行"的回应。这个孩子的核心问题之一是"给我的食物够不够吃？"。如果我对她想吃燕麦棒的请求强硬地说"不"，那么很可能会激活她基于恐惧的大脑，使她的杏仁核完全崩溃。因此，对于这个孩子，我会在她身边蹲下，充满爱意地和她进行眼神交流，说："谢谢你好好地向我说你想要什么。"除了这种即时反应，还有其他几种替代方法。实际上，我从来不会对来自艰难处境的孩子在食物上限制过多。然而，作为治疗师，我们的工作是了解家庭系统在这些参数下能抱持什么、能如何工作。与我工作的一些父母，他们的控制需求非常高，或者非常执着于健康饮食，以至于他们完全不让孩子在晚餐前半小时吃零食。即使这样，我们仍然可以帮助这些父母给予孩子部分的"可以"回应。父母可以先为孩子能好好说出请求而表示高兴，然后说："我们一起去储藏室挑一个吧。你想吃苹果口味的还是巧克力口味的？"孩子做出选择。"你是愿意把它放在你的口袋里，还是愿意把它放在你的盘子旁边，等你吃完青豆再吃？"提供这几组选择是"可以"的一种变式，可能有助于缓和孩子的感官需求，使他们的耐受窗足以再撑半小时。这种回应模式的一个重要区别是，父母在拿到燕麦棒并决定如何处理时，与孩子保持团结一致。尤其对于有复杂创伤的儿童来说，与资源匹配的关系是一个重要的治疗目标。这也是我们发现为父母和孩子创建养育角具有如此强大的力量的部分原因。欢笑、滋养和需求满足都是在养育角与父母一起进行的。

界限是必要的吗？

是的。儿童需要界限，就像他们需要水一样。在游戏治疗中，如果治疗师对设置界限感到焦虑，儿童对安全的神经觉也会受到影响。在治疗过程中，治疗师往往会在心里做决策，这可能会使他们从为来访者全然地保持临在转移到以自我为中心的对话上（如，"哦，天哪，他要从沙盘里倒出一堆沙子……我应该允许他这样做，还是给该行为设限，还是重新引导？我应该要立刻想出答案才对。我怎么了？也许我的控制欲太强了？"）。当治疗师进行这样的内心独白时，孩子可能会感觉在游戏室中漂泊，他的安全大人没有完全成为他的"锚"。临床督导的作用之一是帮助新手治疗师阐明他们的界限，然后练习设置这些界限。在现场督导中，我们经常以角色扮演的方式来进行这项工作。这个过程同样适用于父母培训。直到孩子推开父母，或者在某些情况下，直接越过父母，父母可能才开始深刻反思自己的界限。当父母花费大量的内部能量来决定是否需要设定界限时，他们就没有全然地为孩子保持临在了。因此，治疗师和父母一起工作，发觉父母已经设定的界限和那些正在设置的界限。有时父母设置的界限比实际需要的更严格。这通常可以追溯到一个核心焦虑，即对失去控制的恐惧，或他们自己被抚养的方式。调谐的治疗师的工作的一部分是帮助父母反思这些界限，对父母如果在某个方面变得不那么刻板会发生什么保持好奇，以及练习放手。对于其他几乎没有界限的父母，调谐的治疗师则要帮助他们在没有界限的地方发展合适的界限。若我们不设定界限，我们最终都会感到怨恨（Brown, 2015）。

我们不停地给予的时候，往往是我们最糟糕的养育时刻。当我们的孩子索要更多东西或破坏更多界限时，我们就会充满怨恨而爆发，说我们的孩子被宠坏了，权利太多了，或纯粹是自私。这让我想起了博主兼作家雷切尔·沃尔钦（Rachel Wolchin）的一句话："给予者需要设定限制，因为索取者从来不会这样做。"虽然这样说可能不太妥当，但孩子是索取者。我们给予他们多少时间、注意力、精力和资源，他们就会索取多少，然后回来索取更多。这没有问题。这甚至是适合发展的，而且他们肯定会以自己的方式予以回报。治疗师要帮助父母保护自己以及他们的孩子，使他们免于被不受控制的怨恨淹没。这要从澄清界限开始。布琳·布朗（Brene Brown）在《无所畏惧》（*Dare to Lead*）一书中有一句箴言："明确就是仁慈。不明确就是不仁。"我常常与父母分享这句话，有时，在我们对某个需要给孩子设限的工作进行练习时，也能听见父母念叨这句话。

界限工作

在创伤游戏治疗中，我们从 3 个层面与父母进行界限工作。

1. 作为治疗师，我们明确地设定自己的界限，并冷静地执行这些界限，我们在与儿童或青少年来访者以及与父母的关系中保持温暖，我们是明确且仁慈的。

2. 我们为父母提供一个安全的空间来反思他们的界限（这可能包括进行需要暴露脆弱的原生家庭工作；滴定式地为他们提供可以接受的心理教育；并在需要时给予许可，来更有效地设定界限）。

3. 我们进行现实情景角色扮演，在这个过程中，临床治疗师扮演孩子，而父母则练习设限的新技能。

当我们与接受督导的咨询师或父母进行现实情景角色扮演时，会请他们设定一个信号来表示他们需要暂停。这样做有两个目的。第一个目的是帮助父母在角色扮演中识别被困住或不知所措的身体感觉，并在这些感觉出现时给出外部提示，从而帮助父母学会有意识地关注他们在界限被破坏的压力下的神经生理反应，这是帮助他们学会以不同方式设定界限的第一步。父母也可能有一个核心的认知扭曲，即坚持认为他们对于界限被破坏是无能为力的。这种根深蒂固的认知也可以通过身体标记表示出来，以帮助父母意识到他们的身体在告诉他们什么。这可能是他们认识到他们需要开始设置界限的开端。一旦作为治疗师的你与父母建立了良好的关系并提供足够的安全，你便成了父母探索新的回应模式的安全基地，父母就可以尝试新的行为。

发出信号来暂停角色扮演的第二个目的，是让一切慢下来，请父母带着他们的选择心智来处理当前的界限问题。想象一下，我扮演一个冲动的8岁女孩，这个女孩的父亲在教养过程中一直处于被动状态。我拿起一把沙子，做出要把沙子扔到父亲脸上的举动。大多数父母会在他们的交感神经系统中将此体验为一种潜在的威胁；他们可能会提高声音，大喊"住手"来回应这个行为。当父亲体验到体内副交感神经的激活时，他就会发出暂停的信号。我们会一起大笑，因为笑声可以很好地释放压抑的焦虑，承认这是一个爸爸感觉需要为其设置界限的行为，然后与他一起制订设限的语言和替代方案。随后，我们重新进入角色扮演中，来处理爸爸给出这种新制订的回应的感觉。大多数父母都不喜欢角色扮演，许多人都会努力地试图避免这项活动，但涉及生理参与时，而不仅仅是接收信息的认知过程，父母教练是最有效的。当父母与我们进行实时角色扮演时，他们实际上是在学习如何通过设限来调节自己。此外，治疗师在与父母进行现场角色扮演中扮演孩子的角色时，这是治疗师为数不多的可以真正表现出孩子气的一个时机！

在丹尼·希尔克（Danny Silk）的父母教练工作坊，他要求父母创建一个自己花园的内部图像——包括他们可能喜欢在那里种什么植物，他们希望这个空间有什么样的大门，人行道和椅子如何放置。花园里有水吗？然后，他把没有边界的孩子比作一只大动物，这只动物冲进花园，破坏了花坛，弄脏了道路，等等。他继续鼓励父母在对会破坏花园的行为或要求说"不"时，创造一个维护其快乐花园边界的内部视觉图像。要如何做到这一点呢？孩子试图强加给父母的问题，需要转化成孩子可能面临的问题。

希尔克举了一个例子：一个青少年把她的书包落在了校车上。第一次发生这种情况时，她回到家，在她要做家庭作业时发现她把书包落在了校车上。妈妈喊道："这已经是这周的第二次了！你太不负责任了！你知道让我大老远地开车回学校给你拿书包会耽误多少晚饭时间吗？说实话，你只想着自己，从来不考虑别人！"在回学校的路上，妈妈还一直抱怨着，而这个青少年却左耳进右耳出。因为她已经知道，虽然她的妈妈会发脾气和抱怨，但如果她能经受住妈妈愤怒的风暴，她仍然会得到她需要的结果，而不需要去做任何不同（或困难）的事情。每次发生这种情况时，都只对妈妈造成了困扰，而家庭系统没有任何改变。我们如何把它转变为青少年自己可能遇到的问题呢？下一次她的女儿把书包落在校车上，然后跑来寻求帮助说："我明天有一个考试，我所有的笔记都在书包里！我需要把书包拿回来！"妈妈可以这样说来匹配她的担忧："哦，不！你昨晚告诉我，这次考试占总成绩的一半……而你把书包落在了校车上。那太糟了！所以你打算怎么做？"十几岁的女儿很可能会措手不及，心想，你的意思是，我打算怎么做？你通常是那个做事情的人。"好吧，你能开车带我回学校去拿吗？我真的需要它。"然后妈妈可以这样回答："天啊，这对你来说确实是个问题，我愿意帮忙。你可以请一个朋友来接你去学校，然后再送你回来（这可能会为你省下一些钱）。"或者，"我也愿意让你用我的打车软件，看看坐出租车去需要多少钱。"或者，"你可以付钱让我送你……不管出租车要收多少钱，我都会给你打9折，因为我爱你，或者如果你决定今晚不值得回去拿书包，我可以明天提早一点送你去学校。告诉我你的决定。我要去吃晚饭了。"这样就能开始把女儿重复犯的错转为她自己可能面临的问题。如果她因为没有把笔记带回家而导致考试不及格，这对她来说也是一次很好的学习经验。

管教的三个根源

安全和限制

有时，管教的首要也是唯一的作用，就是保障儿童的安全。这种安全可能是指孩子与周围环境的互动（比如孩子要把叉子插进电源插座）。这种安全可能涉及其他兄弟姐妹或家里的成年人（不允许孩子在受挫的时候打他的妹妹）。这种安全也可能延伸到社区的其他地方（如果周围的邻居正在前廊上享受安静的夜晚，那么这个青少年就不可以在前廊上大声放音乐）。当确定需要提供一个必须迅速执行的明确限制时，我们请父母限制该物体或限制对该物体的使用，同时提供几个替代方案。这种设限模式是由加利·兰德雷斯（Garry Landreth, 2002）开创的，已经被几代游戏治疗师学习和实践。学习这种模式并不总是直观或容易的，父母在学习这种模式时我们要给予支持。最近，一名受督治疗师的来访者拔下马克笔的笔盖，对着她的脸说："我要给你画个胡子！"她快速地做出了反应，因为我们在督导中一直在练习，她说："哦！你真的想在我身上画点东西，但我不是用来画的。你可以在纸上或纸板上画。"而在生活中，当爸爸在修车时，正在车库里敲敲打打的孩子举起锤子准备敲打瓷盘。爸爸说："锤子不是用来敲打瓷盘的。你可以用锤子敲打木头或地面。"限制物品的使用不太可能被孩子内化为自己是坏的感觉，而会导向一种内化结构和自我控制的潜力。

当孩子需要学习新东西或做更多练习

　　管教的第二个根源，是孩子需要学习新东西或更频繁地进行练习。在这种情况下，"重做"是最有效的管教策略。当孩子坚决要求说："把牛奶拿给我！"时，明智的父母会让孩子用"请"的语言重新提出他的需求。当孩子不敲门就闯入房间时，明智的父母会说："你还在学习要在开门前敲门。让我们退回去重新来一遍"。这可以让孩子对此进行练习。请记住，作为临床治疗师，我们的目标之一是帮助父母为孩子提供机会，铺设新的神经通路，巩固现有的通路。这需要反反复复地练习。重做的另一个积极方面是，不会认为孩子是"坏"的，而只是提醒父母和孩子，对于某项技能，孩子仍然需要学习和练习。可能孩子突然从他弟弟那里抢走了一个玩具。了解儿童需求的父母会让孩子与弟弟重新进行互动，把玩具还给弟弟，并指导孩子去要玩具而不是抢玩具。乍一看，这种策略并不难。然而，当你重复了很多次后，父母会开始觉得他们是在浪费时间。这时，治疗师的角色就变成了啦啦队长，并提醒父母注意神经生物连接是如何建立的。

通过协商满足需求

最后一个根源是，在某些情况下，儿童最重要的需求是通过协商来使她的需求得到满足。这种策略对那些遭受创伤、忽视或多次更换养育者的儿童特别重要。这些孩子身边没有能经常满足他们需求的人，所以他们发展出了控制基础而不是信任基础。对这些孩子来说，认识到关系中双方"想要"的不一致——通过谈判，使双方各得到一些自己想要的——是增长信任和关系的最重要的方式。实际上，除了父母与子女的关系之外，我很难想到在什么健康的关系中，在没有任何怀疑，没有任何讨论、妥协、协商或倾听其他观点的情况下，一个人会立即毫无疑义地服从另一个人。虽然妥协往往是3种管教方式中最难提供的，因为它需要额外的时间，而且其实还需要大人付出更多的精神力量来帮助安排妥协，但它是最有可能培养出健康成年人的方式，这些成年人能够在各种环境中通过谈判来满足他们的需求。图 8.14 的大树形象地展示了与管教有关的 3 种根本需求，并通过树的分支来表示通过替代性方案和要求妥协来进行设限，同时用树的主干来表示将"重做"作为成长的核心策略。在养育之家，我们的团队可能每天要进行 50 次重做，这种身体的"重做"（用走路代替跑步，在向同伴要玩具时伸出手）与友好言语（用请求代替要求）的搭配是搭建新的神经通路的基本策略。为此，我们开发了"管教的三个根源"讲义（见图 8.14）作为决策树，帮助父母在孩子需要引导或纠正时做出反应。

管教的三个根源

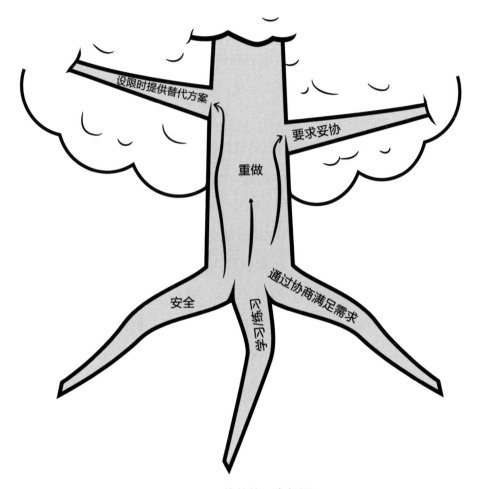

图 8.14 管教的三个根源

再来一次

　　这是一个由"重做"策略改编的活动，让父母和儿童通过情景重现来对他们的回应进行轻微的转变。我们在养育之家有实体的"再来一次"板，我会鼓励那些帮助父母和儿童尝试通过"重做"来学习的治疗师准备这种实体游戏工具。我最喜欢的关于"再来一次"干预措施的一个部分是，通过它来鼓励父母为自己在沟通中任何需要重新尝试的部分承担责任……也许他们使用了不友善的言语，也许他们使用了严厉的语气，也许他们忘记给孩子回应的时间就升级了。当他们通过"再来一次"板以新的方式体验了这个场景时，这为父母提供了很好的学习机会，也为孩子做了很好的示范，并为双方提供了矫正性情绪体验。图 8.15 提供了一份讲义，父母可以在讲义的空白之处简要描述不恰当的行为，然后记录下"重做"的教养提示、孩子的反应以及结果。例如，一个孩子向他的父亲要牛奶喝，他要求道："拿牛奶给我！"他的父亲会给出提示："我需要你好好问我。"然后孩子的回答可能是"请为我拿一下牛奶"；结果是孩子得到了一杯牛奶。第二份讲义（见图 8.16）提供了 6 份空白的"再来一次"板，以供父母在家有各种情况发生的时候对"再来一次"的干预措施进行练习，并记录下来，在下一节会谈时带到咨询室处理。

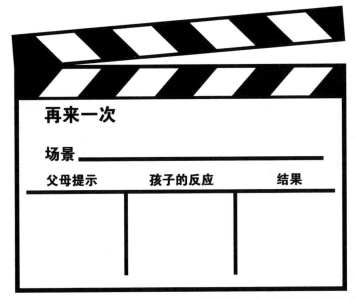

场景：事件名称
父母提示：写出你用来帮助你的孩子
练习不同的沟通方式的短语。

孩子的反应：孩子说的话和做的事。
结果：再来一次的结局是怎样的？

图 8.15　"再来一次"讲义

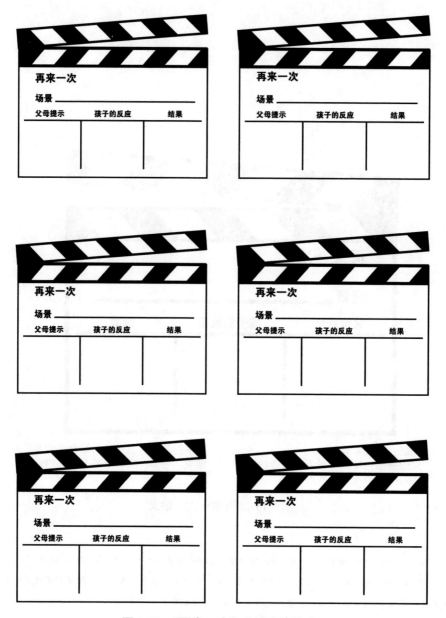

图 8.16　"再来一次"父母家庭作业

第九章

帮助父母成为更有力量的
故事守护者

　　故事，是我们在这个世界中理解自己的方式。我们的父母是第一个讲述关于我们的故事的人，他们讲述的故事影响着我们一生如何为人。父母是儿童早期最强大的故事守护者（Storykeeper）。"历史（history）"一词包含了"他的（his）"和"故事（story）"。父母要为孩子记录故事，因为许多最早的故事形成于孩子还没有词汇或自传体记忆来为自己讲述故事的时候。虽然孩子非常需要这种记录故事的能力，但这要求父母对自己的故事能有相当连贯的叙事。然而，我见到的许多孩子都与混乱的养育者生活在一起，他们自己都缺乏有组织的内部叙事。在这种情况下，我们的目标是加强"故事守护者"的能力。儿童治疗师在与家庭的合作中采纳"关怀瀑布"的理念，首先，从做好治疗师自己的个人工作开始，尤其是自我探索，包括审视我们自己的依恋史、我们对于养育的价值观和信念，以及我们成为他人的安全基地和安全港的方式。另外，我们的工作还包括不断提高我们自己的涵容能力，以便我们可以教父母做同样的事情。治疗师的个人工作不是"一劳永逸"的，而是一个持续对自我保持好奇和同情的过程。特别是在工作中，我们对工作中触发的家庭动力的反应，抱有持续的好奇和同情。创伤游戏治疗师会努力理解自己的历史，从而能够抱持他们所照顾的父母和儿童的艰难故事。第三章已经介绍过，我们如何抱持父母早期历史的故事，以便帮助父母体验他们的故事被他人不带评判地抱持和分享。本章则将提供多个基于游戏的实用策略的例子，治疗师可以用这些策略来促进父母－孩子－家庭叙事的连贯性。虽然共同创造的故事总是有治疗作用的，并能加强家庭成员之间的联结，但当孩子的信息是完全缺失的，或用错误的信息填补了未知的细节，又或是需要改变他的认知扭曲和增强依恋时，共同创造的故事尤为重要。本章将例举通过沙盘、艺术、言语来讲故事，当然还有以游戏的形式来进行这项工作。另外，还可以通过歌曲、诗歌、视觉媒体和其他媒介来扩充表达的媒介，以帮助儿童及其养育者处理困难的事物。表达性治疗鼓励来访者以最便于调动他们右脑的知识的方式获取故事内容，并将其与他们左脑的叙事匹配起来（Graves-Alcorn & Green, 2014; Graves-Alcorn & Kagin, 2017; Landgarten, 1987; Lowenfeld, 1950; Malchiodi, 2013, 2020; Rose, 2017; Salters, 2013）。

马尔沙克互动法以"当你还是一个小婴儿时……"开头，指导父母讲述一个关于他们的孩子还是小婴儿时的故事。我们将这一提示语纳入我们的养育之家双向评估中，并在评估过程中听取了数以千计的婴儿的故事。这些故事讲述的临床表现可能千差万别。显然，这些故事呈现了父母对孩子的到来如何影响了自己的最初印象。我们纳入讲故事技术来增强关系中的滋养、胜任力和调节能力，尤其对于寄养和收养家庭，以及许多生理上完整的家庭（特别是在母亲患有产后抑郁症、孩子最初几年的医疗相关创伤，或有其他可能导致依恋中断的极端压力因素的情况下）。我们将这些故事称为"愉快的故事"，通常是在会谈开始或结束时，孩子与父母依偎着，一边一起享用点心，一边由父母向治疗师讲述（见第六章）。多年来，我们辛酸地认识到，并不是每名家长都能熟练地讲述一个有开头、主体和结尾的故事，或以某种方式赞美孩子或亲子关系的故事。为此，我们为父母设计了一套"愉快的故事"的开头，并在父母的教练会谈中讨论这些内容，也许可以帮助父母创造和（或）演练要讲述的前几个故事，并在整个过程中给予他们支持。这些模板可以帮助父母适应在治疗环境中讲故事的机制，这样当需要讲述家庭的艰难故事时，他们可以把全部精力放在内容和表达上，而不必担心故事结构。

滋养性叙事

最近，当我在写一篇关于三重脑的文章时，打字的时候出现了手误，把"新皮层（neocortex）"这个词敲错了，不知怎么地在结尾多敲了一个"t"。就在我准备删除这个多敲的字母时，我看着这个新词"neocortext"，灵光一现，心想：对啊！这个新词完美地表达了我们一直努力想为与我们工作的家庭建立的连贯叙事。Neo- 代表"新"、cor- 代表"核心"或"本质"、text 代表"故事"——把它们组合在一起，你就得到了一个新词，它的意思是"新的核心故事"。这不正是重塑创伤的目标之一吗？我们希望对创伤故事的最终编码能够承认伤痛、不公或突然的丧失，但要从中剥离出情感毒性，同时将创伤幸存者的力量贯穿其中。对故事本质的新的编码往往包括父母辅助的认知编织（parent-assisted cognitive interweaves, PACI），这是治疗师在帮助父母参与儿童治疗时可以促进的最重要工作之一。另外，允许自己的情绪被别人抱持也是情绪素养的一个部分（Panksepp, 1998; Panksepp & Biven, 2012）。所以，我们在本章要探索的是，我们如何从碎片化的叙事中，发展出"新的核心故事"，其中包含父母和孩子，甚至整个家庭系统共享的线性叙事、认知、情绪和身体体验。

霍皮族[①] 有句老话："讲故事的人统治世界。"父母是孩子的故事守护者，这在很大程度上意味着父母讲述的故事支配着孩子对自己讲述的故事。甚至在我们拥有自传体记忆之前，故事就塑造了我们的自我意识。我有一些来访者经常给我讲他们婴幼儿时期的故事，但他们只是"记得"这个故事，

[①]　英文为 Hopi，美国亚利桑那州东南部印第安村庄居民。——译者注

因为这个故事是大人反复讲给他们听的。在离异家庭中，父母对我们讲述的关于我们自身和世界的故事的力量，是造成父母疏离综合征①或留下温暖的家庭回忆的部分原因。

鉴于故事在塑造儿童对自己和世界的认识方面的影响力，父母对他们所讲的故事、讲故事的方式和讲故事的时机谨慎对待、深思熟虑和精心策划，这是有好处的。人们可能认为讲故事是凭直觉的，但许多父母在恰当地讲故事方面有困难。有些父母会大声读出任务，然后愉快地把身体靠向孩子，或者把孩子抱到他们的腿上，然后讲故事，讲述他们多么可爱、多么软乎乎，他们说的第一个词是什么，大家见到这个新宝宝有多兴奋。而有的父母读了任务之后说："当你还是一个小婴儿时……"然后是长时间的停顿。然后父母中的一方可能会说："你太胖了！"或"你一直在哭"或"你一年都没在晚上睡过安稳觉"。我听过的最困难的故事是一个酷爱健身的父亲讲的。他的故事是这样的："当你还是一个小婴儿时，我把你放在慢跑婴儿车里，想在早上去跑一跑。但是你的胳膊太胖了，会从婴儿车里掉出来，卡在车轮的辐条上，我不得不停下来，把你的胳膊放回婴儿车里。在你来到这个世界的第一年，我没有好好锻炼过！"有些故事令人震惊，有些故事让我笑容满面。有些父母在孩子还是婴儿时压力太大，不堪重负，或心事重重，以至于他们很难记住任何具体的细节来构成一个故事。还有一些父母只记得孩子最早的生活中最艰难的部分，他们会讲类似这样的故事："当你还是一个小婴儿时，你一直在哭。你不喜欢我们给你的配方奶粉，而且你不愿意睡觉。妈妈和爸爸整晚都在陪你！"

一个优秀的故事是这样的。妈妈大声朗读了任务，脸上露出灿烂的笑

---

① 英文为 parental alienation syndrome，缩写为 PAS，指父母中的一方针对另一方进行的以憎恨为目标的活动，利用孩子作为其敌对活动的工具。——译者注

容，她看着女儿的眼睛，同时用充满喜悦的语气说："当你还是个小宝宝的时候，我经常给你穿上可爱的小衣服，有时还给你戴上小宝宝的太阳镜，我把你放在婴儿车里，我们会出去散步。"女儿打断妈妈，一边做着婴儿喝奶的手势，一边说："有时我还打手语。"妈妈一边回答，一边做出同样的手势，"是的，你打了手语，那是什么意思？你可以告诉我吗？"她的女儿说："牛奶。"妈妈回答说："是的，你想要牛奶，因为你渴了。我们会四处逛逛，然后停下来喝一些牛奶，有时我们还可能停下来摸摸小狗，过了一会儿之后，我会看我的手表，然后说'爸爸差不多要回家了，我们也该回家啰'，你会说'咕咕，嘎嘎'，然后我就带你回家。"很明显，小女孩已经知道这个故事的一些细节，所以从前妈妈可能和她分享过这个故事。妈妈的故事有一个清晰的开头、主干和结尾。它详述了妈妈对孩子的照料，女儿提出需求的能力，以及当女儿提出需求时妈妈满足女儿需求的模式。这种故事将妈妈把自己体验到的女儿童年早期的核心故事内容，为女儿转化成以下核心内容："我是……讨人喜欢的。我能……要到我需要的东西。我被……被看见了。"对这个小女孩来说，"我是"强大的。

　　一个清晰、连贯的故事是有开头、有主体、有结尾的。尤其当儿童经历了任何童年期不良经历（adverse childhood experiences，ACEs；Anda et al.，2006; Dube et al., 2003; Felitti et al., 1998）时，安全老板的工作之一就是帮助他们对这些事件进行连贯叙事。然而，当孩子最需要连贯性的时候，他往往最不可能得到连贯性。这是我在一次错误的尝试中明白的道理——我在一位父亲还没有为自己的故事找到足够的连贯性前就试图与这对父女进行时间轴工作。这位父亲名叫爱德华，35 岁，他结婚后不久就染上了毒瘾。他和前妻离了婚，他的两个孩子当时都还没有上小学。孩子们和妈妈生活在一起，会偶尔来看望父亲。爱德华最终参加了一个康复项目，花了几个月时间进行治疗，并可以在监督下看望孩子。他正在执行计划，并且希望与他的孩子们重新建立关系，这于他而言比什么都重要。我与他的女儿工作了一段时间，这也是监督治疗性探视的合理之举。我们首先进行了几节游戏性的、轻松的（再次）认识你的活动。我对父亲如何在游戏中跟随他的女儿进行了培训，女儿也喜欢和他一起玩。另外，我和父亲进行了几节辅助会谈，让他准备好成为一个更强大、更有力量、更智慧、更仁慈的容器。我们练习思考和抱持他女儿的激烈情绪（我会在角色扮演中扮演女儿），而在这个过程中我知道了他能够回忆起的导致他成瘾的事件的细节。最后，我觉得他们都准备好做时间轴工作了。我把几张彩纸粘在一起，在中间粘上一条长丝带，然后请女儿告诉我关于爸爸还在家时她的早期生活的故事——这可能是爸爸不记得的。以下是这次会谈的记录，为了保护这个家庭的隐私，我对一些细节进行了修改。

  爸爸：她的摇篮里装满了泰迪熊……

  女儿：我还有小兔子！

  爸爸：而且她还想和它们睡在一起。

帕丽斯：是吗！

  爸爸：和所有这些毛绒动物一起睡。不是毯子或抱枕，而是她所有的熊。

帕丽斯：你还记得吗？

  女儿：嗯哼。这很有趣！（注意力回到时间轴上）然后妈妈和爸爸离婚了……你们离婚的时候……

  爸爸：你5岁的时候我们就离婚了吗？我现在几岁了？

  女儿：你35岁了。

爸爸：（皱着脸思考）那么，我们已经离婚 4 年了。

女儿：我当时 4 岁。（沉默）我读几年级？那是我开始踢……不对，我开始踢足球是在我……（她用手指捋了捋头发，另一只手拿着记号笔盯着时间轴）。

爸爸：（停顿了一下，看着治疗师，抱歉地笑了笑）我们很难做好这个时间轴。我想我们都很难想出……

帕丽斯：（安慰地说）那么，你们离婚时她才 4 岁。

女儿：（写完后，把笔丢在桌子上）该你了，爸爸。

［当爸爸拿起笔时，我让他围绕着他自己的记忆展开。］

帕丽斯：你对那段时间有什么印象？

女儿：嗯。我们都住在我的老房子里，坐在像面包片一样的东西上……

爸爸：蒲团……（他们都笑了）

帕丽斯：（和他们一起笑）面包蒲团［这成了他们的一个笑话］。

女儿：然后他们说他们要离婚了，但我不知道这是什么意思。他们还告诉我，他们不会再和对方住在一起了。然后爸爸开始和我的爷爷奶奶住在一起。

帕丽斯：所以，那个时候，你留在了你一直住的房子里？

女儿：嗯哼，而且每个周末，我们都和爸爸待在一起。

帕丽斯：你们是在爸爸开始吸毒之前还是之后搬到妈妈那里的？

女儿：（肯定地说）之后。

帕丽斯：你对那件事有什么印象？

女儿：（盯着窗外）第一次……他没有醒过来。我记得当时他不愿意醒来……除了第一次他没有醒来的时候，我不记得其他事情了。

帕丽斯：我们也许应该把这个放在时间轴上，因为这是你经常谈到的事情，他睡觉……或者没有醒来。

爸爸：（手里拿着记号笔）那么……有一天早上，爸爸没有醒过来。（他一边写一边慢慢地大声念）有一天……早上……爸爸……没有……醒过来……

女儿：爸爸有很多个早晨都没有醒来。

爸爸：（值得称赞的是，他点头表示他听到了她的话，也重复了一遍）爸爸有很多个早晨都没有醒来。

［就在这里，对故事的抱持。］

帕丽斯：你注意到，这与他从前的样子非常不同。那时候你是怎么想的呢？

女儿：担心。

爸爸：那时候我就去了科罗拉多。我住了两个月的院。

帕丽斯：我记得你们说过，爸爸在科罗拉多。你去那里看过他吗？

女儿：（现在更急切地参与）是的，有一次。

帕丽斯：他是什么时候回来的？

女儿：大概一年前吧？

帕丽斯：然后你觉得爸爸真的回家了，真的在努力工作了？

女儿：他粉刷了他的房子。

帕丽斯：那可是个大工程？

爸爸：我粉刷了游戏室。

帕丽斯：你把它刷成什么颜色？

［爸爸准备回答，但女儿打断说："他把它刷得像……像……外面那

个……（指着窗外的蓝天）蓝色的天空！他在墙壁上涂了蓝色，有太阳，有树，他还把房子涂成了黄色和红色。"]

　　帕丽斯：你对他画的内容记得很详细。听起来这对你很重要，他花
　　　　　　了一些时间为你修缮他的房子。

　　爸爸和女儿都笑得合不拢嘴。虽然处理这些讨厌的事情很困难，但一起从时间轴的另一端出发，为父女双方带来了共同的成就感。当爸爸听着女儿详述证明他回过家的证据时——他们备用房里的墙壁的细节，他喜笑颜开。只要有可能，在围绕对家庭系统中涉及中断的创伤（在这个案例中，有两个创伤：成瘾和离婚）来进行时间轴工作时，要从创伤发生前的安全联结的一个时间点开始；处理最困难的部分时，在时间轴上的空白处给它们命名；最后在一个恢复联结的地方结束，这是最理想的。另外，我从这一节治疗中学到的另一个经验是，在与孩子共同创建叙事之前，更充分地支持父母在自己的事件叙事中建立连贯性，这有所帮助。在这一节治疗的开始，女儿提供了比我们希望看到的更多的结构化。为亲子时间轴工作做充分的准备，有时需要额外与父母进行辅助会谈，集中于具体化父母的时间轴/故事工作，然后再与父母和孩子一起进行时间轴工作。

"我们是"的故事

　　当我们回顾父母在养育之家双向评估期间讲述的以"当你还是一个小婴儿时……"为开头的故事时，我们发现第二组核心内容是由这样的故事产生的。我称它们为"我们是"。当爸爸告诉他的儿子他是多么的胖，当爸爸很想锻炼的时候，他不得不一次又一次地停下慢跑婴儿车时，这对父子可能

会发展出如下共同的核心内容："我们经常要就我（爸爸）想要的东西和你（儿子）需要的东西进行协商。"而在妈妈讲述她们在附近街区的日常散步的故事中，妈妈和她的女儿形成的共同的核心内容是："我们是一个了不起的团队。我们在一起探索和享受这个世界。我们生活在可预测的常规中。"当我们倾听"我们是"时，可以听到指导着父母和孩子二元之舞的核心认知。爸爸和儿子的故事可能会产生这样的信念："在我们满足了你的需求之后，我们可以回到正轨。"妈妈和女儿的故事可能会产生"我们可以一起探索世界"的信念。当两人停下来抚摸一只狗时，也可能产生"我们可以一起体验新事物"的信念。

在听了（和看了）数以千计的故事后，我比以往任何时候都更确信，许多父母需要支持，来学习如何创造和表达支持孩子的积极的"我是"以及支持双方的"我们是"的故事。代际创伤、消极的自我对话脚本、家庭系统中的压力，以及一直以来没有人向他们讲述关于他们自己的爱的故事，这会使父母陷入不健康的讲故事模式。在养育之家，在依恋增强会谈的某个阶段，治疗师请父母讲述一个愉快的故事：一个详述孩子的新本领或能力增强的故事、一个快乐的时刻、一个共同欢笑的时刻，或一个拥有共同的新奇体验的时刻。我们设计了一个讲故事模板，来帮助父母在创造这些"愉快的故事"时具有结构性。这也是为父母讲述更艰难的故事做准备，这些艰难的故事可能包含创伤性内容或父母和孩子之间产生断裂的时刻。

第二个守护故事的工具涉及父母反思，并帮助父母专注于故事中的"我是"和"我们是"的收获。我将通过一个案例来介绍这个工具。我一直在与一名矛盾焦虑型的 9 岁收养儿童工作，他叫丹尼。他的个头都快有妈妈高了，并且据妈妈说，他"一天 24 小时"都在发脾气。当他来到治疗中心的前厅时，他把头塞进妈妈的胸部或腋下。他从前厅过渡到我们的任何一个治疗空间都有很大困难，有一天当我进入前厅把他们带回一间治疗室时，他几乎是僵住的。我提供了两间我知道他喜欢的治疗室让他选择，他对妈妈耳语了几句。妈妈、丹尼和我已经在努力帮助丹尼学习说出他想要或需要的东西，所以妈妈说："记住，丹尼，你可以自己问帕丽斯小姐。"我回答说："我就在这里听着，只要条件允许，我会尽可能给你一个'可以'的回答。"我有一种感觉，他想问的是我们是否可以在后院开始治疗，因为这是那个星期以来的第一个晴天。我给了他几次提出请求的机会，然后请妈妈站起来（他和妈妈一起站起来，因为他基本上是"黏"在妈妈身上的）。我说："对丹尼来说，提出想要的东西似乎真的很难，所以让我们的身体动起来吧——因为有时这很有帮助。"妈妈和我开始穿过房间，来到沙盘室和前厅之间的舒适的走廊上。丹尼微笑了一下，当我们起来走动时，他的头从妈妈的胳肢窝里钻了出来。然而，当我们进入走廊，面对选择哪间房间的现实问题时，他又把头埋进了妈妈的肩膀。妈妈在楼梯上坐了下来（丹尼也跟着坐了下来）；我迅速把 EMDR 蜂鸣器放在他的袜子里，然后转换话题说："妈妈，刚才丹尼似乎很难做出决定或提出他的需求。让我们给他一分钟时间，你和我可以先聊聊。你能不能给我讲一个故事，说说这周内，你看到的丹尼做的一件虽然很难，但他做到了的事，因为你们两人团结一致。"这条准则可以作为一种联结的满怀希望的结果，穿插到许多艰难故事中：当我们团结一致，我们就能做困难的事（见第 324 页的图 9.15）。这可以从最初家庭经历的艰难时刻，延伸到父母和孩子一起守护的故事里。在这些情况下，如果父母能够在孩子需要时重温叙事，会有极大的帮助。这种重温可能是因为需要感受到与养育者的联结；可能是因为需要澄清一个细节或提出一个问题；或者仅仅是为了确保父母仍有足够的力量来抱持这个故事。

第三只耳朵

父母往往很难理解被动倾听的影响力。当要和孩子进行讨论时，尤其是讨论他们做错的事情或他们害怕的事情，这些评论会导致他们立即无意识地提高防御。被谈论则与讨论不同，它会使儿童进入倾听的状态。然而，这种谈论不同于两个人在背后抱怨第三个人的谈话，是把所发生的事情传达给第三个人，而不要求他做出回应，他可以接受故事，或以任何方式否定它。

当孩子体验到父母凝视的强度，以及必须对父母所说的任何话做出反应的潜在压力时，她就不太容易真正听进父母所说的话。当孩子通过被动倾听的力量去吸收故事时，即当父母向治疗师讲述故事时，她的防御就会降低，此时孩子会更像一块海绵，吸收故事的内容和潜在的信息。父母凝视的强度是由治疗师来抱持的，而不是由孩子抱持的。这为孩子提供了从聚光灯下解脱出来的机会，从而静下心来消化这些细节。约翰，一个 15 岁的收养男孩，就是这样一名来访者。他在许多恐惧中挣扎，最近被诊断出患有强迫症。去精神科就诊让他觉得非常可怕，而让妈妈叙述他们的经历能让他得到安抚。他将坐在秋千上（见图 9.1），要求使用 EMDR 蜂鸣器，然后让妈妈讲述他们拜访的每一位精神病医生的故事。

有时，父母背负了太多自己的痛苦，以致他们很难去解决孩子的苦恼。

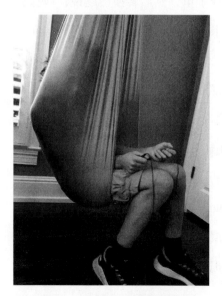

图 9.1   用第三只耳朵倾听

我们用一个案例来说明这一点。一位父亲有一个 4 岁的孩子，瑞奇。在当地法院宣布孩子可以开始探望至少 2 年未见的母亲之后，这位父亲便来向我寻求帮助。孩子的母亲有精神健康问题，会突然发作，并突然从她孩子的生活中消失，这让人不禁怀疑，当爸爸工作时，她在照顾孩子期间是否发生了某种形式的虐待。我们把第一次会谈安排在养育之家的厨房进行，爸爸也参加，我们一起烤饼干。妈妈的行为很恰当，也很滋养。妈妈和爸爸相互尊重，并在治疗师的帮助下进行互动。之后妈妈和瑞奇一起参加过几次会谈——在养育之家的后院为他推轮胎秋千，与他一起进行艺术创作，听他讲他的学前经历，并开始建立一些新的记忆。然而在一个隆冬的早晨，爸爸和瑞奇在前厅里等着……等着……妈妈一直没有来。我和爸爸都明显感觉到了瑞奇所体验到的强烈的困惑和悲伤。我永远不会忘记，瑞奇透过养育之家前厅的大落地窗盯着院子，说："也许她没来是因为……"爸爸和我耐心地等待着他寻找字眼来表达，他最后说："因为外面很冷。"我们尽力与妈妈联系，但还是没能联系上。然后有一天，瑞奇的爸爸接到了警方的电话。有人在妈妈的公寓里找到了她，她的身体和精神都处在衰退状态。她要再次接受住院治疗，而她儿子的探视计划将被无限期地推迟。

接下来几次会谈的工作涉及抱持这个孩子对母亲突然离开而感到的哀伤和困惑。爸爸也在为妈妈的离开而哀伤，不是为了他自己，而是因为他知道这是他儿子的又一次丧失。对治疗师来说，最难的工作之一是为受伤的孩子创造一个抱持的环境，同时也鼓励父母抱持受伤的孩子的故事，即使父母也在经历伤痛。这需要首先承认父母的强烈情绪，并帮助他们说出这些情绪。在这个案例中，父亲对他所认为的妈妈的第二次抛弃感到非常震惊。同时他也松了一口气，因为他在探视期间的过度警惕得到了一些缓解（那种等待另一只鞋也掉下来的感觉）。最后，他深深地希望，就像所有足够好的父母一样，他的儿子不必忍受这种失去母亲的痛苦。我觉得有必要为爸爸和瑞奇创造一个空间，让他们一起抱持这个故事。对于学龄前儿童来说，他们的故事往往是通过游戏来讲述的，于是我邀请爸爸和瑞奇在治疗时一起玩游戏。在瑞奇的要求下，我们都来到了养育之家的养育角，这是我们当前最小、最舒适的空间。瑞奇从家里带来了一些玩具。当来访者把家里的玩具带进游戏治疗空间时，几乎总是有意义的，明智的治疗师会以好奇心和同情心来对待这个额外的玩具。瑞奇带来了一个达斯·维德①的乐高模型和一架他用乐高积木制作的医疗直升机。瑞奇的父亲在治疗的早期就接受了亲子治疗的以儿童为中心的游戏技巧培训。他在之前的治疗中成功地运用了这些技巧。下面是瑞奇的游戏，以及爸爸的回应。达斯·维德正在与沙盘里的另一个人物打架。

　　瑞奇：达斯·维德受伤了！

　　爸爸：哦，不！他受伤了。

　　瑞奇：他必须去医院才能好起来！（拿起直升机，模仿直升机飞起来的声音。我从这里开始听到妈妈早先住院的主题。）

　　爸爸：哦，太好了。有一架直升机可以载他。

　　瑞奇：是的，直升机要降落了。

　　爸爸：（清理出一个垫子）这里有一个降落的地方。

　　[瑞奇把直升机降落后说："快，我们得去帮助达斯·维德！"爸爸做了一个临时轮床，说："好的，我们可以把他送到医院去。然后他就会没事了！"]

---

① Darth Vader，《星球大战》中的主要人物。本来是正义的一方，后来转向黑暗面，成为反派角色。——译者注

瑞奇：把他放进去。

［爸爸把轮床放到直升机上，然后把达斯·维德放进去。他用有趣的声音说："准备就绪，你们可以起飞了！"］

瑞奇：收到！（模仿他父亲的声音）有风。很难起飞。

爸爸：他们能做到的！

［瑞奇把直升机移到高空，同时发出直升机起飞的声音。但他的手开始摇晃，直升机开始倾斜，达斯·维德从直升机上掉下来，掉在垫子上。］

瑞奇：哦，不！达斯·维德受了更重的伤……他们把他弄丢了！

爸爸：哦！会没事的。直升机会回来，带达斯·维德接受治疗。他会没事的。

瑞奇：（发出雷声和更多直升机晃动的声音）他们不能回来找他。

爸爸：他们会派来更多的支援。他不会有事的。

好的，给我点时间，我以我最爱玩的游戏治疗师的自我来梳理一下。达斯·维德是一个受伤的角色，他一开始的任务是行善，最后却伤害了别人，转向了黑暗面。有人可能会认为这个孩子选择的人物在某些方面代表了妈妈。在治疗性重聚的过程中，大家曾希望她能恢复以健康方式养育孩子的能力。直升机接她去医院，但是暴风雨来了（另一种隐喻，即妈妈的"突然"衰退使她不能来见他）。尽管每个人都尽了最大努力，达斯·维德还是从救援车上掉了下来，而且比以前受了更重的伤，迷失在伤痛的世界里。我听到的所有这些，都是瑞奇创建的一个连贯叙事，尽管是隐喻性的。他讲述了他母亲试图与他健康地重聚，随后她突然完全消失的事情。然而，爸爸却很难抱持这个创伤故事。如果达斯·维德最终能得到他所需的帮助，他会感觉好些。这里有一个引人深思的问题：爸爸的潜意识是否听见了这个隐喻故事，并对他自己的反移情进行防御？他认为自己允许儿子再次体验到与妈妈重聚并燃起与健康的妈妈一起生活的希望（尽管这都是法院的命令，而爸爸只是通过尝试治疗性重聚做出了他当时能做的最有保护性的选择），而当儿子的希望破灭时，他是否会对因此而产生的愧疚进行防御？在讲故事的过程中，爸爸在传达一种持续的希望，即达斯·维德可以被拯救，但我认为爸爸需要成为一个足够强大、足够有力量、足够智慧和足够仁慈的容器，来涵容他儿子的强烈情绪，涵容他儿子在游戏中所表达的真相，即达斯·维德比以前病得更严重／更加受伤／更加破碎，无论怎样的救援都无法使他恢复健康。重要的是要记住，虽然这可能是，也可能不是故事的全部，甚至也不一定是瑞奇的故事的结尾，但这是瑞奇试图对所发生的事情做出的解释。

在这节会谈结束后，我和爸爸交谈了几分钟，提出了一些我上面所解读的内容。直到那天晚些时候，爸爸给我发了一封邮件，表示当他回顾他们一起做游戏的会谈过程时，他能够理解瑞奇用达斯·维德代表妈妈，以及孩子需要了解目前的真相，那就是达斯·维德已经迷失在伤痛的世界里——无法接受帮助，而瑞奇需要爸爸抱持这个艰难的故事。爸爸能够反思自己的经历，承认他太希望妈妈最终能成为瑞奇健康的港湾，以至于他一直坚持自己的那个故事，即使这样做并不能帮助瑞奇接受目前的现实。直到今天，我仍然惊叹这位父亲所具备的能力，他能够面对自己的强烈情绪，并提高自己的能力，抱持儿子的艰难故事。

在上述会谈几周后的另一次会谈中，我给瑞奇和父亲提供了一大张纸。我画了一个非常大的身体来代表爸爸，一个更小的身体来代表瑞奇。然后我给了他们一套创可贴，让这对父子用创可贴在代表自己的人形身体上标出目前的伤痛（见图 9.2），从而一同面对他们的伤痛并加强他们的家庭叙事。

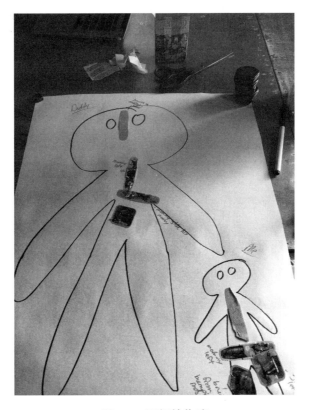

图 9.2　平行的伤痛

马库斯学会接受帮助

临床治疗师可以帮助父母了解，幼儿的思维是具体的，因此代表内部状态（如爱和归属）的具体事物，能让他们安心。另一个帮助父母学习这些的方法是和他们讨论过渡性客体的力量。当小家伙冒险与父母分离，独自勇敢地进入其他环境（学校、足球场）时，有一个与父母的养育有关的具体的、有形的"锚"会使他们得到安抚。在面对早期依恋创伤时，学龄前儿童典型的分离焦虑可能会被指数级放大。

有一个叫马库斯的小男孩，他一出生就被收养了。然而，他出生时就对甲基苯丙胺^①上瘾，这需要他在医院里住院一个多月，而这种脱瘾方式对他的身体来说非常痛苦。他的养母详细描述了她面对他痛苦时的无助感。她急切地想安慰他，但他会颤抖、抽搐、呕吐、出汗，并无助地哭泣几个小时。在我们的初始会谈中，妈妈在分享这些细节时再次触碰到了她自己的痛苦。虽然她的儿子对这段经历无话可说，也没有关于这段生活的自传体记忆，但他有躯体记忆，当父母现在试着照顾他的痛苦时，这些躯体记忆会通过他的回应呈现出来。他在接受别人的帮助方面有很大的困难。在我们的第一次会谈中，我准备采用"小伤口"程序（来自治疗性游戏模型的一种方式）来检查他的伤口。他立即变得非常兴奋，从爸爸的腿上跳起来，在房间里跑来跑去，想在会谈期间找一个外星人玩偶来抱着。我用言语来跟随他，说："关注伤口可能很难。爸爸，在我们处理伤痛时，如果马库斯有一个玩具可以看或玩，他就会感到更安全。"马库斯回来了，又坐回爸爸的腿上。我注意到他手上有一个小倒刺，于是用一些润肤露进行了处理。然后我又看到他膝盖上的一个伤疤，我说："哦，这个看起来像旧伤。"

马库斯再次试图跳起来，我转移了我的注意力，问了他一个关于他的玩偶手里拿的武器的问题。他恢复了平静（对他来说允许自己被照顾是可怕的事情，他对玩具的动觉参与和我将注意力从他的身体转移到他的玩具上，使他的恐惧得到缓解）。我让他在神经生理上平静下来，然后问他父亲："爸爸，看起来这是一个旧伤。你能和我讲讲马库斯受这个伤的故事吗？"爸爸用滋养的语气讲到，有一次孩子从车道上跑下来，跑得太快结果摔倒了，他的膝盖擦破了皮。父母往往会讲一个最简短的故事来描述他们的照料，例如

---

① 英文为 methamphetamine，又名甲基安非他明，是一种强效的中枢神经系统兴奋剂，是冰毒的有效成分，在我国被列为第一类精神药品。——译者注

"我给他买了创可贴"或"我帮他包扎好了"。作为治疗师，我们的工作是放慢故事的节奏，帮助孩子听到父母采取的具体照料行动。要记住，在马库斯最早的故事中，伤痛是得不到帮助的。他在子宫里时，在生命最初的两个月里在医院脱瘾时，这些故事又一遍一遍地被刻在他的身体里。

我开始好奇，问父亲："你当时是怎么知道他受伤的？"爸爸说："我听到了他的哭声，就跑到门廊，看到他摔倒了，于是我跑到车道上把他扶起来。"我问爸爸："扶起他的时候是什么感觉？"爸爸回答说："他用他的小胳膊搂着我的脖子，我很高兴他信任我可以照顾他。我把他抱进屋里，放在桌面上，然后拿了一张纸巾和一些水。我清洗了擦伤的地方，给伤口贴上创可贴。"我问："你能给我演示一下你是怎么做的吗？我有很多创可贴可以选。"爸爸选了一个亮蓝色的创可贴，把它贴在了马库斯的伤疤上。马库斯一直在兴奋地玩着他的外星人玩偶，把它撞到他之前发现的一辆玩具坦克上，他补充说："它流了很多血。"我说："你记得它流了很多血。爸爸，你还做了什么来帮助它呢？"爸爸回答说"我吻了它。"我问："你能演示给我看看吗？"马库斯还在兴奋地玩他的玩具，对这个动作视而不见，但爸爸亲吻了马库斯膝盖上的创可贴。我把父母照料"小伤口"的本能正常化，马库斯询问道："现在我可以把它拿下来了吗？"我说："谢谢你告诉我你想拿掉创可贴……爸爸，你能为他把它拿下来吗？"在父亲取下创可贴的时候，我问："爸爸，马库斯后来是不是又跑到了车道上？"爸爸说："是的！一旦他膝盖上的伤口痊愈，他就又活蹦乱跳了。"

这个故事的叙述是在养育角的支持性环境中进行的，并且发生在治疗刚开始时。马库斯的父亲从我的叙述中学到的宝贵经验之一是，当他儿子的身体开始以一种看似冲动或失调的方式做出反应时，他的生理表现可能是在传达压力。爸爸学会了说："你的身体在让我知道……"并且马库斯在解释他自己的身体线索的能力，以及让养育者了解他的需求的能力方面获得了更多安全感。我们进行了一系列会谈，在这些会谈中，我们进行了连珠炮似的互动，从滋养、照料的时刻转移到强烈的亲子联结的时刻，这鼓励马库斯接受挑战，使他体验到胜任力的提升和"我能做到"的感觉，然后是安静的讲故事时刻。我们以增加他与父母的联结感为目标，开展了许多活动。在马库斯第一次来治疗时，我向他介绍了用记号笔在他和他妈妈的手上写下"M"的方法，这样他们就可以记住，即使他们分开，他们也是团结一致的。在此后的许多次会谈中，马库斯每一次都要求我重新画这些 M（见图 9.3）。

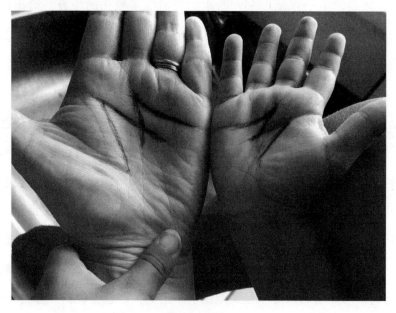

图 9.3　联结

这项工作需要对"滴定"进行细致和持续的关注，找到孩子（和父母）的成长边界，助力他们突破最近发展区的边缘，然后换挡给孩子"加油"，重新建立最佳唤醒状态。有时，在治疗师进行这项工作时，会感觉自己像个乒乓球。你可以把治疗师的这种状态看作灵活地弹来弹去，或看成对孩子最害怕的东西采取细致入微的方法。经过几节这样的治疗后，有时是和马库斯的妈妈工作，有时是和他的爸爸工作，我要求进行一次父母教练会谈。父母渴望讨论他们所学到的一些东西，以及讨论他们的模式转换。妈妈给我看了一张马库斯的照片，那是最近刚去上学时拍的。她通过他茫然的眼神、勉强的微笑和僵硬的身体，看到了他传达出来的僵住反应。父母表达了他们很渴望帮助马库斯的身体感受到更多舒适，并支持通过将他早期的戒断症状与目前他的身体与世界的联系方式连接起来，从而为他的故事带来连贯性。

围绕马库斯的出生故事来增加新的核心内容

当马库斯对父母健康的依恋得到了加强，他就做好了听更多关于他的故事的准备。我们用沙盘来进行这项工作。沙盘是一个有力量、有边界的空间，可以帮助家庭梳理创伤，同时分享一个结合词汇、象征物的叙事，给家庭成员带来连贯性和共享的心智视野（Carey, 1999; Homeyer & Sweeney, 2016; Malchiodi & Crenshaw, 2015; Miller & Boe, 1990）。马库斯最近问了妈妈一些关于他亲生母亲的事情，在会谈开始时妈妈在前厅里分享了这一信息。我坚信要"利用一切可能性"，既然马库斯对自己的往事感到好奇和质疑，我就跟随他的需要变换了治疗方案，邀请妈妈到沙盘室加入我们。我接受过使用 EMDR 向儿童提供的先进治疗方法的培训，并且之前使用过 EMDR 蜂鸣器来进一步帮助马库斯建立他的能力经验，于是我拿来蜂鸣器。我提出把它们放在他的口袋或鞋子里，他选择先把它们放在他的袜子里。我请母亲挑选一个代表马库斯的生母曼迪的人物，和一个代表马库斯的婴儿。我们发现我们还需要一些其他东西，比如病床和婴儿床，然后马库斯（似乎正在兴奋地玩一辆大卡车）突然说："我们还需要食物。"于是，我找来了饮料和奶瓶的沙具模型，妈妈便开始讲述故事。妈妈说她接到社工的电话，说曼迪已经分娩了。妈妈拿着代表她的沙具，假装在打电话，说："我很高兴你打电话来！我一直在等待这一刻！我会尽快赶过去！"

这时马库斯正在玩一个可动人偶，他仔细听着（尽管别人可能看不出他在听），他突然插话说："等等。那个社工？"我说："妈妈，我认为选择一个人物来代表社工也是不错的。"在妈妈选择人物模型的时候，我问了她更多关于社工的事情，然后她和我重演了接那个电话的过程，我假扮社工，激动地打电话说马库斯就要出生了。曼迪请妈妈在去医院的路上给她买一种特定的苏打水，这部分故事似乎让来访者感到安心：这让他明白妈妈也在以自己的方式照顾他的生母。图 9.4 展示了刚刚出生的马库斯，他躺在曼迪的胸前。下一张图片（图 9.5）展示了养母在马库斯出生后不久抱着他。我们都谈到他不得不住院很长时间，因为他出生时身体里有药物，这导致他生病了。我们讲述了他的生母吸毒成瘾的故事，甚至在怀着马库斯的时候也是如此。我们谈到他的身体必须摆脱毒品，在他出生的第一个月里，他的身体会发抖、出汗，感觉非常难受。我吃惊地说，如果一个小婴儿的身体不能快速感觉好起来，他可能会开始思考存在于这个世界上的感觉是好还是坏。在主要以由我来提问，妈妈来回答的形式完成这段叙述之后，我们最后选择了其他模型来代表收养家庭的其他成员——他的爸爸和哥哥姐姐，他们赶到病房看他。在这次会谈快结束的时候，马库斯问我们是否可以把代表小马库斯的模型绑在爸爸胸前，于是我找来一根橡皮筋，然后我们把这两个模型绑在了一起。马库斯知道，当他下周过来的时候，这两个模型可能会是分开的，因为很多孩子都会使用这个房间。而当他下次来的时候，他发现这两个模型仍然连在一起，他感到很高兴（见图 9.6）。当他们离开房间时，马库斯不禁跳

进妈妈的怀里，紧紧地搂着她的脖子。这感觉就像一个深刻的联结时刻，也
是对妈妈清楚地叙述他的故事的一些感激（见图 9.7）。

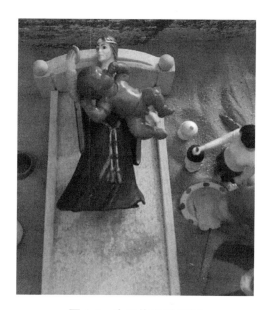

图 9.4　生母抱着马库斯

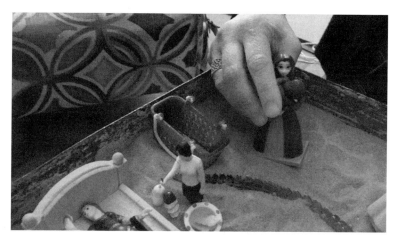

图 9.5　养母抱着马库斯

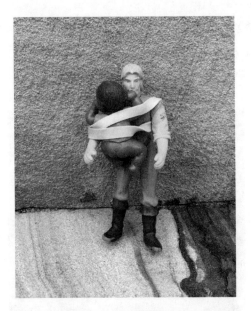

图 9.6　父亲系着马库斯

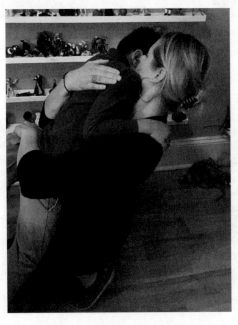

图 9.7　叙述后自发的拥抱

应对到达咨询室时的激活

我们的一些受创伤最严重的孩子可以非常快地从一套行为模式转换为另一套行为模式，从失调状态到调节状态，再从调节状态到失调状态，这是非常惊人的。而这些快速变化的状态会让父母感到困惑。当孩子一路怒气冲冲地来到养育之家，大喊大叫，骂骂咧咧，踢车门，到了前厅之后突然安静下来，父母会认为这意味着孩子一直都能控制自己的行为，当她和父母单独在一起时，她选择做出不当行为或"爆发出来"，而在试图给别人留下好印象时，她"假装"自己是"正常的"和"好的"。在父母看来，这种快速的行为转变意味着孩子选择了控制自己的行为。而实际上，这可能意味着治疗师或新的环境比父母更令人恐惧：孩子的自我意识或对自我最丑陋部分被看见的恐惧抑制了她的行为。治疗性重构能够帮到父母。这种重构能促进他们成为孩子的世界中最安全的人……因此也最有可能看到孩子藏得最深、最不安的时刻。父母和孩子有时需要帮助来把这些点联系起来，理解到达咨询室时出现的激活能对此有所帮助。

一天早上，我去前厅迎接艾略特和他的母亲。艾略特在学步时期从非洲被收养，现在已经是个青少年了。他的母亲僵硬地坐着，而他盯着地板——房间里的气氛非常紧张。我把他们护送到厨房，说："感觉刚刚好像发生了什么重要的事。"这句话引导妈妈开始讲述这个故事：当他们到了养育之家后院的小道上，艾略特问妈妈他能不能去操场上玩。妈妈说"可以"。艾略特又问她愿不愿意在外面陪着他一起，她解释说，她没有带外套，外面太冷了。她马上接着说，她会在窗户里面看着他。艾略特崩溃了，尖叫着说她恨他，说她是个坏妈妈，他应该离开这个家。妈妈大惑不解。在我们对激活进行工作时，我支持艾略特说出他在后院时所害怕的感觉：孤独。然后我问他是否可以画出他感到孤独时脑海中出现的第一幅画面。他安静地画出了如图 9.8 所示最右边的角落里的那张婴儿床。然后我们谈论了他早年在孤儿院的婴儿区里那段阴森寂静的日子。随后，我让他画出看到婴儿艾略特在摇篮里的感觉，他在纸的左侧画了一颗黑色的心，并配上文字"空的"。然后我开始为艾略特处理自我的最大部分，并帮助大男孩艾略特和妈妈一起对婴儿说话，解释说他现在有了自己的声音，有了会听他说话的妈妈。在我们做这些工作的时候，妈妈流下了眼泪，她的同情心为他深深的孤独感重新打开了。她再次变得渴望抱持他的故事，而他也获得了信心，相信最年长的那部分自己可以比婴儿床里的自己更有效地沟通。我们回到外面，用角色扮演的方式呈现了他们进入养育之家时的情景，这次，当妈妈表示她想留在里面时，艾略特说："我想如果在里面，我会感到非常孤独。"妈妈感谢他分享了他的感受，他们采取了一个折中的方案，她和他在外面待了几分钟，然后他进屋和她坐在一起（见图 9.8）。追溯亲子双方关系中激活的时刻，并在父母面前叙述脆弱的起源，对双方都有帮助。

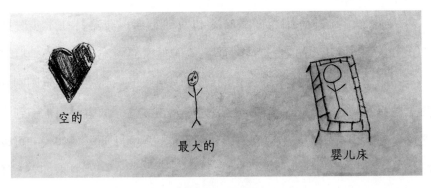

图 9.8　最年幼的自我 / 空心

基于故事的父母心理教育

塔尼卡，一个3岁的女孩，2年前从一个第三世界国家的孤儿院被收养。她的养父母也有一个2岁的亲生孩子。他们来寻求治疗，因为他们看到了2个孩子之间的巨大差异。塔尼卡出生后被遗弃在一座桥下。她被人发现并被带到了孤儿院。在她1岁的时候，塔尼卡和其他许多孩子睡在一个房间里。她睡在地板上的薄床垫上，如果她掉下来，就会滚到地板上。塔尼卡会在半夜起来，从一张床走到另一张床，伸出手来与人击掌。一旦她发现有人清醒着可以和她击掌，她就会爬上那个人的床。通过这种方式，她非常努力地利用现有资源来满足这种对触摸和身体舒适的基本需求。在一次会谈结束前的10分钟，在探讨了与创伤有关的几个关键概念（杏仁核警报、自下而上的大脑发育）后，爸爸描述了女儿起床时的习惯。他说："她的闹钟在早上6点半会亮绿灯，我从不确定她已经起床多久了，但她早上总是站在那里，盯着闹钟，等待它变成绿色的那一刻，然后她再离开。这是不是一种创伤的表现？"爸爸和我带着好奇心，一起探索这个行为所表达的潜在需求。沿着塔尼卡的早期生活到现在的发展线，我们打开了我们的同情之井。我们一致认为这是塔尼卡在说："我需要在你身边。"

把它带进治疗室

帮助父母改变父母与孩子的以及父母之间的沟通循环，首先需要我们努力去理解这个循环。理解这个循环则需要我们在看到有问题的或混乱的沟通发生时，以好奇心和同情心唤起对它的关注。在创伤游戏治疗督导中，我们把这个过程称为"把它带到房间里"。这引发了一个问题，"它"是什么？

这个 "它"

这个"它"可以有多种形式，但都代表一个人的交流引发另一个人的交流的确定时刻。它可以是人际间的或个人内部的。在人与人之间，当孩子开始在会谈中抱怨时，"它"可能表现为父母微妙、非言语的咬紧牙关；它可能表现为父母在与孩子进行游戏、沙盘、艺术或会话时似乎与当前探索的内容不相符的微笑。在个体内部，"它"可能表现为父母在互动过程中变得面无表情或看上去已经"退出"了。咨询师注意到这些反应并询问父母当时的内心状态，有助于引导父母对于自己在与孩子的游戏、冲突、保持临在等方面的耐受窗进行丰富的反思。有时，"它"表现为父母对孩子误导性暗示的接受。创伤知情照护要求父母理解，这些误导性暗示并不是交流的表面看起来的那样，而是孩子采取的一种方式，来应对早期未满足的需求或压倒性的情绪。其中一种最具破坏性的亲子互动循环是有依恋障碍的孩子误导父母，她不需要任何帮助，她自己能行，而且她喜欢什么事情都由自己来做。对这些暗示照单全收的父母可能会错失很多机会，无法帮助孩子学会信任他人的帮助。

个体内部的过程也可以在亲子治疗中与儿童或青少年一起探讨。在我们创伤游戏治疗的督导小组中，一位经验丰富的治疗师分享了一个有影响力的案例，这个案例强调了将个体内部过程带入治疗室的必要性。在创伤游戏治疗中，我们通常会在平行轨道上工作，帮助受创伤儿童学会安抚自己的生理机能，利用各种有趣的生物反馈工具，同时训练父母更有效地共同调节他们孩子的生理机能。这位临床治疗师与一个家庭合作了一段时间，与妈妈和来访者都建立了强大的治疗联盟。她还教会了乔伊（6岁，跨国领养）如何使用听诊器、血氧仪和她手机上的测量心率的应用程序，来查看他在治疗过程中不同时间点的心跳速度。以前，这种生物反馈工作只在治疗目标聚焦于扩大孩子对各种唤醒状态的耐受窗时使用。首先让他参与一种提高唤醒状态（upregulating）的活动，测量他的脉搏，然后参与一种基于游戏的降低唤醒状态（downregulation）的活动，并再次测量他的脉搏。他很欣慰地了解到，他对自己的内部状态的影响比他曾以为的要大得多。

在这一节特殊的会谈中，妈妈、来访者和治疗师首先都在一起跳舞，增加他们的心率并比较他们的心脏跳动速度。然后治疗师邀请乔伊和妈妈依偎在一起，请妈妈给他读一本书。妈妈从书架上挑选了经典儿童读物《逃家小兔》（*The Runaway Bunny*），并开始朗读。有一些读者可能不熟悉这个故事，有一页故事的设定是小兔子试图逃离兔妈妈。有一页上面写道："我将成为神秘花园里的一朵藏红花。"然后兔妈妈回应说："如果你成为神秘花园里的一朵藏红花，我将成为园丁，我将为你浇水。"一次又一次，小兔子编造了他将与妈妈分离的情景，而妈妈为了保持与兔宝宝的亲密关系，变成她需要的任何东西。因为血氧仪仍在乔伊的手指上，我们注意到了一个我们以前不理解的模式。虽然乔伊的身体姿势保持放松，甚至紧贴着妈妈的身体，而且他的面部表情在整个阅读过程中保持着平静，但读到兔子逃跑的那一页时，他的心率明显加快，而当妈妈读到兔子妈妈确保她能与他在一起的策略时，他的心率会放慢。这节会谈非常了不起，对孩子内部状态的外部监测，使我们有机会看到，在他的身体感知到小兔子与妈妈分离的威胁时，他的身体对安全的内感受是怎样的。治疗师以"把它带进治疗室"的准则为基础，说："在我们读那本书的时候，你的身体在告诉我们一些非常重要的事情！当小兔子说要逃跑时，你的心率上升了……这是身体让我们知道某件事情很刺激或很可怕的方式。只是看着你，我不会知道你的心跳加快——你的脸和身体看起来还是那么放松。妈妈，我在想其他时候是否也会发生这种情况。乔伊身体的内部告诉他，他在某些方面有压力，但他身体的外在却说他很好。我打赌，这种模式在过去对乔伊有过帮助，但现在他和你在一起，我想如果我们都能更多地了解乔伊的身体在告诉他什么以及怎么告诉他，这样我们就能在他需要时更快地提供帮助，这会对我们很有帮助。"

这位治疗师提出了一个创伤知情假设，即乔伊很早就学会了在机构环境中假装自己很平静和自信，即使他其实是害怕的。无论工作人员还是其他孩子，都没有耐心忍受哭泣、尖叫或痛苦的孩子，所以他只是学会了掩饰自己的痛苦。然而，身体从未忘记（vander Kolk, 2015），在这种情况下，乔伊的内部不安和外部平静之间有着持续的不协调，这使他无法得到养母的安抚，也无法帮助他学会自我安抚。创伤治疗师要学会滴定式地处理可怕的事情（Goodyear-Brown, 2019）。在这种情况下，乔伊曾经学会掩饰的核心恐惧和需求最终需要成为共同叙事，而一些关于内部一致性的工作可以立即以一种非常有趣的方式开始。治疗师与乔伊和妈妈说到，要一起成为侦探，学习理解乔伊的身体所诉说的兴奋和恐惧。在督导过程中，我们讨论过如何以有趣、低压力的方式，好奇地"观察"他的身体对新刺激的反应。我们设计了一份触觉体验菜单，包括将他的手放在一碗意大利面条里、用手揉搓柔软的法兰绒，以及体验妈妈的拥抱（在这些过程中都带着血氧仪），这样我们可以记录他在每次体验中的心率。最终，乔伊能够预测在各种新情况下他的心率会如何反应，并进一步预测他需要什么来降低他的心率。通过准确地与乔伊的内部状态同频，乔伊的能力得到提升，这使他在处理更困难的内容时能够有所缓和。我们可以让妈妈帮助抱持他的故事中的艰难部分。

作为一名依恋治疗师，我喜欢《逃家小兔》中丰富的隐喻。兔子妈妈和她的儿子表达了每个孩子为了发展同一性、独立性和自我意识所产生的包罗万象的、复杂的对分离的需求，以及每位母亲都要具有的适应性和灵活性，来接受孩子想象的自我定义和不断增长的自主权。兔子宝宝自始至终都在问："我可以成为……吗？如果我变成了……，会对我们有什么影响？"兔妈妈内心的问题是："在他的个性化过程中，我如何与他保持联结？"在兔妈妈不管兔宝宝的需求是什么，只要继续成为滋养和引导他的人时，这个问题便得到了解决。在兔宝宝每次复述问题时，她的身体都靠近兔宝宝，来为他提供安全感，同时还允许他尝试不同的角色。尽管这本书很有吸引力，甚至对于那些母亲从孩子婴儿时期就能满足孩子的每一个需求的亲子来说，这本书是温柔而充满希望的，但对乔伊来说，这却是可怕的。他在 3 岁前缺少需求成千上万次被满足的体验，直到他 3 岁半时有了家。在他即将进入建立友谊和个性化的年龄，他却面对更早的依恋发展任务。所有这些培养孩子的客体永久性（即使你看不到某样东西，也能理解它的存在）的互动都被他否定了。围绕乔伊的早期经历创作一个包括妈妈现在的角色的故事，对乔伊来说很重要。

必要的叙事

约翰尼看上去有 14 岁，尽管他只有 9 岁。这使他的核心发展挣扎更加艰难。约翰尼也是出生后不久就在美国被收养，但他还在子宫里时就生病了，出生时就病得很重。因为他在家里无法控制地发怒，他的父母不确定如何继续与他一起前进，因此他被转介到我们这里。约翰尼需要与他的养母重述他的故事，从而向前迈进。这位来访者的一些故事发表在《一路同行》（Go With That）期刊上，这是 EMDR 国际协会（EMDR International Association, EMDRIA）的出版物。有一天，约翰尼来参加治疗的时候，活现了明显反映了他早期被忽视的模式，于是我决定我们有必要叙述他早期的一些生活。我问妈妈是否可以创作一个沙盘，向我展示她对他最早的记忆。妈妈收集了她需要的沙具角色，而约翰尼把他的大部分身体藏在一个巨大的健身球后面：你只能看到他的眼睛，正仔细观察着沙盘的创作过程。

当我们谈到约翰尼的出生时，妈妈描述说，当她来接他时，他躺在医院的床上，只穿着尿布；她当时立刻想到他只穿着尿布会不会很冷。我大声问到，什么样的毯子可以给小婴儿盖呢，并拿出了几块小布条。约翰尼指了指其中的一块，在那一刻，他开始参与照顾故事中的婴儿——需要滋养的自体客体（self-object）。来自艰难处境的孩子在能够直接从治疗师那里接受滋养之前，往往需要通过观察治疗师照顾所选择的自体客体的方式间接地吸收滋养（Goodyear-Brown, 2010）。我把约翰尼指的那块布给妈妈，妈妈小心翼翼地用毯子包裹住了病床上的婴儿。我接着说："展示一下把他从医院带回家的过程。"约翰尼开始把他的上半身压在健身球上，滚动健身球靠近沙盘，然后又把它滚开。我说："妈妈，我们需要收拾行李回家了！"在叙述与照顾有关的故事时，我通常会称呼来访者的父母为"妈妈"和"爸爸"，而不是使用他们的名字，特别是对于那些还不相信他们的母亲或父亲确实发挥着母亲或父亲作用的孩子来说。妈妈说："是的，他需要一条毯子，一个奶瓶……"约翰尼这时也加入进来，说："还有一个奶嘴！"我对约翰尼笑了笑，并确保我们为孩子的回家之旅"打包"了一个奶嘴。之后，我们就可以讲更多关于约翰尼近期、大男孩的冒险故事。我们经常在他荡秋千调节的时候做这些。最近，某天他在秋千上成功地培养了勇气后，画了一幅关于树、草地和秋千的画（见图 9.9）。那张笑脸是他。当我询问他旁边的眼睛时，他说"那是你们在看我"。一旦他在荡秋千时体验到强烈的掌控感，我们就可以开始滴定式地接近更艰难的内容。

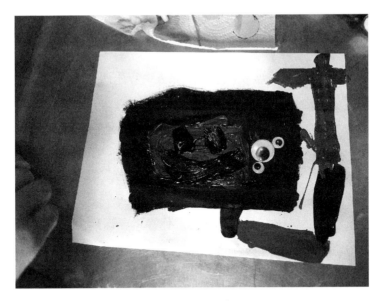

图 9.9　看着我

我们在养育之家讲述了许多次回家的过程。我们重演过父母带着卢布上飞机去俄罗斯接他们的孩子，孩子则在沙盘后面专注地看着。我们叙述了一位亚洲妇女为寻找合适的夫妇带走她的孩子而观察了几个小时的故事——后来在这对夫妇沿着河岸行走时，亚洲妇女将她的女儿直接放在他们的路上，以确保孩子由她选择的爱她的人来抚养。

促进情绪整合

艾丽西亚总是很难说出对她来说比较艰难的情绪，当她的父母要离婚时，这种困难加剧了。现在，她的父母已经正式申请离婚，她在其中一方父母的家里由一个几乎全职的保姆照顾，而她的这名家长则超长时间地工作，以试图确保孩子们能够获得与以前相同的经济资源，同时这也使孩子进入一种更少地看到父母另一方的生活节奏。

在一天下午的音乐课上，她父母之间的矛盾到了一触即发的地步。在轮到妈妈照顾孩子时，妈妈带着艾丽西亚去上音乐课，之后爸爸开始反复打电话，而他们正在等待另一个孩子上完课。许多孩子也在等候室里，爸爸出现了，并开始对妈妈大喊大叫，说一些负面的话。孩子们都目睹了这种非常不舒服的互动过程。请记住，在创伤游戏治疗中，我们坚信应该让孩子知道我们所知道的已发生的艰难之事，所以在艾丽西亚的下一次会谈中，我把她带到沙盘室，说："妈妈打电话告诉我，你在钢琴课后经历了一个艰难的时刻，爸爸进来了，在前厅里对妈妈大喊大叫。"我没有问她感觉如何，只是对她说："我想你对发生的事情有很强烈的情绪。"我一边说，一边用我张开的手掌抚平沙盘里的沙子。艾丽西亚看着我的手在沙盘中来回移动，她说："我想我已经习惯了。我真的不在乎。"然后我问了一个问题："那么，当你想到所发生的事情时，你有什么感觉？"艾丽西亚说："没什么，真的。"我拿了混合情绪卡给艾丽西亚，她翻了个白眼。我说："把所有的卡片翻一遍，当你想到你在上钢琴课，坐在长椅上，听着你的爸爸对妈妈大喊大叫，而坐在旁边的人都在看的时候，选择三张能引起你注意的卡片。"

此时艾丽西亚和我已经工作一年了，所以尽管她喜欢用翻白眼来表达不满，但她是深深地信任我的，愿意参与其中。我告诉她，在她选择每张卡片时，她可以把卡片藏在房间里，然后我必须找到它们，这使活动变得更加有趣。她花了大量时间对卡片进行分类，最后选择了三张卡片。我们设计了一个游戏，当我在房间里走动时，她会用眼睛向我发出不同的信号，表示"热"和"冷"，从而帮助我找到她藏起来的情绪。她确定的情绪是有压力、困惑和不确定。我让她把这3张卡片分别插在沙盘上……然后我们静静地感受了几分钟。最终，我对她说："你可以为你在这里展示的三张卡片分别选一个象征物来代表它们吗？"她咧嘴一笑说："我就知道。"这可能是真的，因为她已经和我工作了一段时间，知道我喜欢用右脑、格式塔式象征来充实左脑的语言叙事。她出乎意料地选择了一个由另一个孩子创作的人物模型，一个有着一簇簇火红色头发的黏土头——这个模型看起来几乎就像一个着火的大脑。然后她把它放在沙盘中的"压力"卡片前。艾丽西亚花了很长时间来找第二个象征物，但还是选择了龙卷风来代表她对父母离婚和他们之间的敌意的"困惑"感。她的一部分困惑来自她从父母那里得到的关于为什么爸爸会吼妈妈的两种不同解释。这两种解释并不一致，艾丽西亚对于该相信谁感到不确定。在艾丽西亚选择的最后一张写着"不确定"的卡片上，展示了一张十字路口的图片。艾丽西亚在书架上仔细看了很久，然后选择了《勇敢传说》（*Brave*）中的三胞胎：三个红头发男孩，他们总是非常地吵闹。吸引人的是——他们代表的不是一个自己，不是两个自己，而是三个。我心想，她是否也展示着两种不同的自我，一种给妈妈看，一种给爸爸看，我希望第三个自我代表一个真正的自我，这也是艾丽西亚正在探索的。

花园时间轴

通常，儿童和青少年在接受心理咨询时，都背负着沉重的压力史和消极生活事件。这些事件带来的压力可能会消除关于力量和个人胜利的记忆，导致孩子采取一种不连贯、愤世嫉俗的方式叙述自己的生活故事。游戏治疗和叙事疗法能很好地融合在一起，通过艺术和表达媒介，帮助把儿童故事中不一致的部分整合起来。儿童可以通过见证他们的故事，整合创伤，以及在安全和支持性的治疗环境中理解这些生活经历，从创伤性叙事的负担中解脱出来。

　　创建花园时间轴是一种基于游戏的帮助儿童见证他们的故事并发展连贯叙事的方式。这种对儿童生活故事的视觉呈现，不仅可以作为他们整个故事的视觉容器，而且可以作为一种滴定式媒介来触及更深层面的工作。

　　这项干预措施首先为叙事和故事工作提供了发展适宜性原理，它强调了个体独特故事的重要性和价值，以及生活事件是如何塑造我们的。花园的隐喻可以应用于人生故事，因为两者都需要一个过程，并随着时间的推移逐渐展开。就像播种那样，有时生活事件也被种进我们的生命中，而我们所创造的花园的类型则反映了它所容纳的种子。我经常提到，养护花园，清除杂草，通过给予适量的阳光和雨露滋养它的成长，这是艰苦但重要的工作，就像我们通过咨询过程照顾自己一样。通常，维护花园的完整性需要我们更加深入，并注意到任何阻碍其生长的障碍，如岩石、石头或不健康的土壤。我能始终确定的是，每个人的"花园"故事中或多或少都有石头或不健康的土壤，但每个人都有责任照顾自己的花园。一旦设立了隐喻，我们就会邀请孩子开始创建她自己的花园时间轴。剪下一张长的牛皮纸，在纸的中间贴上一条线或长的彩色胶带，把纸分成上下两个部分。在线的一端，治疗师写下孩子的生日，标志着她生命故事的开始。以此为起点，孩子按照时间顺序描述她生活中的事件，有好的，也有不好的。对于每一个好的记忆，孩子创作一朵带花茎的花，并把它粘在时间轴上方。这可以是她生命中的一次积极体验、生命的补给或有意义的人。孩子根据自己对那段记忆感受到的"积极"程度，来决定花茎的长短。治疗师在花茎上写下积极生活事件，孩子在花茎上根据自己的喜好创作一朵花。对于每一个不好的记忆，如死亡、丧失、不好的人或创伤性事件，孩子剪下一个纸石头贴在对应的时间轴下方，并且可以根据她对那段记忆所感受到的负面或"沉重"的程度来决定纸石头的大小。治疗师根据孩子提供的信息给石头贴上标签。对于那些对孩子来说感觉特别"卡顿"或"模糊"的记忆，可以请她在时间轴下方粘一个泥坑，代表在她的故事中卡住的部分，同样，治疗师也要给它贴上标签。当孩子讲述了她的生活故事并创建了按时间顺序排列的花园时间轴之后，孩子和治疗师就可以一起反思，关注这些主题、复原力和贯穿来访者的生活故事的重要季节。

通过这种创造性活动进行儿童的生活叙事，使她能够在一个安全的环境中讲述重要生活事件，重新体验与这些事件相关的情绪，并以新的方式参与其中。这个过程不仅帮助孩子学会，她可以对记忆进行工作，而不是被记忆所控制，而且她还能领会到，许多不同的部分，带着目的和意义构成了故事的救赎之美。这使孩子拥有了在"泥土"中发现美的能力。图 9.10 展示了一个花园时间轴的例子。

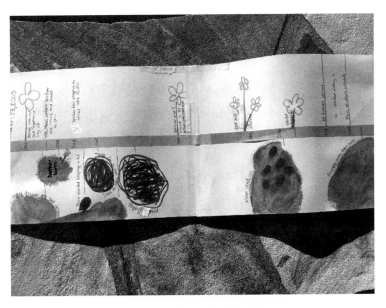

图 9.10　花园时间轴示例

我仍屹立不倒

　　你会陪伴一些来访者走过很多年。下面是我的一个来访者的故事。我遇到托马斯时，他还是个学步阶段的幼儿。他的祖父找到我，并安排了一次爷爷、奶奶、外公、外婆都参与的初始会谈。托马斯的父母都有成瘾行为，在他的生活中有时出现，有时消失。在初始会谈阶段，祖父母中没有人对托马斯的父母能重新获得监护权抱有希望。托马斯守口如瓶，他会安静地用恐龙堆满沙盘。恐龙经常会形成派别，它们会打架，会有伤亡，然后整场恐龙之战会再次开始。我隔一段时间会联系托马斯的母亲，她非常爱他，但她感到被困在了原生家庭的控制和功能失调的模式中，于是她通过自我麻醉来应对这些。托马斯的父亲在他儿子的生活中没有得到明确的定位，并且他自己也在做自我毁灭的选择。在成瘾、戒毒和希望与儿子建立更加深入的联结的循环中，托马斯的父亲开始来参加父母教练会谈。我努力向他展示他可以成为什么样的父亲，在这些年里，伴随着痛苦的失望，他好几次都退出或被迫退出他儿子的生活。通过这一系列涉及突如其来的创伤和常常可以从痛苦中获得成长的事件，父母都开始做出不同的选择，努力坚持养育托马斯，向法庭证明他们没有吸毒，并开始每天照顾托马斯。他们严格遵守法庭命令的规定，在法庭认为他们已经证明自己是安全、稳定的养育者之前，必须有其他人在家里过夜。在与这个小男孩一起走过的 3 年时间里，我们经历了与父母中的一方或双方的分离和团聚，最终法院授予父母共同监护权。

　　在法院判决后的第一次会谈中，托马斯一到治疗室就自信地说："我需要马克笔和纸。"他画了又画，一共画了 5 页，然后要了一个订书机，把画订成一本书。在他完成了他的书之后，他要求到外面去，并说："现在我要当老师，你当学生。"他坐在摇椅上，开始讲他的故事。"以前这是一片沙漠，有一架直升机，但它没有地方可以降落。（他指着图 9.11 中的图说）过了很久，出现了一片和平的土地（见图 9.12）"。

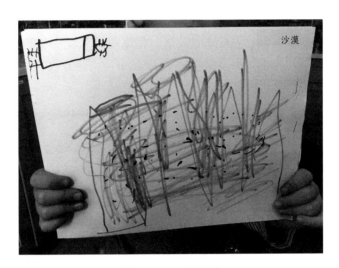

图 9.11　一片沙漠

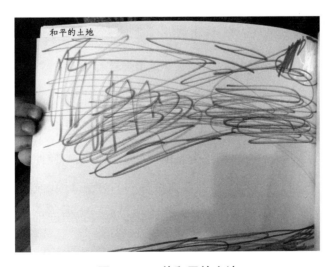

图 9.12　一片和平的土地

托马斯穿插了几张《蜘蛛侠：英雄远征》（*Spider-Man: Far From Home*）的图画，因为他最近看过这部电影，其中最后一张是熔岩人（Lava Man）的图片。他还画了一张动态家庭图（kinetic family drawing），并将其作为书的最后一页。他说："熔岩人追来了，但是一家人跳上了火箭，驾驶着它逃走了。"（见图 9.13）当托马斯读完故事，他就跳下来说："我想去荡秋千！"我们来到魔毯秋千旁，他趴在秋千上。图 9.14 是秋千的照片。

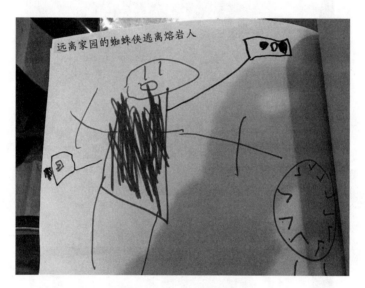

图 9.13   全家逃离熔岩人

他趴上去之后要求我推秋千。我反映说，这看起来有点像他在飞。托马斯咧嘴笑了，往秋千前面挪了挪，面向我，像超人一样伸出拳头。过了一会儿，他说："这已经够高了。我要试试不同的方法。"我鼓励他紧紧抓住绳索，他挣扎着跪了起来。他似乎觉得很害怕；然后我们进行了以下对话。

帕丽斯：你做到了！虽然看起来有点吓人，但你做到了！

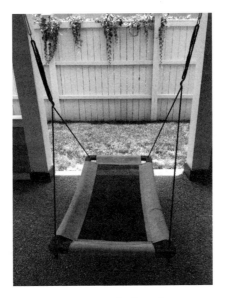

图 9.14　魔毯秋千

托马斯：（脸上带着大大的笑容）是的。我想试试站起来……

我看着他，他似乎明显地鼓起了勇气，他摇摇晃晃地站了起来。当他努力地站起来的时候，我说："你成功了！"

托马斯：这让我想起了《我仍屹立不倒》（*I'm Still Standing*）① 那首歌。

帕丽斯：（感觉到歌词对托马斯的处境产生了影响）我知道那首歌。是埃尔顿·约翰（Elton John）唱的。我要找到它，在你荡秋千的时候播放。

①　动画电影《欢乐好声音》中的歌曲。——译者注

　　我从动画电影《欢乐好声音》里找到了这首歌并播放了它。当托马斯肆意地荡着秋千，我们一起大声唱出歌词时，那种强烈的情感交流和我们一起庆祝的氛围很难用言语表达，每当我们唱到副歌，重复"我仍屹立不倒"这句歌词，他就会荡得更高。当我和爸爸妈妈分享这个故事时，我们都流泪了，感谢这对父母经过 3 年的努力让这个家庭又团聚在一起，他们已经成为这个珍贵男孩的安全老板、滋养者和故事守护者。

　　我想把这个和谐和团聚的故事留给你们，这个故事发生在家庭系统中的每个人经历了如此多的痛苦之后。成为你所照顾的家庭的故事守护者，是你极大的荣幸，即使你正在培养父母作为故事守护者的能力。我想以开始的方式来结束这本书——怀着极大的希望，当我们团结一致，帮助父母和孩子做相同之事，我们便能做困难的事情。我们可以做最困难的事情，并继续共同成长。我附上了最后一份讲义（见图 9.15）。在你照顾的家庭即将"毕业"时，你可以将这份讲义给他们。这可以对一个简单的真理起到提示作用："当我们团结一致，我们就能做困难的事。"无论儿童治疗还是父母教练，都是如此。

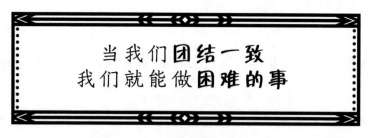

图 9.15　"当我们团结一致"准则

参考文献

Ainsworth, M. D. S., & Bell, S. M. (1970). Attachment, exploration, and separation: Illustrated by the behavior of one-year-olds in a strange situation. *Child Development, 41*(1), 49–67.

Anda, R. F., Felitti, V. J., Bremner, J. D., Walker, J. D., Whitfield, C., Perry, B. D., et al. (2006). The enduring effects of abuse and related adverse experiences in childhood: A convergence of evidence from neurobiology and epidemiology. *European Archives of Psychiatry and Clinical Neuroscience, 256*(3), 174–186.

Applegate, J. S., & Shapiro, J. R. (2005). *Neurobiology for clinical social work: Theory and practice*. New York: Norton.

Badenoch, B. (2008). *Being a brain-wise therapist: A practical guide to interpersonal neurobiology*. New York: Norton.

Badenoch, B., & Kestly, T. (2015). Exploring the neuroscience of healing play at every age. In D. Crenshaw & A. Stewart (Eds.), *Play therapy: A comprehensive guide to theory and practice* (pp. 524–538). New York: Guilford Press.

Bailey, R. A. (2015). *Conscious discipline: Building resilient classrooms*. Loving Guidance.

Baumrind, D. (1989). Rearing competent children. In W. Damon (Ed.), *Child development today and tomorrow* (pp. 349–378). San Francisco: Jossey-Bass.

Berk, L. S., Felten, D. L., Tan, S. A., Bittman, B. B., & Westengard, J. (2001). Modulation of neuroimmune parameters during the eustress of humor-associated mirthful laughter. *Alternative Therapies in Health and Medicine, 7*(2), 62–76.

Booth, P. B., & Jernberg, A. M. (2010). *Theraplay: Helping parents and children build better relationships through attachment-based play* (3rd ed.). San Francisco: Jossey-Bass.

Bowlby, J. (1969). *Attachment and loss: Vol.1. Attachment*. New York: Basic Books.

Bowlby, J. (1973). *Separation: Anxiety and anger: Vol. 2. Attachment and loss*. London: Hogarth Press.

Bowlby, J. (1980). *Loss: Sadness and depression: Vol. 3. Attachment and loss.* London: Hogarth Press.

Bowlby, J. (1988). *A secure base: Parent–child attachment and healthy human development.* London: Routledge.

Brown, B. (2015). *Daring greatly.* New York: Avery Press.

Burke, C. A. (2010). Mindfulness-based approaches with children and adolescents: A preliminary review of current research in an emergent field. *Journal of Child and Family Studies, 19*(2), 133–144.

Carey, L. (1999). *Sandplay therapy with children and families.* Lanham, MD: Rowman & Littlefield.

Chapman, G. (1995). *The five languages of love.* Chicago: Northfield.

Cicchetti, D., Rogosch, F. A., & Toth, S. L. (2006). Fostering secure attachment in infants in maltreating families through preventive interventions. *Development and Psychopathology, 18,* 623–649.

Colandro, L. (2014). *There was an old lady who swallowed a fly!* New York: Scholastic.

Courtney, A. J. (2014). Overview of touch related to professional ethical and clinical practice with children. In J. A. Courtney & N. D. Nolan (Eds.), *Touch in child counseling and play therapy: An ethical guide* (pp. 3–18). New York: Routledge.

Dewdney, A. (2015). *Llama llama red pajama.* New York: Viking.

Dunbar, R. I. (2010). The social role of touch in humans and primates: Behavioural function and neurobiological mechanisms. *Neuroscience and Biobehavioral Reviews, 34,* 260–268.

Dunn, W. (2007). Supporting children to participate successfully in everyday life by using sensory processing knowledge. *Infants and Young Children, 20*(2), 84–101.

Erikson, E. H. (1993). *Childhood and society.* New York: Norton.

Faber, A., & Mazlish, E. (1980/2012). *How to talk so kids will listen and listen so kids will talk.* New York: Scribner.

Feldman, R., & Eidelman, A. I. (2007). Maternal postpartum behavior and the emergence of infant–mother and infant–father synchrony in preterm and full-term infants: The role of neonatal vagal tone. *Developmental Psychobiology, 49,* 290–302.

Field, T. (2019). Social touch, CT touch and massage therapy: A narrative review. *Developmental Review, 51,* 123–145.

Field, T., Diego, M., & Hernandez-Reif, M. (2007). Massage therapy research. *Developmental Review, 27,* 75–89.

Field, T., Schanberg, S. M., Scafidi, F., Bauer, C. R., Vega Lahr, N., Garcia, R., et al. (1986). Tactile/kinesthetic stimulation effects on preterm neonates. *Pediatrics, 77,* 654–658.

Fonagy, P., Gergely, G., Jurist, E., & Target, M. (2002). *Affect regulation, mentalization, and the development of the self.* New York: Brunner-Routledge.

Fosha, D. (2003). Dyadic regulation and experiential work with emotions and relatedness in trauma and disorganized attachment. In M. F. Solomon & D. J. Siegel (Eds.), *Healing trauma: Attachment, mind, body, and brain* (pp. 221–281). New York: Norton.

Fox, E. (2016). The use of humor in family therapy: Rationale and applications. *Journal of Family Psychotherapy, 27*(1), 67–78.

Franzini, L. R. (2001). Humor in therapy: The case for training therapists in its uses and risks. *Journal of General Psychology, 128*(2), 170–193.

Fries, A. B., & Pollak, S. D. (2004). Emotion understanding in postinstitutionalized Eastern European children. *Development and Psychopathology, 16*(2), 355–369.

Fritz, H. L., Russek, L. N., & Dillon, M. M. (2017). Humor use moderates the relation of stressful life events with psychological distress. *Personality and Social Psychology Bulletin, 43*(6), 845–859.

Fry, W. F., Jr., & Salameh, W. A. (Eds.). (1987). *Handbook of humor and psychotherapy: Advances in the clinical use of humor.* Sarasota, FL: Professional Resource Exchange.

Garrick, J. (2005). The humor of trauma survivors: Its application in a therapeutic milieu. *Journal of Aggression, Maltreatment and Trauma, 12*(1), 169–182.

Garrick, J. (2014). The humor of trauma survivors: Its application in a therapeutic milieu. In J. Garrick & M. C. Williams (Eds.), *Trauma treatment techniques* (pp. 169–182). New York: Routledge.

Gaskill, R., & Perry, B. (2012). Child abuse, traumatic experiences, and their impact on the developing brain. In P. Goodyear-Brown (Ed.), *Handbook of child sexual abuse* (pp. 29–67). Hoboken, NJ: Wiley.

Gaskill, R. L., & Perry, B. (2014). The neurobiological power of play: Using the neurosequential model of therapeutics to guide play in the healing process. In C. A. Malchiodi & D. A. Crenshaw (Eds.), *Creative arts and play therapy for attachment problems* (pp. 178–194).

New York: Guilford Press.

George, C., Kaplan, N., & Main, M. (1985). *Adult Attachment Interview.* Unpublished manuscript, Department of Psychology, University of California, Berkeley.

George, C., Kaplan, N., & Main, M. (1996). *Adult Attachment Interview* (3rd ed.). Unpublished manuscript, Department of Psychology, University of California, Berkeley.

Gil, E. (2014). *Play in family therapy.* New York: Guilford Press.

Gladding, S. T., & Drake Wallace, M. J. (2016). Promoting beneficial humor in counseling: A way of helping counselors help clients. *Journal of Creativity in Mental Health, 11*(1), 2–11.

Glynn, L. M., & Sandman, C. A. (2011). Prenatal origins of neurological development: A critical period for fetus and mother. *Current Directions in Psychological Science, 20*(6), 384–389.

Goldin, E., Bordan, T., Araoz, D. L., Gladding, S. T., Kaplan, D., Krumboltz, J., et al. (2006). Humor in counseling: Leader perspectives. *Journal of Counseling and Development, 84*(4), 397–404.

Goleman, D. (2006). *Emotional intelligence: Why it can matter more than IQ.* New York: Bantam.

Gomez, A. (2012). *EMDR therapy and adjunct approaches to complex trauma, attachment, and dissociation.* New York: Springer.

Goodyear-Brown, P. (2002). *Digging for buried treasure: 52 prop-based play therapy interventions for treating the problems of childhood.* Nashville, TN: Author.

Goodyear-Brown, P. (2010a). *Play therapy with traumatized children.* Hoboken, NJ: Wiley.

Goodyear-Brown, P. (2010b). The worry wars.

Goodyear-Brown, P. (2011). The worry wars: A protocol for treating childhood anxiety disorders. In A. A. Drewes, S. C. Bratton, & C. E. Schaefer (Eds.), *Integrative play therapy* (pp. 129–152). Hoboken, NJ: Wiley.

Goodyear-Brown, P. (2013). Tackling touchy subjects.

Goodyear-Brown, P. (2019a). *Trauma and play therapy: Helping children heal.* New York: Routledge.

Goodyear-Brown, P. (2019b, March). Parents as partners: Enhancing co-regulation and coherence though an integration of play therapy and EMDR. *Go With That EMDRIA Magazine,* 28–33.

Goodyear-Brown, P. (2020). Prescriptive play therapy for attachment disruptions in children. In

H. G. Kaduson, D. Cangelosi, & C. E. Schaefer (Eds.), *Prescriptive play therapy: Tailoring interventions for specific childhood* (pp. 231–250). New York: Guilford Press.

Goodyear-Brown, P., & Andersen, E. (2018). Play therapy for separation anxiety in children. In A. A. Drewes & C. Schaefer (Eds.), *Play-based interventions for childhood anxieties, fears, and phobias* (pp. 158–176). New York: Guilford Press.

Graves-Alcorn, S. L., & Green, E. (2014). The expressive arts therapy continuum: History and theory. In E. Green & A. A. Drewes (Eds.), *Integrating expressive arts and play therapy with children and adolescents* (pp. 1–16). Hoboken, NJ: Wiley.

Graves-Alcorn, S. L., & Kagin, C. (2017). *Implementing the expressive therapies continuum: A guide for clinical practice.* New York: Routledge.

Hasan, H., & Hasan, T. F. (2009). Laugh yourself into a healthier person: A cross-cultural analysis of the effects of varying levels of laughter on health. *International Journal of Medical Sciences, 6*(4), 200–211.

Hatigan, J. D., Lambert, B. L., Seifer, R., Ekas, N. V., Bauer, C. R., & Messinger, D. S. (2012). Security of attachment and quality of mother–toddler social interaction in a high-risk sample. *Infant Behavior and Development, 35,* 83–93.

Hebb, D. (1949). *The organization of behavior.* New York: Wiley.

Hembree-Kigin, T. L., & McNeil, C. B. (2013). *Parent–child interaction therapy.* New York: Springer.

Hoffman, K., Cooper, G., Powell, B., & Benton, C. (2017). *Raising a secure child: How Circle of Security parenting can help you nurture your child's attachment, emotional resilience, and freedom to explore.* New York: Guilford Press.

Homeyer, L. E., & Sweeney, D. S. (2016). *Sand tray therapy: A practical manual* (2nd ed.). New York: Routledge.

Hong, R., & Mason, C. M. (2016). Becoming a neurobiologically-informed play therapist. *International Journal of Play Therapy, 25*(1), 35–44.

Hughes, D., & Baylin, J. (2012). *Brain-based parenting: The neuroscience of caregiving for healthy attachment.* New York: Norton.

Isen, A. M. (2003). Positive affect as a source of human strength. In L. G. Aspinwall & U. M. Staudinger (Eds.), *A psychology of human strengths: Fundamental questions and future directions for positive psychology* (pp. 179–195). Washington, DC: American Psychological

Association.

Jackson, J. H. (1958). Evolution and dissolution of the nervous system. In J. J. Taylor (Ed.), *Selected writings of John Hughlings Jackson* (pp. 45–118). London: Staples Press.

Jung, C. G. (1939). *The integration of the personality.* New York: Farrar & Rinehart.

Kabat-Zinn, J. (2003). Mindfulness-based interventions in context: Past, present, and future. *Clinical Psychology: Science and Practice, 10,* 144–156.

Kay, J. (2009). Toward a neurobiology of child psychotherapy. *Journal of Loss and Trauma, 14,* 287–303.

Kestly, T. (2015). *The interpersonal neurobiology of play: Brain-building interventions for emotional well-being.* New York: Norton.

Kirsch, P., Esslinger, C., Chen, Q., Mier, D., Lis, S., Siddhanti, S., et al. (2005). Oxytocin modulates neural circuitry for social cognition and fear in humans. *Journal of Neuroscience, 25*(49), 11489–11493.

Kranowitz, S. C. (2005). *The out-of-sync child: Recognizing and coping with sensory processing disorder.* New York: Berkley.

Landgarten, H. B. (1987). *Family art psychotherapy: A clinical guide and casebook.* New York: Brunner/Mazel.

Landreth, G. (2002). *Play therapy: The art of the relationship* (2nd ed.). New York: Brunner-Routledge.

LeDoux, J. E. (1996). *The emotional brain.* New York: Simon & Schuster.

Lowenfeld, M. (1950) The nature and use of the Lowenfeld world technique in work with children and adults. *Journal of Psychology, 30,* 325–331.

MacLean, P. D. (1990). *The triune brain in evolution: Role of paleocerebral functions.* New York: Plenum Press.

Main, M., & Cassidy, J. (1988). Categories of response to reunion with the parent at age 6: Predictable from infant attachment classifications and stable over a 1-month period. *Developmental Psychology, 24*(3), 415.

Main, M., Hesse, E., & Kaplan, N. (2005). Predictability of attachment behavior and representational processes at 1, 6, and 18 years of age: The Berkeley Longitudinal Study. In K. E. Grossmann, K. Grossmann, & E. Waters (Eds.), *Attachment from infancy to adulthood* (pp. 245–304). New York: Guilford Press.

Malchiodi, C. A. (Ed.). (2013). *Expressive therapies*. New York: Guilford Press.

Malchiodi, C. A. (2020). *Trauma and expressive arts therapy: Brain, body, and imagination in the healing process*. New York: Guilford Press.

Malchiodi, C. A., & Crenshaw, D. A. (Eds.). (2015). *Creative arts and play therapy for attachment problems*. New York: Guilford Press.

Martin, B., Jr. (1997). *Brown bear, Brown bear, what do you see?* New York: Holt.

Martin, E. E., Snow, M. S., & Sullivan, K. (2008). Patterns of relating between mothers and preschool-aged children using the Marschak Interaction Method Rating System. *Early Child Development and Care, 178*(3), 305–314.

McKinney, K. G., & Kempson, D. A. (2012). Losing touch in social work practice. *Social Work, 57*(2), 189–191.

Miller, C., & Boe, J. (1990). Tears into diamonds: Transformation of child psychic trauma through sandplay and storytelling. *Arts in Psychotherapy, 17,* 247–257.

Miller, L. J., Fuller, D. A., & Roetenberg, J. (2014). *Sensational kids: Hope and help for children with sensory processing disorder (SPD)*. New York: Penguin.

Montirosso, R., Cozzi, P., Tronick, E., & Borgatti, R. (2012). Differential distribution and lateralization of infant gestures and their relation to maternal gestures in the Face-to-Face Still-Face Paradigm. *Infant Behavior and Development, 35*(4), 819–828.

Mundkur, N. (2005). Neuroplasticity in children. *Indian Journal of Pediatrics, 72,* 855–857.

Nasr, S. J. (2013). No laughing matter: Laughter is good psychiatric medicine: A case report. *Current Psychiatry, 12,* 20–25.

Newman, M. G., & Stone, A. A. (1996). Does humor moderate the effects of experimentally induced stress? *Annals of Behavioral Medicine, 18*(2), 101–109.

Nezu, A. M., Nezu, C. M., & Blissett, S. E. (1988). Sense of humor as a moderator of the relation between stressful events and psychological distress: A prospective analysis. *Social Psychology, 54,* 520–525.

Ogden, P., Minton, K., & Pain, C. (2006). *Trauma and the body: A sensorimotor approach to psychotherapy*. New York: Norton.

Otoshi, K., & Baumgarten, B. (2015). *Beautiful hands*. San Francisco: Blue Dot Press.

Overholser, J. C. (1992). Sense of humor when coping with life stress. *Personality and Individual Differences, 13,* 799–804.

Panksepp, J. (1998). Affective neuroscience: The foundation of human and animal emotion. *Consciousness and Cognition, 14,* 19–69.

Panksepp, J., & Biven, L. (2012). *The archaeology of mind: Neuroevolutionary origins of human emotions.* New York: Norton.

Payne, P., Levine, P. A., & Crane-Godreau, M. A. (2015). Somatic experiencing: Using interoception and proprioception as core elements of trauma therapy. *Frontiers in Psychology, 6,* 93.

Perry, B. D. (2000). Traumatized children: How childhood trauma influences brain development. *Journal of California Alliance for the Mentally Ill, 11*(1), 48–51.

Perry, B. D. (2006). Applying principles of neurodevelopment to clinical work with maltreated and traumatized children: The neurosequential model of therapeutics. In N. B. Webb (Ed.), *Working with traumatized youth in child welfare* (pp. 27–52). New York: Guilford Press.

Perry, B. D. (2009). Examining child maltreatment through a neurodevelopmental lens: Clinical applications of the neurosequential model of therapeutics. *Journal for Loss and Trauma, 12,* 240–255.

Pollak, S. D., Cicchetti, D., Hornung, K., & Reed, A. (2000). Recognizing emotion in faces: Developmental effects of child abuse and neglect. *Developmental Psychology, 36*(5), 679–688.

Pollak, S. D., & Sinha, P. (2002). Effects of early experience on children's recognition of facial displays of emotion. *Developmental Psychology, 38*(5), 784–791.

Porges, S. W. (2009). The polyvagal theory: New insights into adaptive reactions of the autonomic nervous system. *Cleveland Clinic Journal of Medicine, 76*(Suppl. 2), S86–S90.

Porges, S. W. (2011). *The polyvagal theory: Neurophysiological foundations of emotion, attachment, communication, and self-regulation.* New York: Norton.

Porges, S. W. (2015). Play as neural exercise: Insights from the polyvagal theory. In D. Pearce-McCall (Ed.), *The power of play for mind–brain health* (pp. 3–7).

Powell, B., Cooper, G., Hoffman, K., & Marvin, R. (2007). The Circle of Security project: A case study— "It hurts to give that which you did not receive." In D. Oppenheim & D. F. Goldsmith (Eds.), *Attachment theory in clinical work with children: Bridging the gap between research and practice* (pp. 172–202). New York: Guilford Press.

Powell, B., Cooper, G., Hoffman, K., & Marvin, R. S. (2009). The circle of security. *Hand-*

book of Infant Mental Health, 3, 450−467.

Provence, S., & Lipton, R. C. (1962). *Infants in institutions.* Oxford, UK: International Universities Press.

Purvis, K., Cross, D., Dansereau, D., & Parris, S. (2013). Trust-based relational intervention (TBRI): A systemic approach to complex developmental trauma. *Child and Youth Services, 34*(4), 360−386.

Purvis, K. B., Cross, D. R., & Sunshine, W. L. (2007). *The connected child: Bring hope and healing to your adoptive family.* New York: McGraw-Hill.

Ray, D. C. (2016). *A therapist's guide to child development.* New York: Routledge.

Rose, R. (Ed.). (2017). *Innovative therapeutic life story work: Developing trauma-informed practice for working with children, adolescents and young adults.* London: Jessica Kingsley.

Rothschild, B. (2000). *The body remembers: The psychophysiology of trauma and trauma treatment.* New York: Norton.

Salters, D. (2013). Sandplay and family constellation: An integration with transactional analysis theory and practice. *Transactional Analysis Journal, 43*(3), 224−239.

Schaefer, C. E., & DiGeronimo, T. F. (2000). *Ages and stages: A parent's guide to normal childhood development.* Hoboken, NJ: Wiley.

Schore, A. N. (1996). The experience-dependent maturation of a regulatory system in the orbital prefrontal cortex and the origin of developmental psychopathology. *Development and Psychopathology, 8*(1), 59−87.

Schore, A. N. (2001). The effects of early relational trauma on right brain development, affect regulation and infant mental health. *Infant Mental Health Journal, 22,* 201−269.

Schore, A. N., & Schore, J. R. (2008). Modern attachment theory: The central role of affect regulation in development and treatment. *Clinical Social Work Journal, 39,* 9−20.

Shapiro, F. (2017). *Eye movement desensitization and reprocessing (EMDR) therapy: Basic principles, protocols, and procedures* (3rd ed.). New York: Guilford Press.

Shapiro, S. L., Carlson, L. E., Astin, J. A., & Freedman, B. (2006). Mechanisms of mindfulness. *Journal of Clinical Psychology, 62,* 373−386.

Siegel, D. J. (2010). *Mindsight: The new science of personal transformation.* New York: Bantam.

Siegel, D. J. (2020). *The developing mind* (3rd ed.). New York: Guilford Press.

Siegel, D. J., & Bryson, T. P. (2011). *The whole-brain child: 12 revolutionary strategies to nurture your child's developing mind*. New York: Bantam Books.

Siegel, D. J., & Bryson, T. P. (2018). *The yes brain: How to cultivate courage, curiosity, and resilience in your child*. New York: Bantam Books.

Siegel, D. J., & Hartzell, M. (2013). *Parenting from the inside out: How a deeper self-understanding can help you raise children who thrive*. New York: TarcherPerigee.

Sroufe, L. A., Coffino, B., & Carlson, E. A. (2010). Conceptualizing the role of early experience: Lessons from the Minnesota Longitudinal Study. *Developmental Review, 30,* 36–51.

Stein, D. E. (2009). *Pouch*. New York: Putnam.

Stewart, A. L., Field, T. A., & Echterling, L. G. (2016). Neuroscience and the magic of play therapy. *International Journal of Play Therapy, 25*(1), 4–13.

Taback, S. (2009). *This is the house that Jack built*. Charlotte, NC: Baker & Taylor.

Thompson, M. R., Callaghan, P. D., Hunt G. E., Cornish, J. L., & McGregor, I. S. (2007). A role for oxytocin and 5-HT(1A) receptors in the prosocial effects of 3,4 methylene-dioxymethamphetamine ("ecstasy"). *Neuroscience, 146*(2), 509–514.

Uvnäs-Moberg, K., & Francis, R. (2003). *The oxytocin factor: Tapping the hormone of calm, love, and healing*. Cambridge, MA: Da Capo Press.

van der Kolk, B. A. (2005). Developmental trauma disorder. *Psychiatric Annals, 35*(5), 401–408.

van der Kolk, B. A. (2015). *The body keeps the score: Brain, mind, and body in the healing of trauma*. New York: Penguin Books.

van Rosmalen, L., van der Veer, R., & van der Horst, F. (2015). Ainsworth's strange situation procedure: The origin of an instrument. *Journal of the History of the Behavioral Sciences, 51*(3), 261–284.

Verny, T. R., & Kelly, J. (1988). *The secret life of the unborn child: How you can prepare your baby for a happy, healthy life*. New York: Dell.

Vygotsky, L., & Cole, M. (1978). *Mind in society: The development of higher psychological processes*. Cambridge, MA: Harvard University Press.

Wheeler, N., & Dillman Taylor, D. (2016). Integrating interpersonal neurobiology with play therapy. *International Journal of Play Therapy, 25*(1), 24–34.

Wild, B., Rodden, F. A., Grodd, W., & Ruch, W. (2003). Neural correlates of laughter and humour. *Brain, 126*(10), 2121–2138.

Winnicott, D. W. (1953). Transitional objects and transitional phenomena—A study of the first not-me possession. *International Journal of Psychoanalysis, 34,* 84–97.

Wood, A. (2015). *The napping house.* Boston: Houghton Mifflin Harcourt.